専門医が教える

組み合わせ自在

腎臓病レシピ

一生使える
280
レシピ

監修　増子記念病院
院長／両角國男
管理栄養士／朝倉洋平

料理　岩﨑啓子

西東社

はじめに

本書は慢性腎臓病と診断された方のためのレシピ本です。
慢性腎臓病の症状の進行を抑え、腎機能の保護のためには食事療法が欠かせません。
その基本は

○タンパク質の制限
○減塩（1日3g以上6g未満）
○適正カロリー（適正エネルギーの確保）
○カリウムとリンの制限

です。
これは、一般的に健康によいとされてきた食事の常識
「低カロリー、高タンパクで野菜をたっぷり食べる」とは逆の考え方で、
戸惑うことも少なくないかもしれません。
しかし、ポイントをおさえれば無理なく楽しみながら食事療法を続けることができます。

監修は名古屋にある増子記念病院の院長、両角國男先生です。
増子記念病院は、50年近く専門施設として腎臓病治療を行い、
まだ食事療法の指導がめずらしかった時代から
調理実習を含むグループ指導を
管理栄養士、医師、看護師で、
患者さんとその家族に寄り添いながら実践してきました。
ですから、患者さんが何に悩んでいるかを熟知しています。

「タンパク質を制限するということは、肉や魚を少ししか食べられないの？」
「減塩ということは、味のない料理を食べることになるの？」
「外食もできないの？」
という心配もあるでしょう。

増子記念病院の、食事療法指導のモットーは次の４つ。

●無理とがんばりすぎは禁物！
●慢性腎臓病は、打ち負かすべき憎い敵ではなく、ともに長くつきあっていく友人である。
●栄養計算に神経質になりすぎない。
●メニューの選択肢は多く！

無理なく長く続けることが大前提です。

本書では、増子記念病院の方針をもとに、家庭で使いやすいよう工夫をしています。

●主菜、副菜、常備菜や保存食、デザート、ごちそうメニューなど合わせて280のレシピを掲載。
●1メニューごとに1人分の栄養素表つき、計算が簡単。
●低タンパク、減塩でもおいしく、カロリーもしっかりとれる。

慢性腎臓病のための食事が、日々の楽しい食事になりますように。
本書が、その一助となれたら幸いです。

もくじ

Part 1 主菜

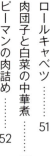

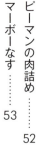

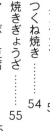

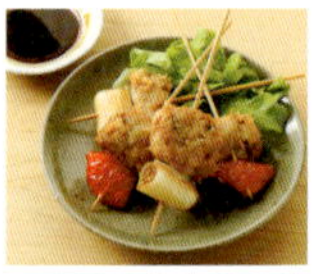
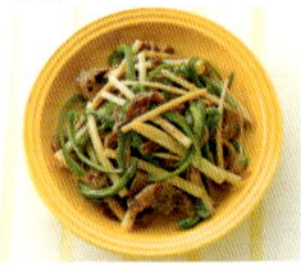
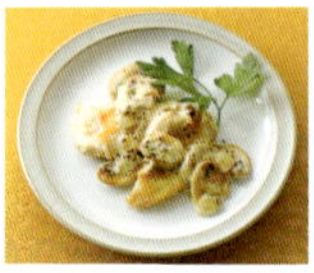

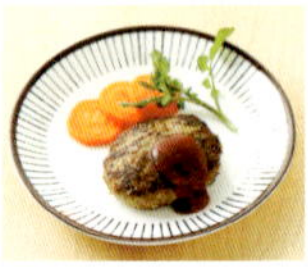
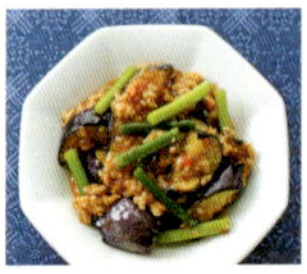

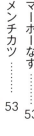

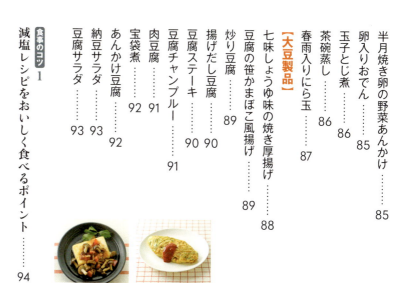

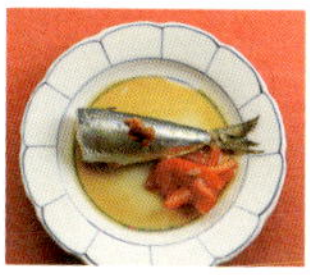

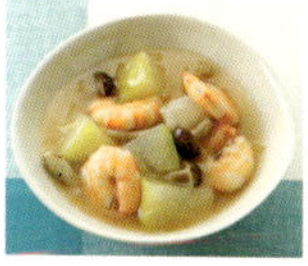

Part 2 副菜

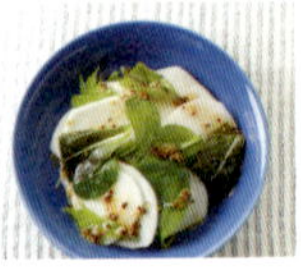

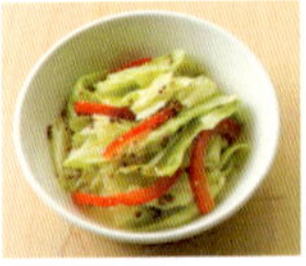

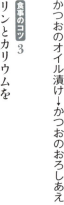

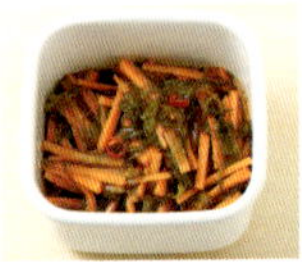

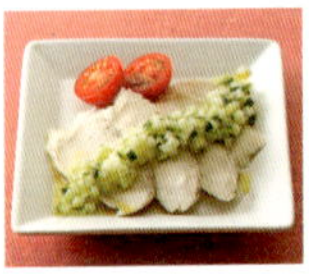

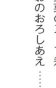

Part 3
手軽にできるワンプレート

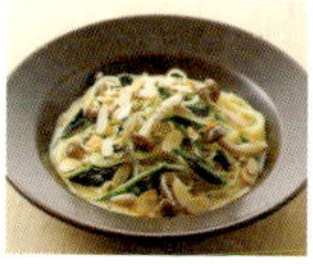
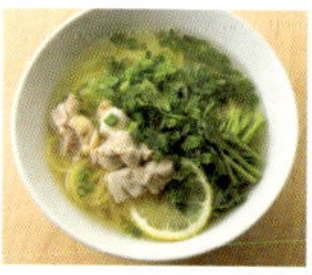
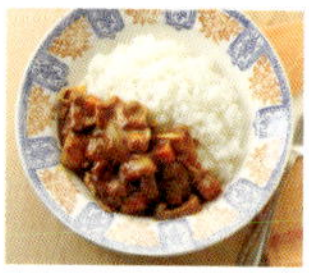

Part 4
献立に役立つあと一品

ごちそう献立

腎臓にやさしい食事のポイント

食事療法で慢性腎臓病の進行を抑える

腎臓には、血液をきれいにろ過して尿を作り老廃物を排出する、水分や電解質の濃度を調整して体内のバランスを整え、赤血球の生成や血圧を調整するホルモンを分泌する、などの役割があります。

慢性腎臓病（ＣＫＤ）は、一度進行してしまうと元の状態には戻れません。そのまま放置しておくと腎臓にますます負担がかかり、症状が悪化し末期腎不全へと進行します。さらに心筋梗塞や、脳卒中、心肺停止など死に直結することも。しかしながら、進行のスピードをゆるめることは可能です。そのための総合的な管理を「保存療法」といいます。保存療法には、薬物療法、生活習慣の改善、食事療法、運動量などがありますが、なかでも食事療法はとても重要です。目的は、食事による腎臓への負担を軽減すること。早めに実行することによって、透析の導入や腎臓移植まで至らない、もしくは時期を遅らせることが可能となります。

食事療法には、1 適正なエネルギーの確保　2 尿量の確保　3 減塩　4 タンパク質の制限 5 カリウムの制限 6 リンの制限という6つのポイントがあります。

腎臓病はステージ（重症度）Ｇ1からＧ5までの6段階に分けられます。自分のステージとそれにあった食事療法は決して我流で始めることはせず、必ず主治医や管理栄養士と相談しながら取り組んでください。

慢性腎臓病（CKD）のステージ分類

本書は、主にステージＧ3aからＧ4までの方に向けた腎臓にやさしい食事を紹介しています。
もちろんステージＧ1からＧ2の方が、早めの腎臓の保護対策として実践しても問題ありません。
数字が高くなるほどステージ(重症度)があがります。

	早め対策で本書を参考にして実践しても		本書を活用して慢性腎臓病の進行を抑える		本書と低タンパク食品を活用	低タンパク食品を活用
病気ステージ	G1	G2	G3a	G3b	G4	G5
腎機能の程度	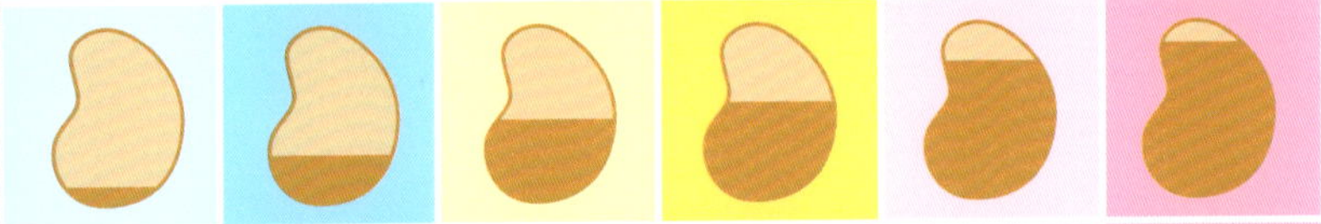					
GFR数値 (1mℓ/分/1.73㎡)	90以上 正常 または高値	60～89 正常または 軽度低下	45～59 軽度～ 中等度低下	30～44 中等度～ 高度低下	15～29 高度低下	15未満 末期腎不全 (ESKD)

本書は必ず主治医と管理栄養士と相談しながら活用してください

腎臓に負担をかけない食事のポイント6

1 適正なエネルギーの確保

一番大切なことは適正なエネルギーの確保です。過剰摂取で肥満になっても腎臓に負担をかけますし、タンパク質を減らした分、炭水化物や脂質でエネルギーを補わず必要なエネルギーを下回ると体が酸性に傾き、かえって腎臓を傷めます（→P10）。

2 尿量の確保

腎臓の負担を軽くするため、老廃物を少しでも多く排泄する必要があります。それには、1日の尿量が1500～2500mℓになるように水分をとりましょう。水分は、水やお茶などからとります。カリウム制限が必要なときは、果汁100％のジュースやコーヒーなどは避けましょう。

正常時と腎不全のときの老廃物の排泄量の差

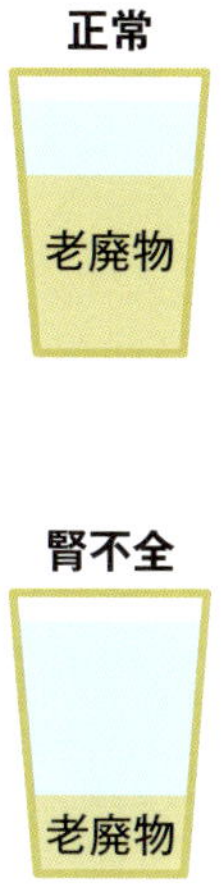

正常に機能する腎臓では500～3000mℓと尿量が変化しても適切に老廃物を処理できます。

腎不全になってくると尿中の老廃物が少なくなります。体内への老廃物蓄積を減らすために尿量を増やして、老廃物を多く排泄させます。

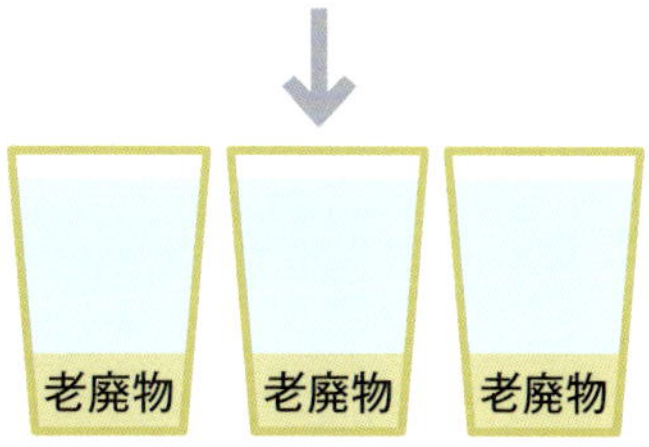

3 減塩

塩分は1日3g以上、6g未満が基本です。とりすぎは、むくみや高血圧の原因となります（→P12参照）。

4 タンパク質の制限

腎臓の機能が低下すると、食事からとったタンパク質が、老廃物として腎臓から尿中にうまく排泄されにくくなります。結果、この老廃物が腎臓に負担をかけることにつながります。また、血液中にたまった老廃物が原因で、尿毒症の症状となる、倦怠感、眠気、頭痛などを引き起こしやすくなります。自分にあったタンパク質量を知り、摂取量を制限します（→P11）。

5 カリウムの制限

カリウムのとりすぎによる高カリウム血症になると、心臓などの筋肉が異常興奮し、嘔吐、しびれ、不整脈になる可能性があり、重度になると命にかかわる心室細動を起こしてしまう可能性もあります。カリウムの多い果物や海藻は食べすぎないように控えたり、青菜などはカリウム量を減らす調理の工夫をします（→P13、142）。

6 リンの制限

ハムやウィンナーなどの加工肉や、インスタント食品や菓子類、清涼飲料水など添加物の入った食品は控えましょう（→P13、142）。腎臓の機能が低下すると血液中にリンがたまり、結果、ビタミンDの活性化が邪魔されて骨がもろくなったり、血管が硬くなる動脈硬化を引き起こしたりすることもあります。

自分の適正エネルギー量を知る

エネルギーを過不足なくとることが大切

腎臓にやさしい食事を心がけるあまり、タンパク質制限にばかり意識がいき、**エネルギーが不足して栄養失調になってしまう人が多いのですが、それは腎臓にとって逆効果です。**エネルギーが不足すると体の中にあるタンパク質、とくに筋肉が分解されて有害な老廃物が増え、腎臓に負担をかけてしまいます。これでは、タンパク質をたくさん食べたときと同じ状態になるので制限をした意味がありません。

しっかり脂質と炭水化物をとり、エネルギーが十分足りていれば、制限しながら摂取した貴重なタンパク質は体を作るためだけに利用されます。逆に、**エネルギー過剰による肥満でも、もちろん腎臓に負担がかかります**から、自分に必要な1日のエネルギー量を知り、腎臓に負担をかけない食べ方をしましょう。

エネルギーは炭水化物と脂質から補います

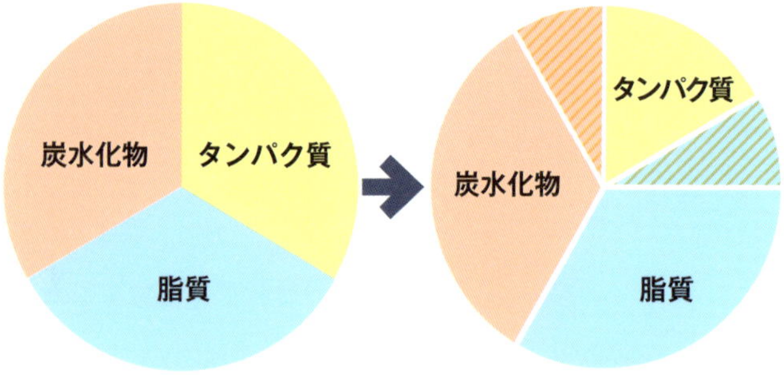

タンパク質を制限する

人間が生きるための主要栄養素（エネルギー量）は、タンパク質、脂質、炭水化物（糖質）の3つです。

脂質・炭水化物で補う

腎臓にやさしい食事では、タンパク質を減らす分、炭水化物と脂質を増やしてエネルギー量をカバーします。

1日に必要なエネルギー量を計算する

標準体重を維持できる、自分にとって適正なエネルギー量を割り出します。

標準体重 ［　　　　kg］ × **身体活動** ［　　　　kcal］ ＝ **適正エネルギー量** ［　　　　kcal］

標準体重 ＝ 身長［　　m］ × 身長［　　m］ × 22

身体活動：
- 肥満の人　**20 ~25kcal**
- 仕事がデスクワーク中心の人やあまり出歩かない人　**25 ~30kcal**
- 立ち仕事が多い人や活動的な人　**30 ~35kcal**
- 力仕事が多い人　**35kcal**

例）身長165㎝で、あまり出歩かず、移動も車が多い人の場合
標準体重は1.65×1.65×22=59.8→小数点以下四捨五入して60kg
適正エネルギー量は60kg×25 ~30kcal＝1500～1800kcal

自分の適正タンパク質量を知る

質のよいタンパク質を食べて効率よく補給する

摂取したタンパク質は、体内でアミノ酸に分解され、体を作るのに使われたりエネルギー源となったりします。

必要以上に摂取したタンパク質は、尿素、クレアチニン、尿酸などの老廃物となり、腎臓から尿の中に排出されます。腎臓の機能が低下しているとこれらの老廃物が十分に排泄できず、体内に蓄積され、吐き気や頭痛、むくみ、高血圧、貧血、骨が弱くなるなどの症状を伴う「尿毒症」の原因となります。そのため腎臓にやさしい食事では、**自分が1日に摂取できるタンパク質量を知り、制限することが大切です。**

ただしタンパク質は体を構成する大切な栄養素でもあるので、**制限しすぎるのではなく、必要な量は摂取しなければいけません。**腎臓に負担をかけず効率よくタンパク質を摂取するためには、主食の米やパンをタンパク質を調整した治療用特殊食品に置き換え、ここで節減した分を肉、魚、卵などに含まれる「良質なタンパク質」で補給するといった方法もあります。

主食のタンパク質量を知る

1日のタンパク質摂取指示量が40ｇ程度の場合は、主食のごはんに「治療用特殊食品」（P154）の低タンパク米を選んでください。

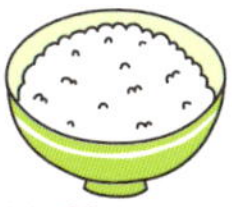

ごはん
180ｇ
タンパク質 4.5ｇ
エネルギー 302kcal
塩分 0ｇ

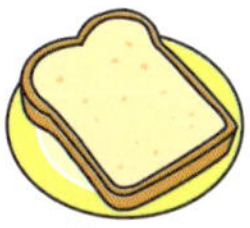

食パン
60ｇ
タンパク質 5.6ｇ
エネルギー 158kcal
塩分 0.8ｇ

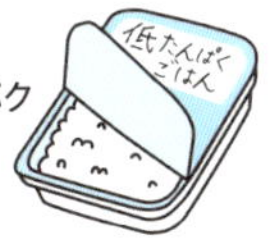

低タンパクごはん
180ｇ
タンパク質 0.2ｇ
エネルギー 300kcal
塩分 0ｇ

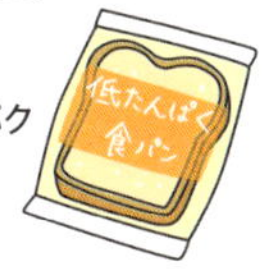

低タンパクパン
60ｇ
タンパク質 0.3ｇ
エネルギー 156kcal
塩分 0.04ｇ

1日に自分が摂取できるタンパク質量を計算する

献立を組み立てる際はタンパク質量を考えます。

標準体重
（P10 参照）

標準体重1kｇあたりのタンパク質摂取量

[　　　　kg] × [0.6 ~1.0ｇ／kｇ ※医師から指示された数値]

＝ **1日のタンパク質摂取量** [　　　　g]

例）身長165㎝、体重60kｇで、体重1kｇあたりのタンパク質摂取量が0.8ｇの場合
60kｇ×0.8ｇ＝48ｇとなる。

塩分は1日3g以上6g未満にする

塩分はとりすぎもとらなさすぎもダメ

腎臓は、体内の水分とナトリウム（塩）などの電解質のバランスを一定に保つよう調節しています。腎臓の機能が低下すると、まずナトリウムと水分（尿）の排泄が悪くなり、その状態で**塩分をとりすぎると余分な塩分を排出できず、血液の流れが滞り、高血圧やむくみが生じます。**高血圧は腎臓に過度の負担をかけるので、さらに腎臓機能低下に拍車がかかるという悪循環が生まれます。

しかし、塩分を1日6g未満に抑えることで、体内に滞っていた水分やナトリウムが減り血液のバランスが整い、高血圧の改善も期待できます。

気をつけてほしいのは、**塩分をただ減らせばいいというわけではない**ということ。塩分をまったくとらなくなる人もいますが、高齢になるとナトリウムの保持能力も低下するため、低ナトリウム血症を起こす確率も高くなります。低ナトリウム血症とは、血液中のナトリウム濃度が非常に低い状態のこと。動作が緩慢になり、ときに錯乱症状も見られるようになります。症状が悪化すると、筋肉にひきつりやけいれん発作が発生することもあります。ですから、必ず1日3g以上は摂取してください。

塩分は必ず1日3g以上、6g未満の幅を守って摂取すると知っておきましょう。減塩レシピをおいしく食べるポイントはP94を参照してください。

これだけは用意しておきたい塩分を正確に計量する道具

塩分は、レシピの指示通りきちんと量ってください。計量スプーンは小さじのほかに、1杯が小さじの1/5、1㎖以下の計量もできる小さい計量スプーンも用意しておきましょう。また、はかりも0.1gから量れる電子スケールは必須です。

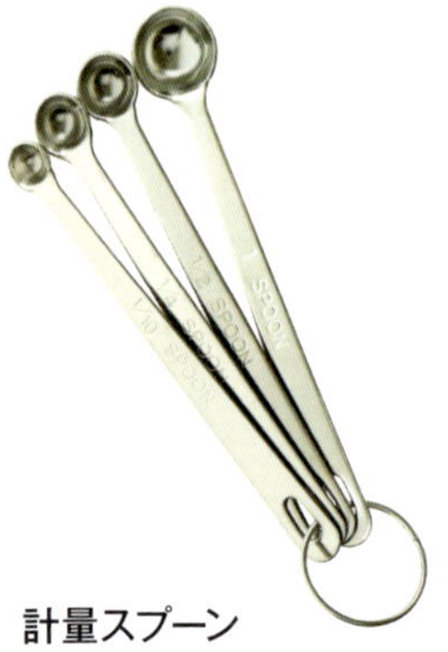
計量スプーン

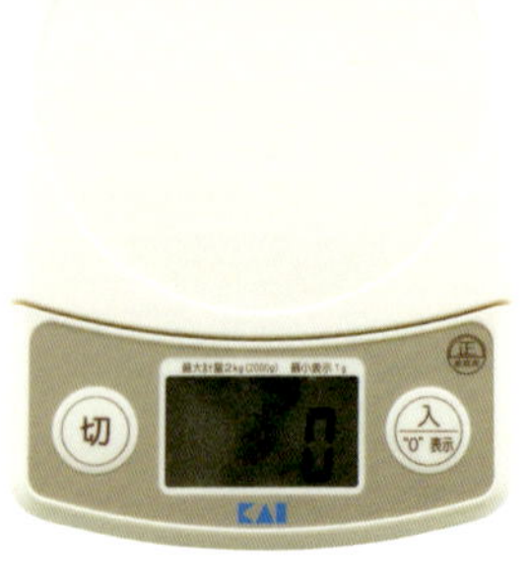

電子スケール

カリウムとリンを制限する

なぜカリウム制限が必要なの？

腎臓にやさしい食事の基本にカリウム制限があります。

カリウムは、筋肉の収縮を調整したり、ナトリウム（塩分）の排泄を促し血圧の上昇を抑えるなど大切な役割を担いますが、腎臓の機能が低下すると、体外に排出されるべきカリウムが体内に蓄積。その結果、**高カリウム血症を引き起こし、高血圧、不正脈、そしてときに心停止という死に直結する障害につながります。**

とはいえ、やみくもに制限をする必要はありません。タンパク源となる肉や魚、卵類は、色々な食品の中でもカリウムを多く含む食品です。これらの食品は、基本的にタンパク質とカリウムの量が正比例するため、**適正にタンパク質の制限ができていれば同時にカリウム制限にもつながります。**

ただし、タンパク質量が少なくてもカリウムを多く含む食品もあります。代表的なのが青菜やいも類、海藻、いくつかの果物、フルーツ缶のシロップなどです。「野菜や果物はタンパク質を少ししか含まないし、健康にいいからたくさん食べよう！」と、食べ過ぎてしまわないよう注意してください。

カリウム制限のため、要注意な３大果物

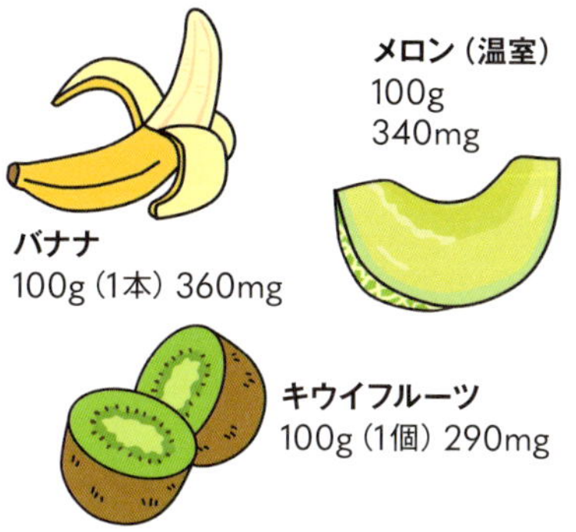

一般的にカリウムが多いといわれる果物ですが、とくに注意が必要なのは、この3つです。

自然食品に含まれる有機リンについて

リンには、有機リンと無機リンがあります。有機リンは、骨や歯を形成したり、細胞のエネルギー代謝に欠かせない栄養素となります。

リンの多くは肉類や魚類、卵黄などタンパク質の多い食品に含まれており、食品からとりすぎた分は腎臓でろ過され、尿に排出されます。しかし、腎臓の機能が低下すると血液中のリンが増加し、骨がもろくなったり、動脈硬化を引き起こしたりすることにも。とはいえ、とりたてて神経質になることはありません。**タンパク質摂取量のコントロールができていれば自然とリンも制限できます**（無機リンについてはＰ142）。

腎臓にやさしい献立の立て方

主食→おかずの順に決める

献立の基本は主食、主菜1品、副菜1～2品の組み合わせです。

主食とは、ごはん、パンなどの炭水化物（糖質）を主成分とした食品で、生きるための主なエネルギー源となりますから、毎食必ず一定量とってください。

ただし、主食にも案外多くのタンパク質が含まれているので、献立を立てる上では、注意が必要となります。

ごはん、パンのうちタンパク質が少なく、塩分も含まないのはごはんですから、

1日にとるべき栄養価が

タンパク質の指示量	40g
摂取エネルギー	1600kcal
塩分	3～6g

の人

1 1日分の主食の栄養価を計算する

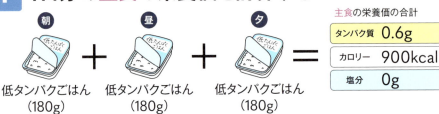

朝

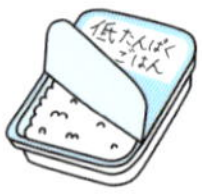

低タンパクごはん（180g）

＋

昼

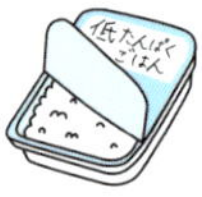

低タンパクごはん（180g）

＋

夕

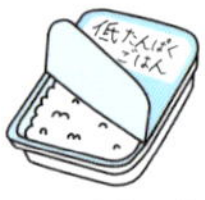

低タンパクごはん（180g）

＝

主食の栄養価の合計

タンパク質	0.6g
カロリー	900kcal
塩分	0g

2 1日にとるべき栄養価 − 1 ＝ 主菜と副菜でとるべき栄養価

タンパク質	40g − 0.6g ＝ 39.4g
カロリー	1600 − 900kcal ＝ 700kcal
塩分	6.0g − 0g=6.0g未満

	1日分の合計		主食の合計		主菜と副菜の量
タンパク質	40g	−		＝	
カロリー	1600kcal	−		＝	
塩分	6.0g	−		＝	

本書の16 ～141ページを使って選ぶ

ごはんを中心に1日の献立を考えると組み立てやすくなるでしょう。塩分を含むパンは、とるとしても1日1食を目安にしましょう。

1日の献立を考えるとき、先に、主食3食分の栄養価を計算し、残った分を主菜と副菜に順に割り当てると組み立てやすくなります。

しかし、タンパク質を制限すると、エネルギー（カロリー）が不足しやすくなります。その場合は、甘いドリンク（P166参照）や、デザート（P162参照）などでエネルギー（カロリー）を補ってください。

タンパク摂取指示量が60gの人は主菜をひとつ増やすなどして調整しましょう。

1日にとるべき栄養価が

タンパク質の指示量	50g
摂取エネルギー	1800kcal
塩分	3～6g

の人

1　1日分の主食の栄養価を計算する

朝

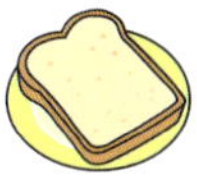

食パン（60g）

＋

昼

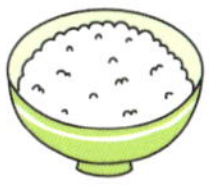

ごはん（180g）

＋

夕

ごはん（180g）

＝

主食の栄養価の合計

タンパク質	14.6g
カロリー	762kcal
塩分	0.8g

2　1日にとるべき栄養価 － 1 ＝ 主菜と副菜でとるべき栄養価

タンパク質	50g－14.6g＝35.4g
カロリー	1800－762kcal＝1038kcal
塩分	6.0g－0.8g=5.2g未満

	1日分の合計		主食の合計		主菜と副菜の量
タンパク質	50g	－		＝	
カロリー	1800kcal	－		＝	
塩分	6.0g	－		＝	

本書の16～141ページを使って選ぶ

1日のタンパク質摂取量目安 40gの人の「朝」献立

卵料理を主菜にした和朝食です。栄養バランスのよい献立で1日をスタートしましょう。

低タンパクごはんと温かい汁もの、そして良質なタンパク質を含むため1日1個は食べたい卵焼き、常備菜としても活躍する「ゆで大豆とれんこん、小松菜の柚子こしょうマリネ」を副菜にします。朝は忙しいので、常備菜から1品選ぶと便利です。

総タンパク質	11.7g
総カロリー	585kcal
総塩分	1.7g
総カリウム	690mg
総リン	226mg

メニュー

- 低タンパクごはん（180g）
- 細ねぎ入りだし巻き卵
- かぶとトマトのコンソメ煮
- ゆで大豆とれんこん、小松菜の柚子こしょうマリネ（1/4量）
- りんご（50g）

ねぎとえのきで味に深みを出す

細ねぎ入りだし巻き卵

材料（1人分）

- 卵……1個
- 細ねぎ……5g
- えのきだけ……10g
- A だし汁……大さじ1
- A 塩……0.6g
- A 砂糖……小さじ1
- サラダ油……小さじ1

作り方

1. えのきはゆでて細かく刻む。細ねぎは小口切りにする。
2. ボウルに卵を割りほぐし、A、細ねぎ、えのきを加えて混ぜ合わせる。
3. 卵焼き器にサラダ油を熱し、2を数回に分けて巻きながら焼く。

かぶの甘みとトマトの酸味が体に染みわたる

かぶとトマトのコンソメ煮

材料（1人分）

- かぶ……50g
- トマト……1/4個（30g）
- スープの素（顆粒）……0.5g
- A 黒こしょう……少々
- A 塩……0.3g
- A オリーブ油……小さじ1

作り方

1. かぶはくし形切り、トマトは乱切りにする。鍋に水50mℓ（分量外）と刻んだスープの素、かぶを入れてふたをし、沸騰したら弱火にし、約5分煮る。
2. トマトとAを加え、さらに約3分煮る。

れんこんの食感と柚子こしょうの風味がアクセントに

ゆで大豆とれんこん、小松菜の柚子こしょうマリネ

材料（作りやすい分量）

- ゆで大豆……100g
- れんこん……40g
- 小松菜……100g
- A だし汁……50mℓ
- A しょうゆ……小さじ1
- A 塩……0.5g
- A 柚子こしょう……小さじ1/6
- サラダ油……小さじ2

作り方

1. れんこんはいちょう切りにし、水にさらしてからゆでる。小松菜はゆでて3cm長さに切る。
2. ボウルに1、ゆで大豆を入れ、サラダ油であえ、Aを加え、味をなじませる。1/4量を食べる。

※冷蔵庫で3日間保存可。

副菜1

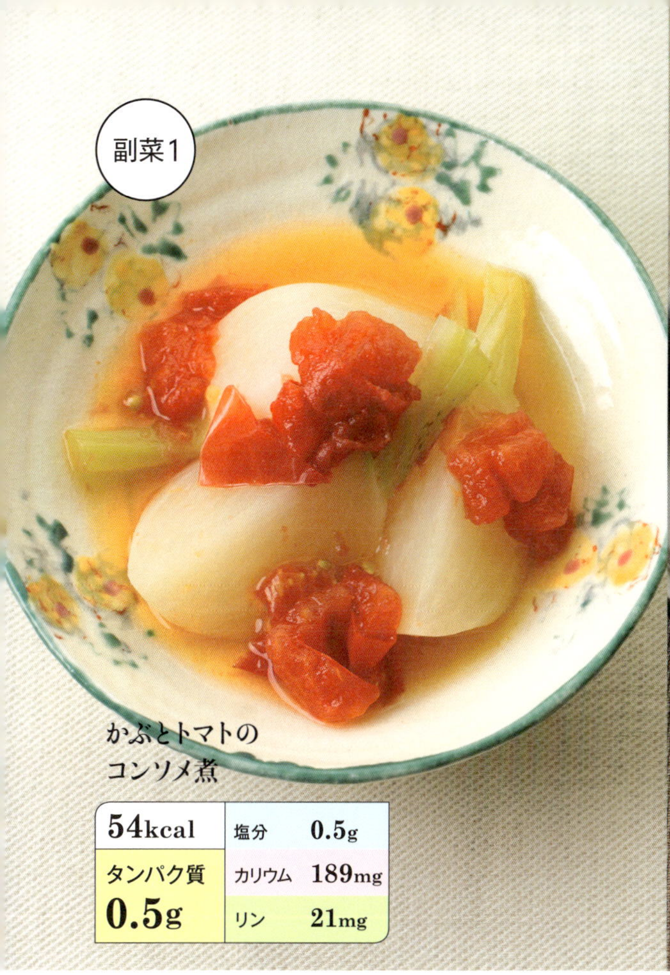

かぶとトマトの
コンソメ煮

54kcal	塩分	0.5g
タンパク質 0.5g	カリウム	189mg
	リン	21mg

主菜

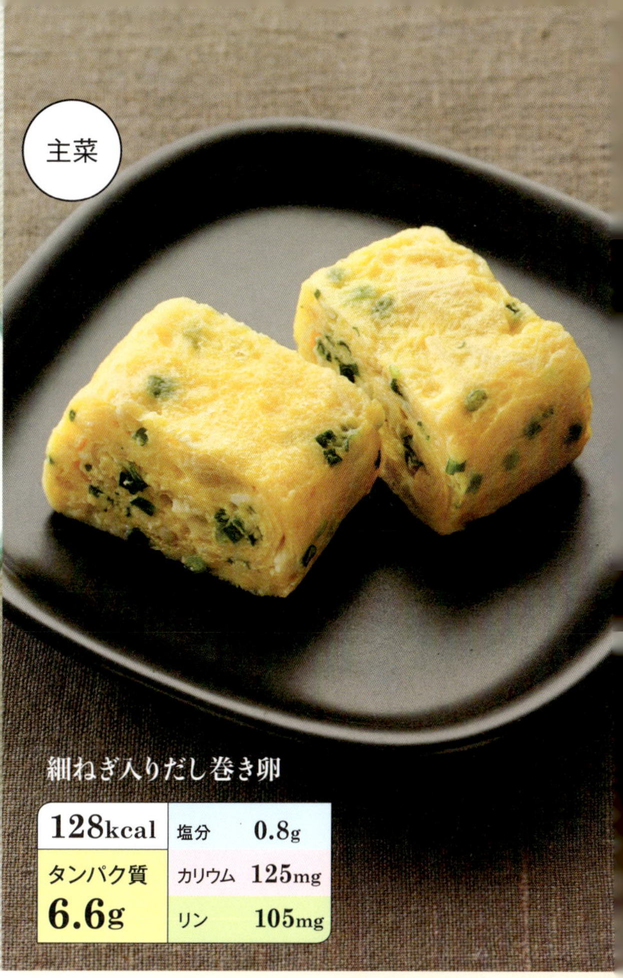

細ねぎ入りだし巻き卵

128kcal	塩分	0.8g
タンパク質 6.6g	カリウム	125mg
	リン	105mg

その他

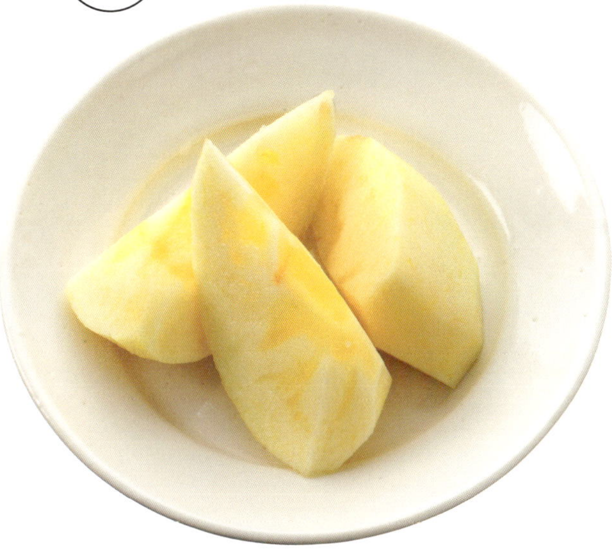

りんご

29kcal	塩分	0g
タンパク質 0.1g	カリウム	60mg
	リン	6mg

副菜2

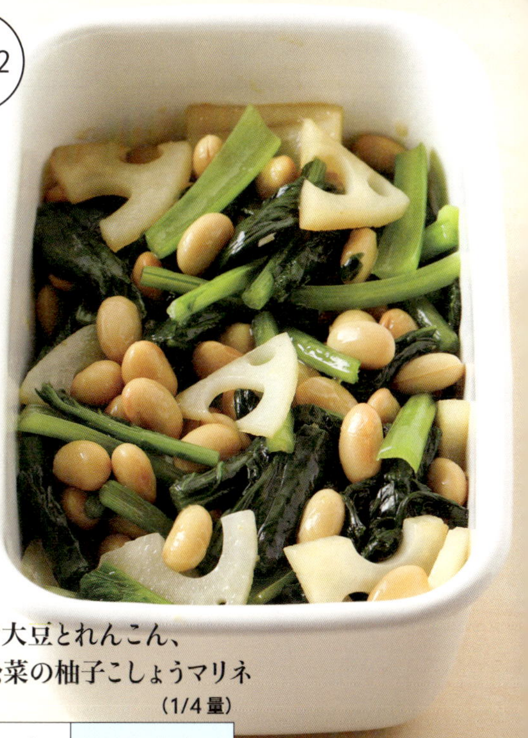

ゆで大豆とれんこん、
小松菜の柚子こしょうマリネ
（1/4量）

74kcal	塩分	0.4g
タンパク質 4.3g	カリウム	316mg
	リン	70mg

1日のタンパク質摂取量目安 40gの人の「昼」献立

良質のタンパク質をしっかりとれる和風の魚ランチ

味をしっかりきかせた、ごはんのすすむおかずをメインに和風メニューにしました。副菜を二種類つけることで味のバランスがよくなり、満足感を得られます。

総タンパク質	13.3g
総カロリー	557kcal
総塩分	1.5g
総カリウム	677mg
総リン	211mg

メニュー

- 低タンパクごはん（180g）
- さばの利休焼き
- さやいんげんと じゃがいものピリ辛煮
- 三つ葉と白菜のいそべあえ

全体にまぶしたごまの香りが減塩の薄味をカバー

さばの利休焼き

材料（1人分）

- さば……50g
- A ごま油……小さじ1/2
- A しょうゆ……小さじ2/3
- A みりん……小さじ2/3
- 白炒りごま……小さじ1/4

作り方

1. さばは混ぜ合わせたAをふりかけて5分おき、ごまをふりかけて魚焼きグリルで焼く。

のりの風味が味の決め手

三つ葉と白菜のいそべあえ

材料（1人分）

- 白菜……40g
- 三つ葉……20g
- 焼きのり……1/8枚
- しょうゆ……小さじ1/3

作り方

1. 白菜は5㎜幅の細切りにし、三つ葉は3㎝長さに切り、両方ともさっとゆでて水けをしぼる。のりを手でもみ、しょうゆと混ぜ合わせる。

唐辛子を少し加えることで飽きない味に

さやいんげんとじゃがいものピリ辛煮

材料（1人分）

- さやいんげん……20g
- じゃがいも……50g
- A だし汁……大さじ2
- A 砂糖……小さじ1/2
- A しょうゆ……小さじ1/2
- A 赤唐辛子（輪切り）……1/8本分
- ごま油……小さじ1

作り方

1. さやいんげんはへたを切り、30秒ゆでで斜め半分に切る。じゃがいもはくし形切りにして水にさらし、水けをきる。
2. 鍋にごま油を熱してじゃがいもをさっと炒め、Aとさやいんげんを加えてふたをし、沸騰したら弱火にし、7～8分煮る。

Memo

- じゃがいものカリウムを減らすために、水にさらす。

主菜

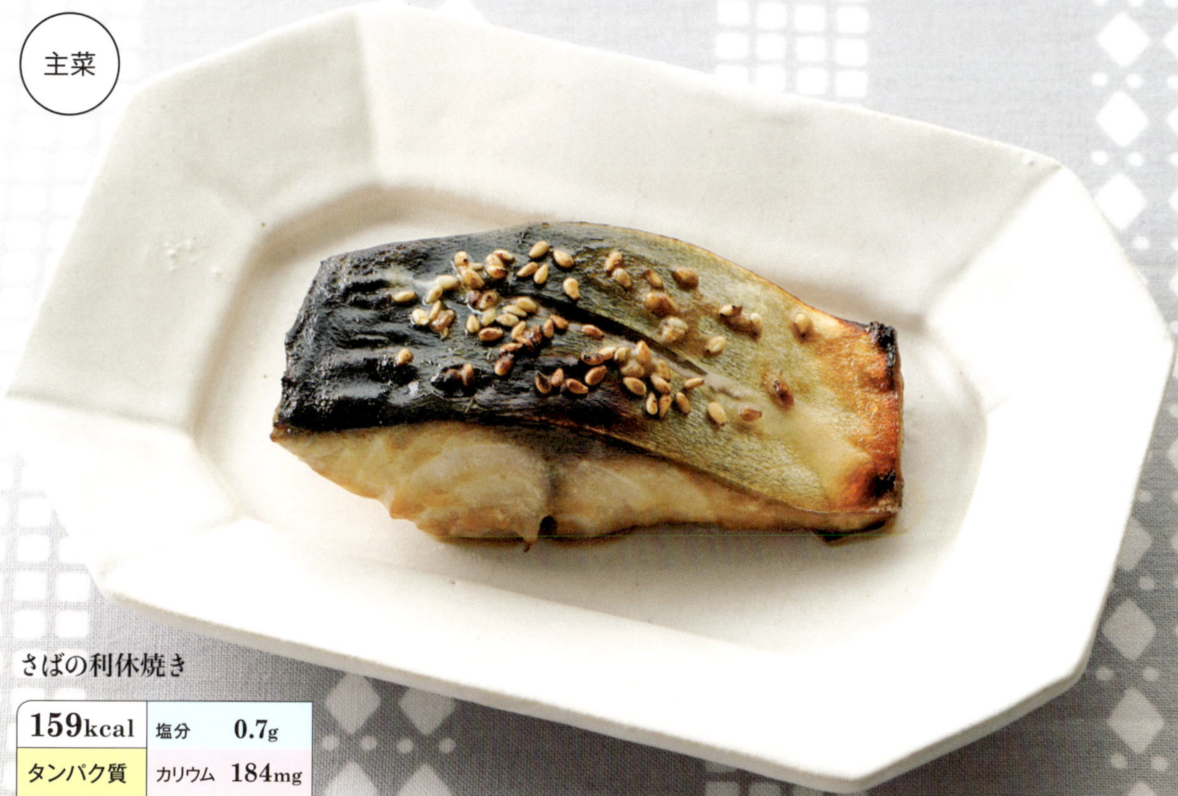

さばの利休焼き

159kcal	塩分	0.7g
タンパク質	カリウム	184mg
10.8g	リン	121mg

副菜2

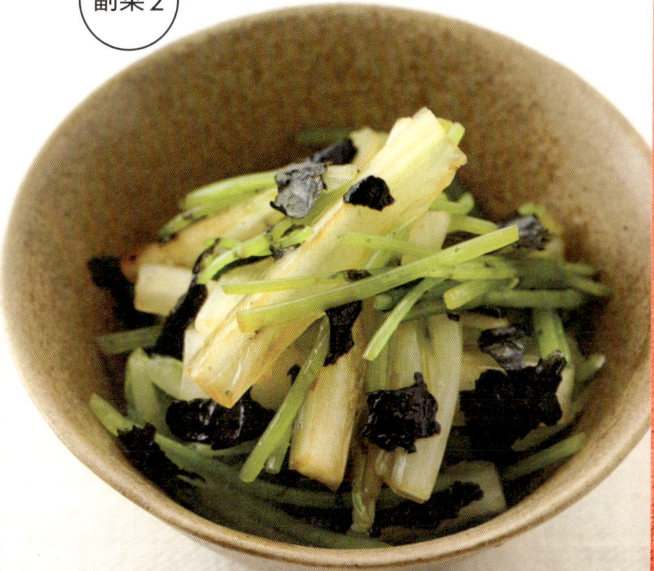

三つ葉と白菜のいそべあえ

10kcal	塩分	0.3g
タンパク質	カリウム	205mg
0.8g	リン	29mg

副菜1

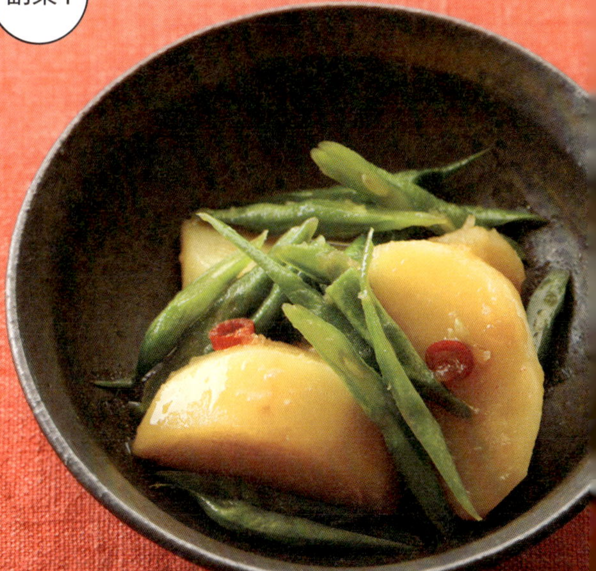

さやいんげんとじゃがいものピリ辛煮

88kcal	塩分	0.5g
タンパク質	カリウム	288mg
1.5g	リン	37mg

1日のタンパク質摂取量目安

40gの人の「夜」献立

炒めたりマヨネーズを使ったりしっかりとした味の組み合わせ

脂身のおいしい鶏もも肉のソテーやこっくりしたマヨネーズ風味の白あえ、ごま油で野菜を炒めて作るみそ汁など、減塩でも旨みやカロリーをアップする工夫をした献立です。

総タンパク質	14.8g
総カロリー	607kcal
総塩分	2.0g
総カリウム	744mg
総リン	236mg

メニュー

- 低タンパクごはん(180g)
- チキンソテー たたき風
- にんじんと春菊の白あえ
- 炒めみそ汁

皮をしっかり焼きつけて香ばしさを出すのがポイント

チキンソテー たたき風

材料(1人分)

- 鶏もも肉……60g
- 玉ねぎ……20g
- 水菜……10g
- 大根……30g
- 大葉……1枚
- にんにく(薄切り)……2枚
- オリーブ油……小さじ1/2
- A
  - 酢……小さじ1
  - しょうゆ……小さじ1
  - オリーブ油……小さじ1

作り方

1. フライパンにオリーブ油とにんにくを入れてきつね色になるまで焼き、とり出す。
2. 鶏肉を入れ、弱めの中火できつね色になるまで焼きつけて裏に返し、さらに同様に焼いて中まで火を通し、とり出して冷ます。
3. 玉ねぎは薄切りに、水菜は3cm長さに切り、大葉は食べやすい大きさにちぎり、水にさらして水けをふく。器に敷き、薄切りにした2と盛り合わせる。
4. 大根はおろしてさっと洗って水けをきり、Aと混ぜ合わせて3に回しかけ、1を散らす。

油で炒めてカロリーもアップ

炒めみそ汁

材料(1人分)

- 白菜……20g
- にんじん……5g
- 長ねぎ……10g
- だし汁……100mℓ
- みそ……小さじ1/2
- ごま油……小さじ1/2

作り方

1. 白菜は食べやすく切り、にんじんは短冊切りに、長ねぎは小口切りにする。
2. ごま油で1を炒め、だし汁を加えてふたをする。沸騰したら弱火にし、約5分煮る。火を止めてみそを溶き入れ、ひと煮立ちさせる。

マヨネーズを加えてコクを出す

にんじんと春菊の白あえ

材料(1人分)

- 絹ごし豆腐……30g
- こんにゃく……30g
- にんじん……30g
- 春菊……20g
- しょうゆ……小さじ1/3
- A
  - マヨネーズ……小さじ1
  - ごま油……小さじ1/4

作り方

1. こんにゃく、にんじんは短冊切りにし、それぞれさっとゆで、熱いうちにしょうゆを混ぜ合わせる。春菊もさっとゆでて3cm長さに切る。
2. 豆腐は水けをきってつぶし、混ぜ合わせたAと1を加えてさっくりあえる。

主菜

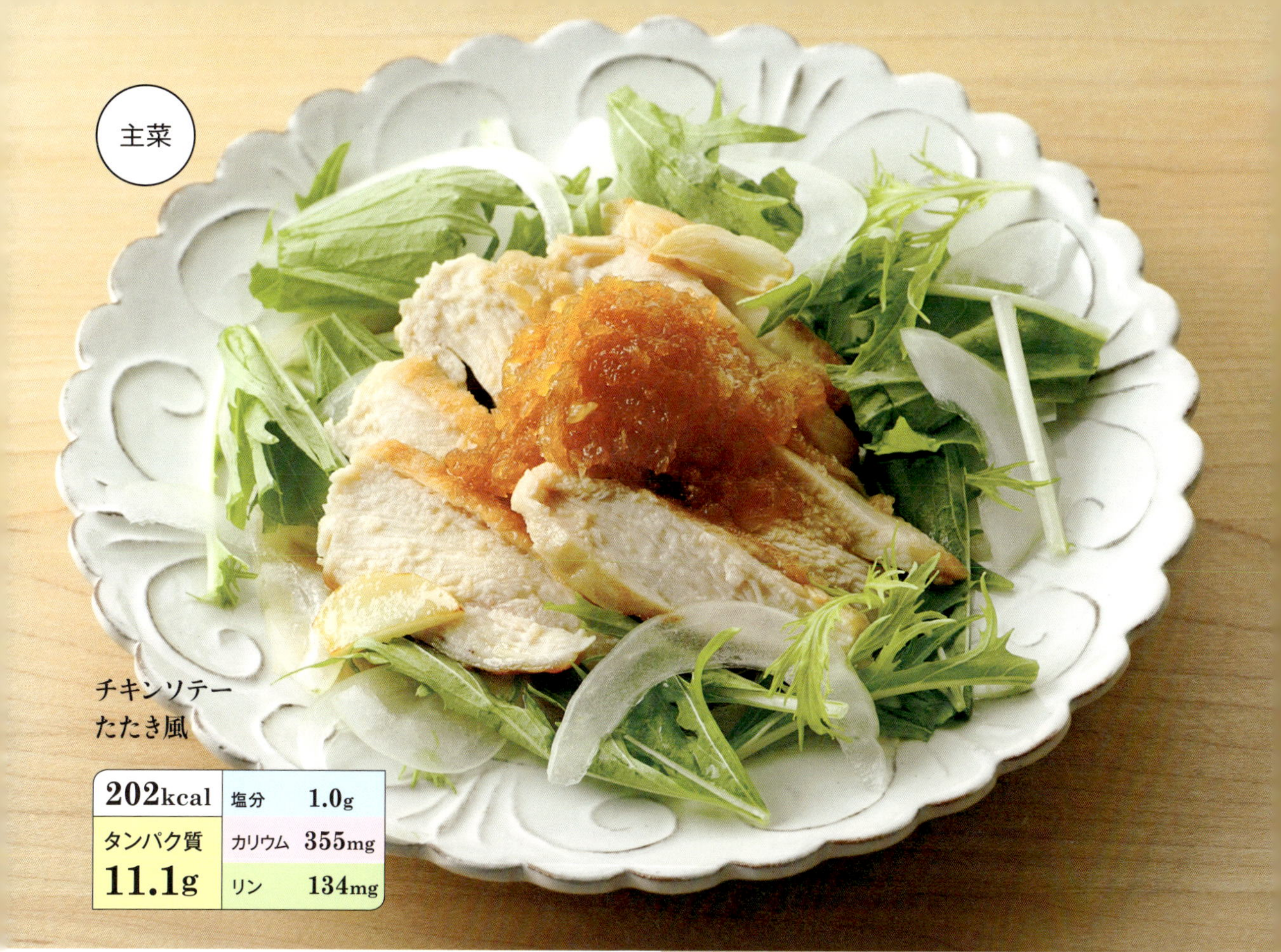

チキンソテー
たたき風

202kcal	塩分	1.0g
タンパク質	カリウム	355mg
11.1g	リン	134mg

その他

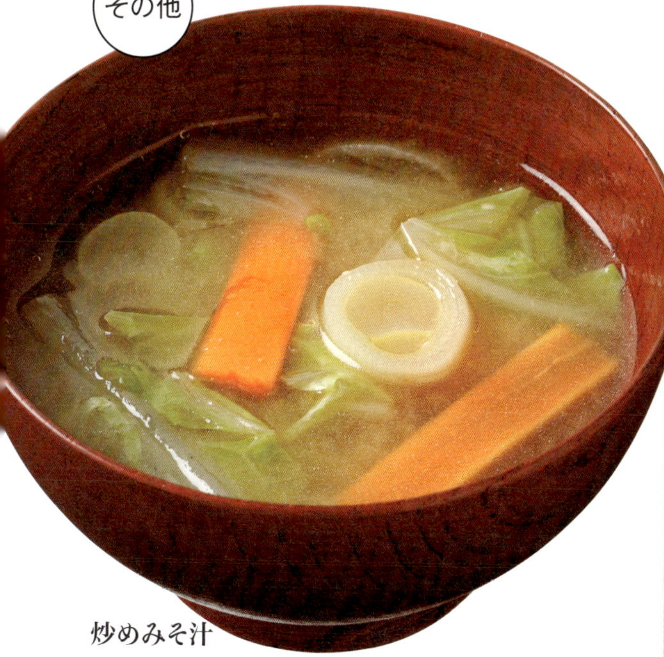

炒めみそ汁

34kcal	塩分	0.5g
タンパク質	カリウム	152mg
1.0g	リン	29mg

副菜

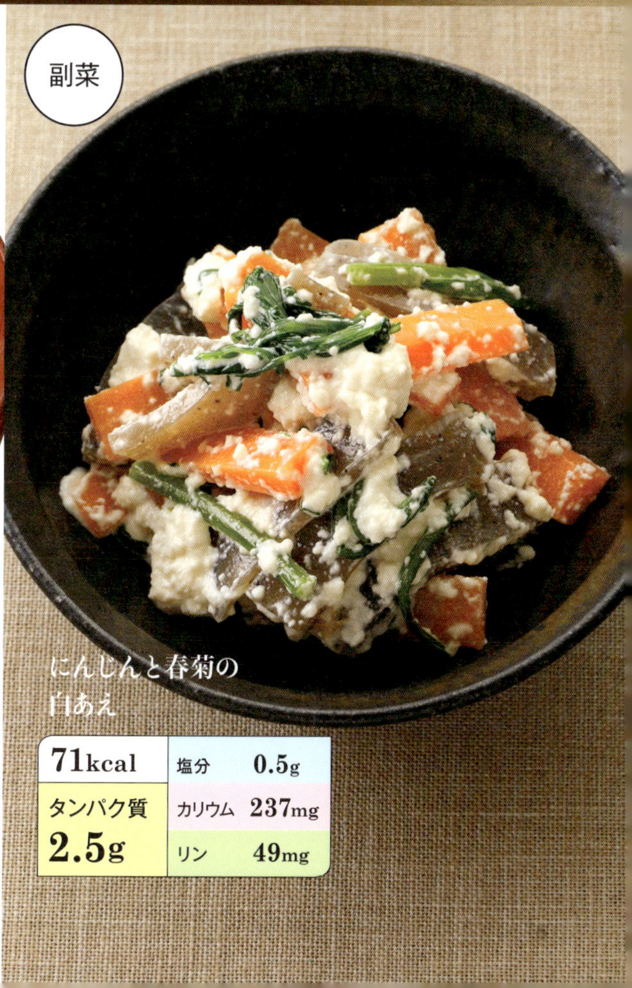

にんじんと春菊の
白あえ

71kcal	塩分	0.5g
タンパク質	カリウム	237mg
2.5g	リン	49mg

1日のタンパク質
摂取量目安

50gの人の「朝」献立

トースト、卵、サラダ、炒め物とバランスのよい食卓

朝食は手軽で食べやすいパンがうれしいもの。マグカップで作れる温泉卵や温かい炒めものと冷たいサラダで野菜をいただくなど、バランスのよい献立です。

総タンパク質	14.7g
総カロリー	482kcal
総塩分	1.8g
総カリウム	327mg
総リン	202mg

メニュー

- ジャムバタートースト
- 温玉サラダ
- もやしとスナップエンドウのソース炒め

バターは無塩のものを使い、カロリー摂取のためたっぷりと！

ジャムバタートースト

材料（1人分）

食パン（8枚切り）……1枚
無塩バター……8g
いちごジャム……小さじ2

作り方

1 食パンをきつね色に焼き、無塩バターとジャムをぬる。

良質のタンパク質の
卵は1日1個は食べたい

温玉サラダ

材料（1人分）

卵……1個
ブロッコリー……20g
レタス……1枚（20g）
A マヨネーズ……大さじ1
　レモン果汁……小さじ1/2
　砂糖……小さじ1/3
　黒こしょう……少々

作り方

1 マグカップに水100㎖（分量外）と卵を割り入れ、卵黄に竹串で穴をあける。ラップはせずに電子レンジで1分加熱したら、水は捨てる。

2 ブロッコリーは小房に分けてゆで、レタスは水にさらしてから食べやすい大きさに切り、器に盛る。混ぜ合わせたAを回しかけ、1の卵をのせる。

Memo

・レタスはカリウムを減らすために、水にかるくさらす。

ウスターソースで炒めて
味にメリハリをつける

もやしとスナップエンドウのソース炒め

材料（1人分）

もやし……30g
スナップエンドウ……30g
ウスターソース……小さじ1/2
塩……0.2g
オリーブ油……小さじ1

作り方

1 スナップエンドウはすじをとり、さっとゆでて半分に割り、斜め切りにする。

2 フライパンにオリーブ油を熱し、もやしを炒め、1を加えてさっと炒め、塩、ウスターソースを加えて炒め合わせる。

主食

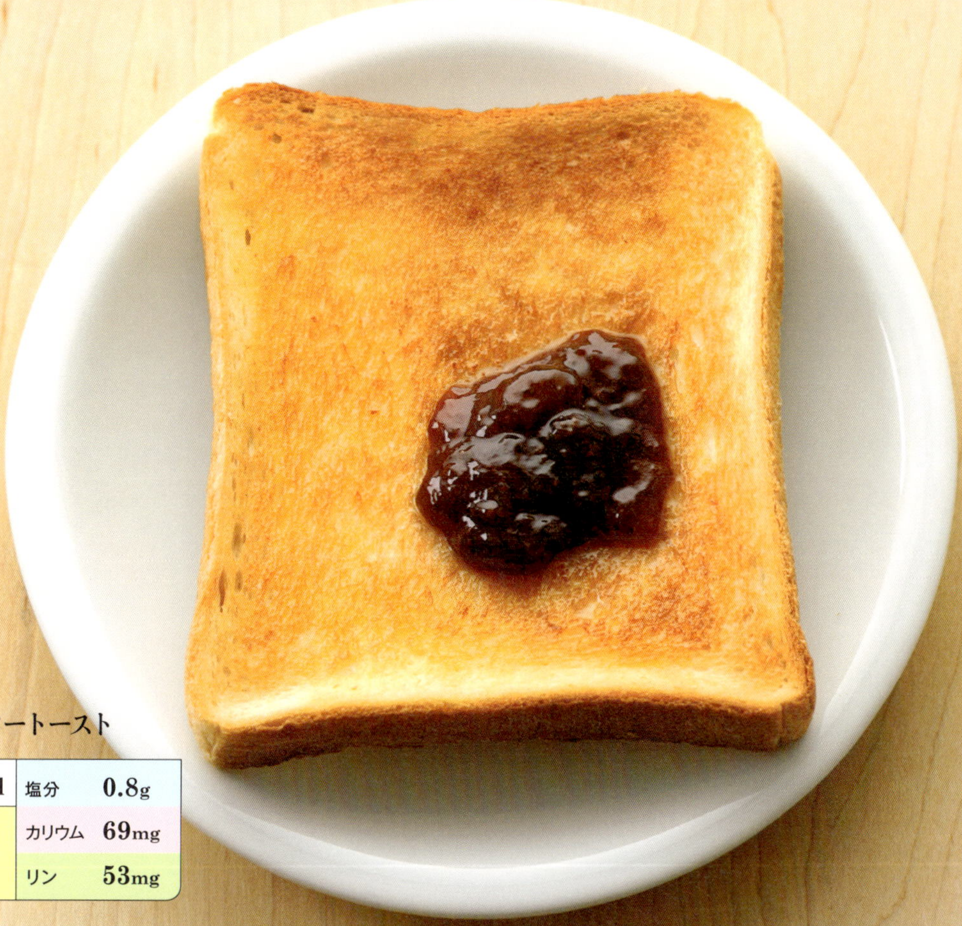

ジャムバタートースト

255kcal	塩分	0.8g
タンパク質	カリウム	69mg
5.7g	リン	53mg

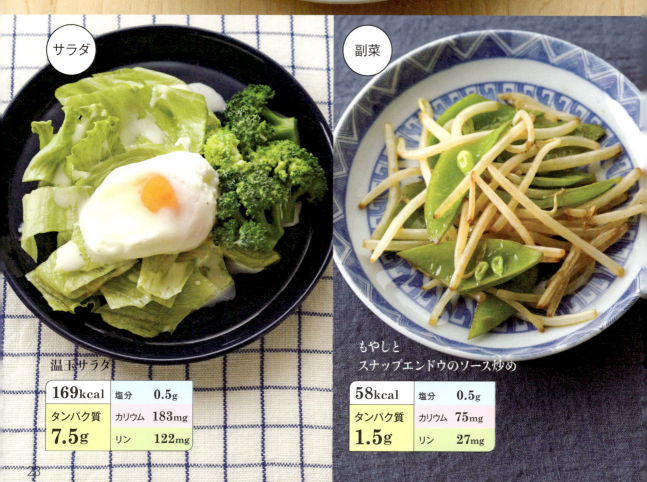

サラダ

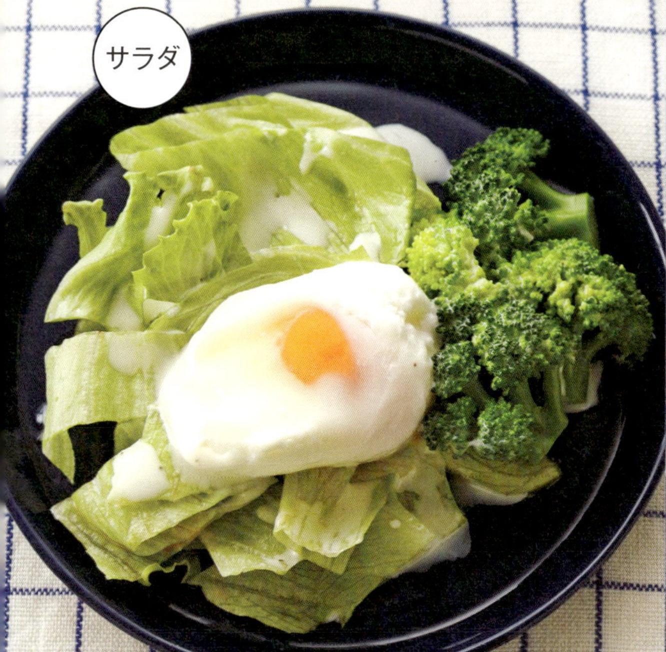

温玉サラダ

169kcal	塩分	0.5g
タンパク質	カリウム	183mg
7.5g	リン	122mg

副菜

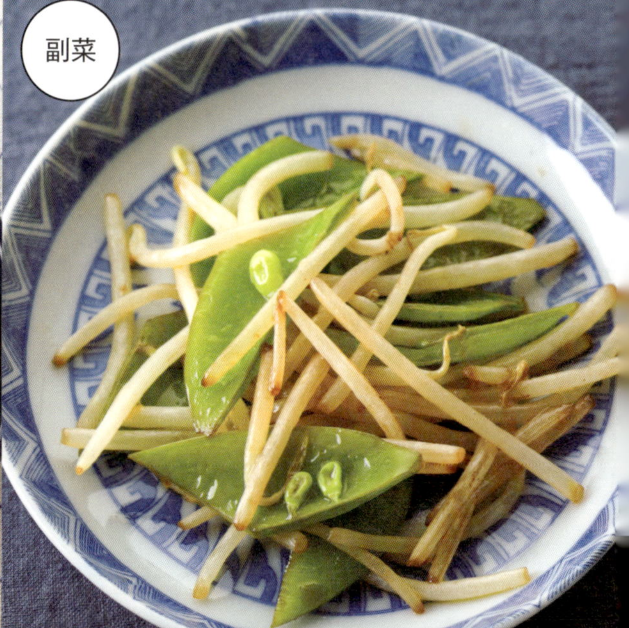

もやしと
スナップエンドウのソース炒め

58kcal	塩分	0.5g
タンパク質	カリウム	75mg
1.5g	リン	27mg

1日のタンパク質摂取量目安 50gの人の「昼」献立

包み焼きや作り置きおかずでパパッと作れるものを

アルミ箔に材料を包んだらあとはオーブントースターにおまかせ、さらに洗い物も減る便利な包み焼きがメインです。焼いている間に汁ものを作れば約15分でランチの完成。副菜も作り置きできるメニューを合わせて。

総タンパク質	**17.0g**
総カロリー	619kcal
総塩分	1.4g
総カリウム	785mg
総リン	268mg

メニュー

- ごはん(180g)
- さけの包み焼き
- さつまいものバター煮
- 大根のしょうが風味すまし汁

さけの旨みが下に敷いた野菜にじんわり染み込む

さけの包み焼き

材料(1人分)

- 生さけ……50g
- キャベツ……30g
- 玉ねぎ……30g
- パプリカ(赤)……10g
- 三つ葉……5g
- A しょうゆ……小さじ1
- A みりん……小さじ1/2
- 黒こしょう……少々
- 無塩バター……小さじ1

作り方

1. さけは食べやすい大きさに切り、黒こしょうをふる。キャベツはざく切り、玉ねぎは薄切り、パプリカは細切り、三つ葉は3cm長さに切る。
2. アルミ箔に1の野菜をのせ、上にさけをおく。混ぜ合わせたAを回しかけ、無塩バターをのせて包み、オーブントースターで約13分焼く。

だしの旨みとしょうがの風味で低塩に

大根のしょうが風味すまし汁

材料(1人分)

- 大根……20g
- しょうが……5g
- 水菜……2本
- だし汁……100mℓ
- 塩……0.3g

作り方

1. 大根としょうがはせん切りにし、鍋にだし汁とともに入れてふたをし、煮立てたら弱火で約3分煮る。水菜を5cm長さに切って加え、塩を入れて味を調える。

常備しておきたい便利な作り置きおかず

さつまいものバター煮

材料(1人分)

- さつまいも……60g
- A 無塩バター……小さじ1
- A 砂糖……小さじ1
- しょうゆ……小さじ1/10

作り方

1. さつまいもは食べやすい大きさに切り、水にさらす。
2. 鍋にさつまいもがかぶるくらいの水とAを入れてふたをし、火にかけて沸騰したら弱火でやわらかくなるまで煮る。汁けが残っていたら半分くらいまで煮詰め、しょうゆを回し入れ、からめてから火を止める。

※多めに作って、冷蔵庫で2~3日間保存可。

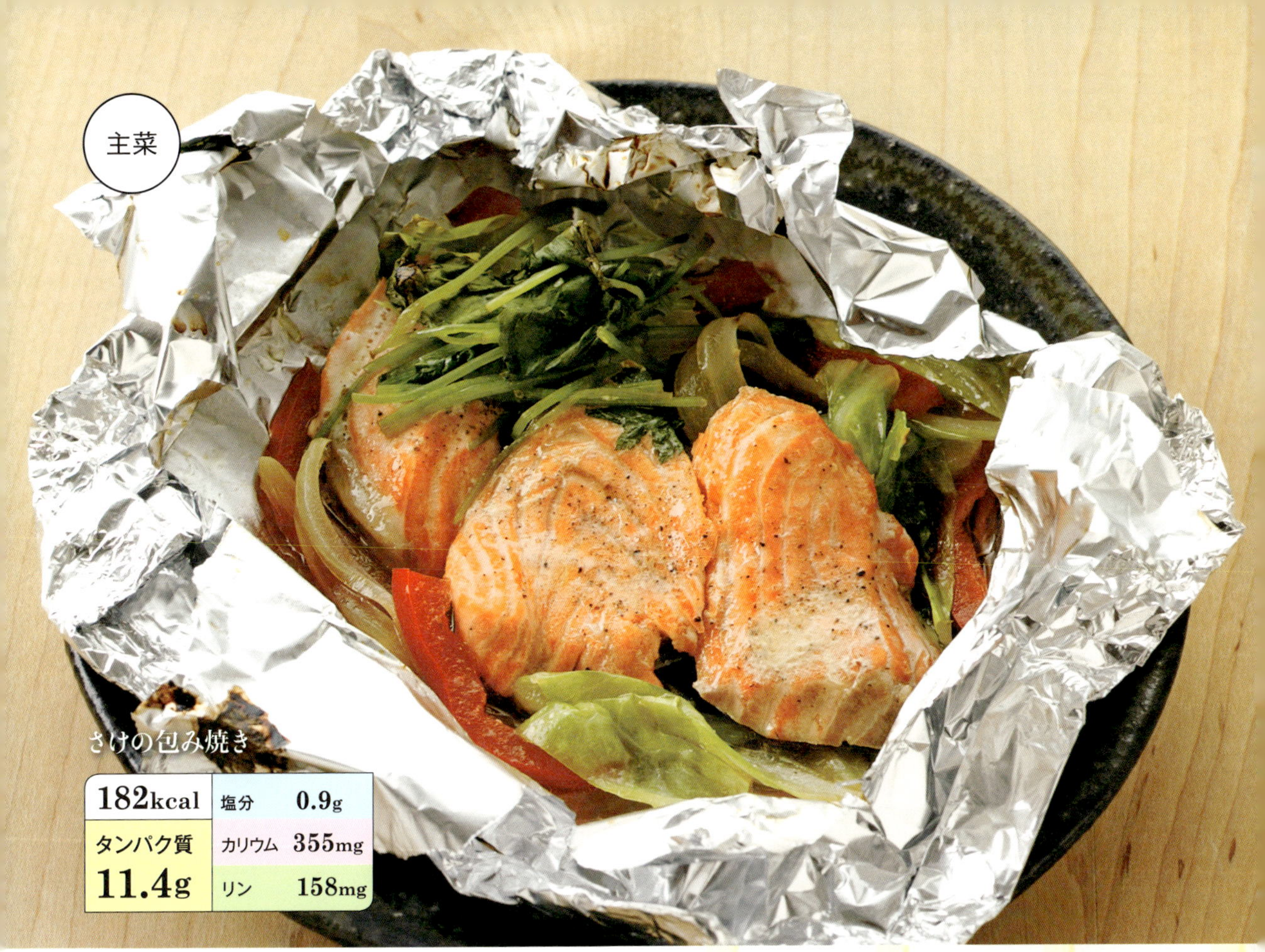

主菜

さけの包み焼き

182kcal	塩分	0.9g
タンパク質	カリウム	355mg
11.4g	リン	158mg

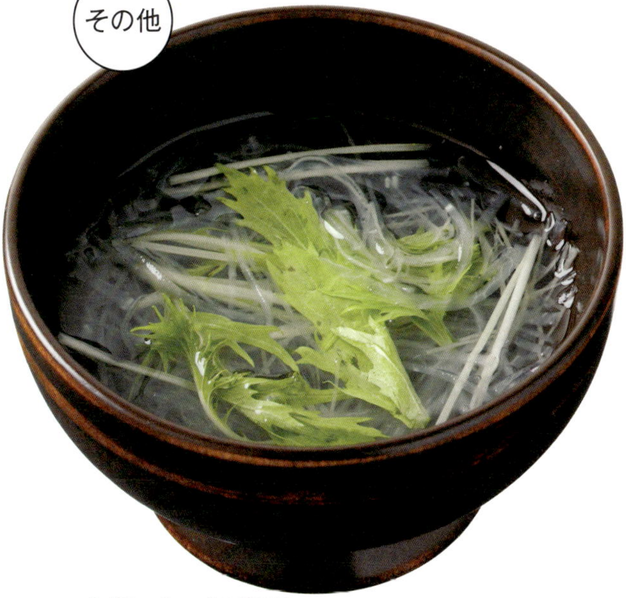

その他

大根のしょうが風味
すまし汁

9kcal	塩分	0.4g
タンパク質	カリウム	147mg
0.5g	リン	20mg

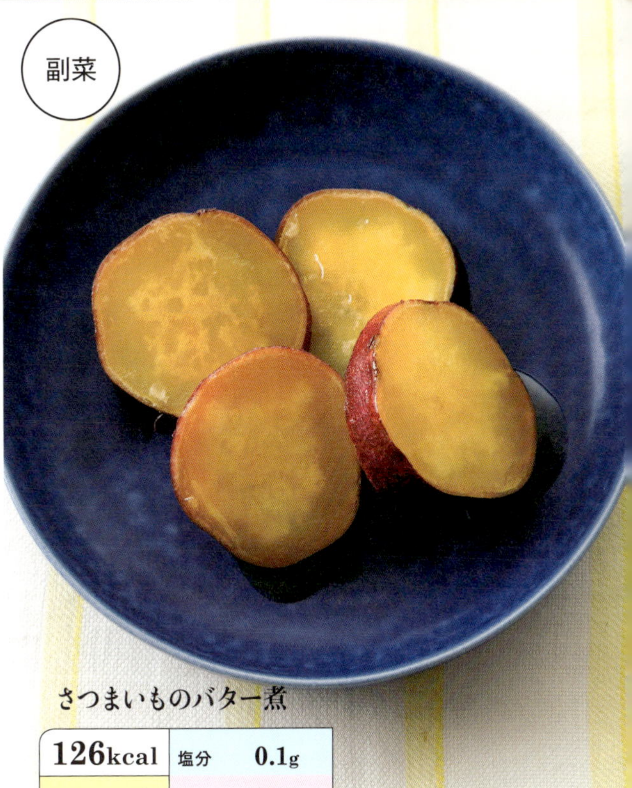

副菜

さつまいものバター煮

126kcal	塩分	0.1g
タンパク質	カリウム	231mg
0.6g	リン	29mg

1日のタンパク質摂取量目安

50gの人の「夜」献立

主菜に肉をしっかり食べられるボリュームのある食卓

人気の定番メニュー「しょうが焼き」を野菜の煮物やあえものと合わせたバランスのよい献立。辛子やコクのあるごま油、風味の強い油揚げなどを使い、減塩でも満足のいくレシピです。

総タンパク質	19.1g
総カロリー	643kcal
総塩分	2.0g
総カリウム	723mg
総リン	264mg

メニュー

- ごはん(180g)
- しょうが焼き
- ブロッコリーとセロリの辛子マヨあえ
- 焼き大根と油揚げの煮物

肉に片栗粉をまぶして味をしっかりからませる

しょうが焼き

材料(1人分)

- 豚ロース肉(薄切り)……50g
- A しょうがのしぼり汁……小さじ1/2
- 　黒こしょう……少々
- 玉ねぎ……20g
- 片栗粉……小さじ1/2
- B しょうゆ……小さじ1
- 　砂糖……小さじ2/3
- 　酒……小さじ1
- 　しょうが(すりおろし)……小さじ1/3
- サラダ油……小さじ1
- レタス……小1枚(5g)

作り方

1. 豚肉は半分に切り、Aで調味する。玉ねぎは薄切りにする。
2. 豚肉に片栗粉をまぶす。フライパンにサラダ油を熱し、豚肉を広げ入れ、焼く。玉ねぎも加えて炒め合わせ、Bを加えて混ぜ合わせる。
3. 器に盛りレタスを添える。

練り辛子の辛みと酸味で
味にメリハリを

ブロッコリーとセロリの辛子マヨあえ

材料(1人分)

- ブロッコリー……30g
- セロリ……20g
- A 練り辛子……少々
- 　マヨネーズ……小さじ2
- 　塩……0.3g

作り方

1. ブロッコリーは小房に分け、セロリはすじをとり、斜め切りにしてから、さっとゆでて冷まし、Aと混ぜ合わせる。

しょうゆを最後に入れることで
味をしっかり感じさせる

焼き大根と油揚げの煮物

材料(1人分)

- 大根……80g
- 油揚げ……1/4枚(8g)
- A だし汁……大さじ3
- 　砂糖……小さじ1/2
- しょうゆ……小さじ1/2
- ごま油……小さじ1/2

作り方

1. 大根は厚めのいちょう切りにし、油揚げは熱湯でゆでて油抜きをし短冊切りにする。
2. フライパンにごま油を熱し、大根を焼き色がつくまで焼き、油揚げとAを入れて混ぜ、ふたをする。弱火で7～8分煮たらしょうゆを加えてひと煮立ちさせる。

主菜

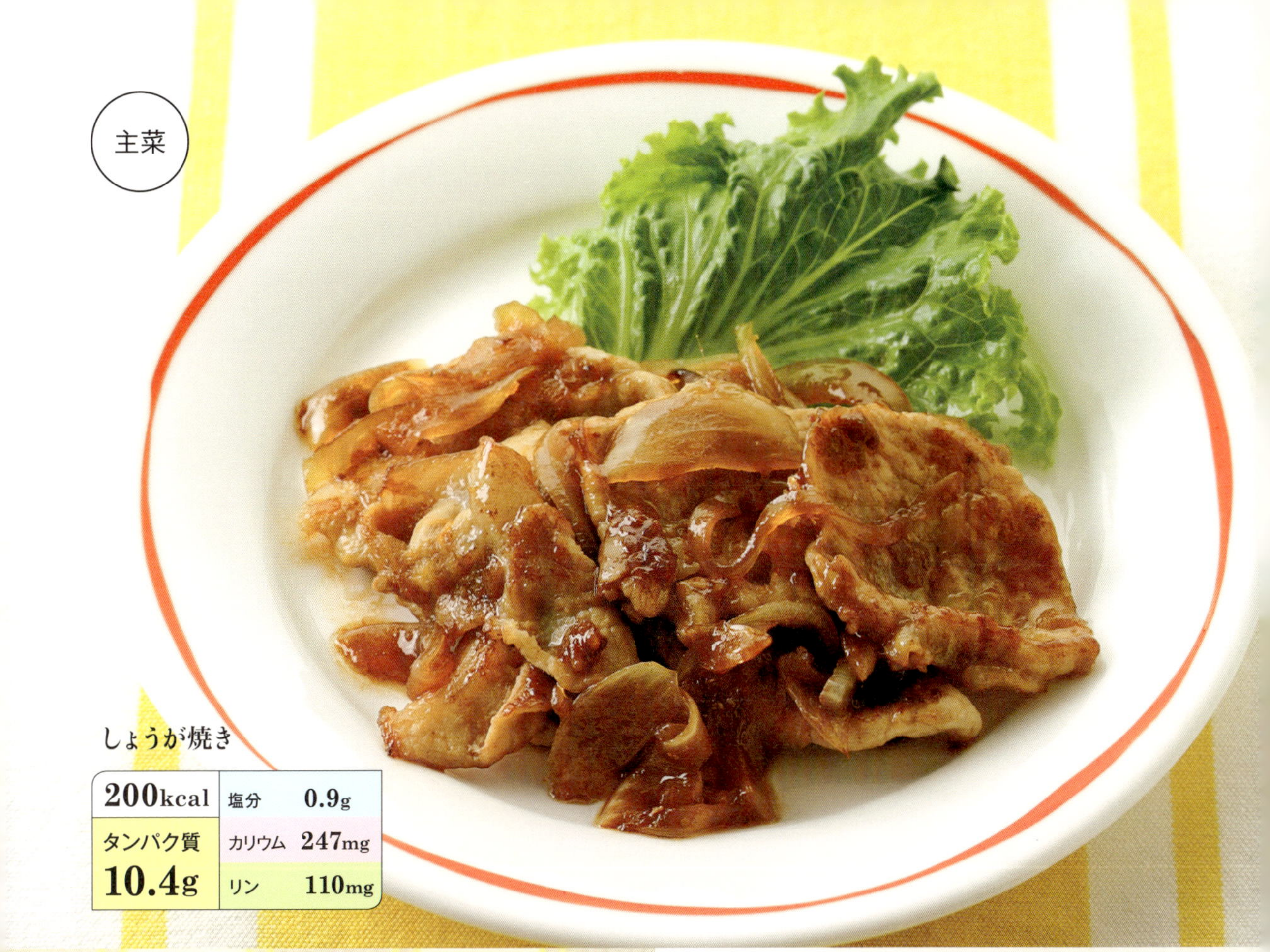

しょうが焼き

200kcal	塩分	0.9g
タンパク質	カリウム	247mg
10.4g	リン	110mg

サラダ

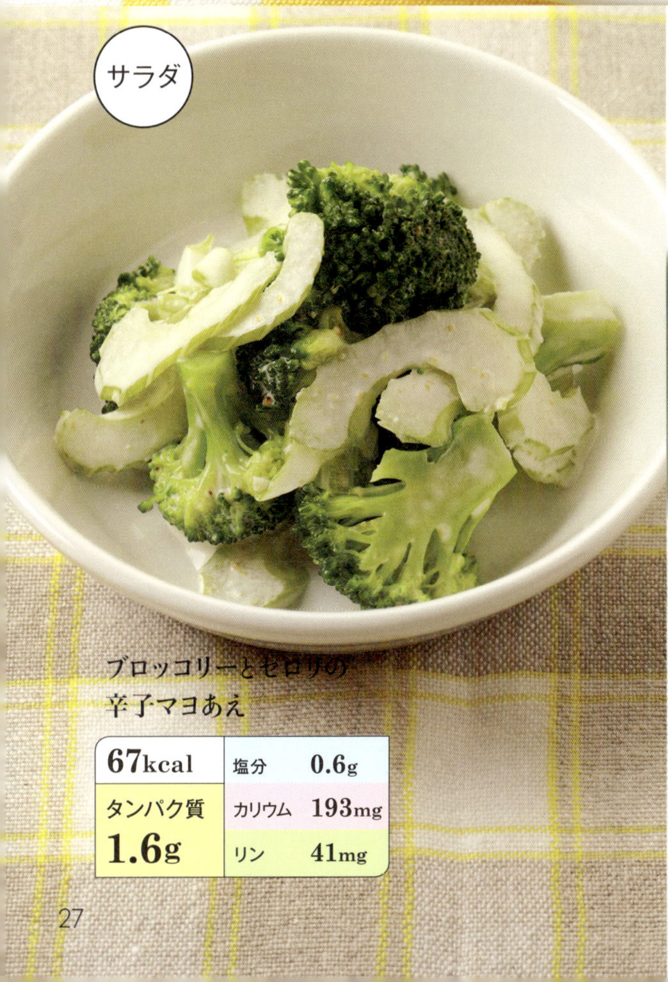

ブロッコリーとセロリの
辛子マヨあえ

67kcal	塩分	0.6g
タンパク質	カリウム	193mg
1.6g	リン	41mg

副菜

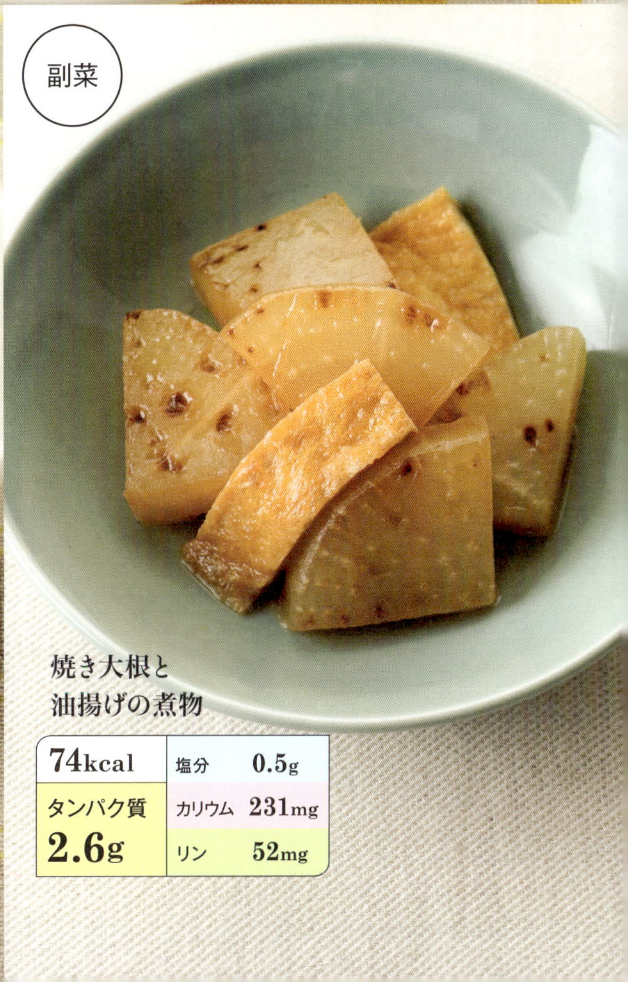

焼き大根と
油揚げの煮物

74kcal	塩分	0.5g
タンパク質	カリウム	231mg
2.6g	リン	52mg

本書の見方

・本書は、慢性腎臓病（CKD）の軽度～高度低下、ステージG3a ～ G4の人を対象としています。
・1日のタンパク質指示量40 ～ 60g、1日の塩分摂取量3g以上6g未満を目安の人が、献立を立てやすいように1品の栄養バランスを考えています。
・本書を使う前に必ず、主治医と相談してください。
・ステージG1 ～ G2の方が、早めの腎臓病保護対策として実践しても問題ありません。
・タンパク摂取指示量が60gの人は主菜をひとつ増やすなどして調整してください。

主菜には1日のタンパク質指示量が40 ～ 50g、1日の塩分摂取量が3g以上6g未満の人の目安になるよう、1食分のおかずの献立の組み合わせを紹介しています。
栄養価は、ここに主食のタンパク質量を加えて計算してください。自分のエネルギー摂取基準に不足するようであればドリンク（P166）やデザート（P162）を加えてください。

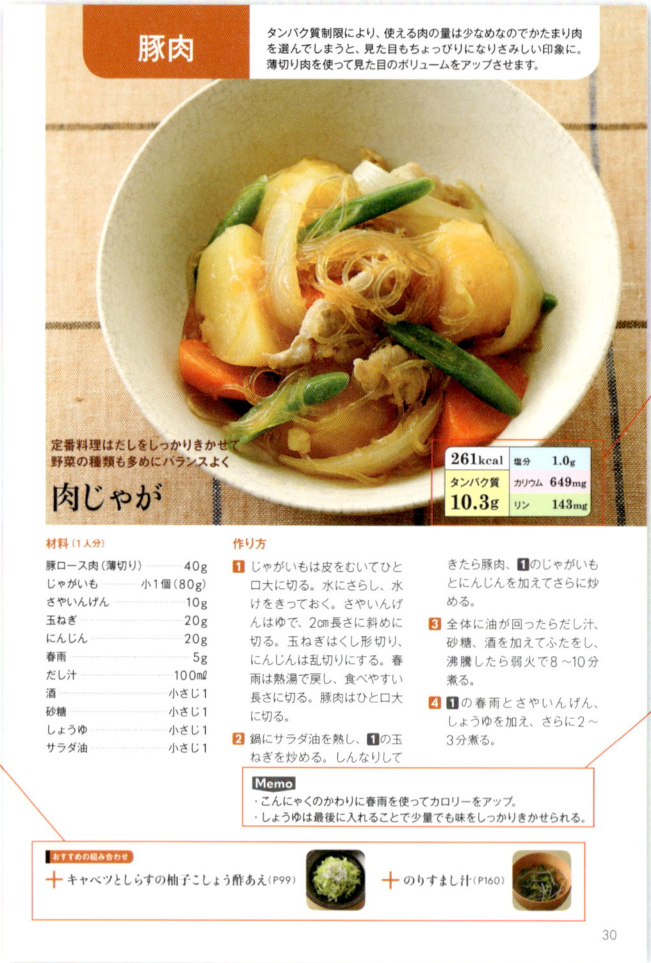

豚肉

タンパク質制限により、使える肉の量は少なめなのでかたまり肉を選んでしまうと、見た目もちょっぴりになりさみしい印象に。薄切り肉を使って見た目のボリュームをアップさせます。

定番料理はだしをしっかりきかせて
野菜の種類も多めにバランスよく

肉じゃが

261kcal		塩分	1.0g
タンパク質 10.3g		カリウム	649mg
		リン	143mg

材料（1人分）

豚ロース肉（薄切り）	40g
じゃがいも	小1個（80g）
さやいんげん	10g
玉ねぎ	20g
にんじん	20g
春雨	5g
だし汁	100㎖
酒	小さじ1
砂糖	小さじ1
しょうゆ	小さじ1
サラダ油	小さじ1

作り方

1 じゃがいもは皮をむいてひと口大に切る。水にさらし、水けをきっておく。さやいんげんはゆで、2㎝長さに斜めに切る。玉ねぎはくし形切り、にんじんは乱切りにする。春雨は熱湯で戻し、食べやすい長さに切る。豚肉はひと口大に切る。
2 鍋にサラダ油を熱し、1の玉ねぎを炒める。しんなりしてきたら豚肉、1のじゃがいもとにんじんを加えてさらに炒める。
3 全体に油が回ったらだし汁、砂糖、酒を加えてふたをし、沸騰したら弱火で8 ~10分煮る。
4 1の春雨とさやいんげん、しょうゆを加え、さらに2 ~ 3分煮る。

Memo
・こんにゃくのかわりに春雨を使ってカロリーをアップ。
・しょうゆは最後に入れることで少量でも味をしっかりきかせられる。

おすすめの組み合わせ
＋キャベツとしらすの柚子こしょう酢あえ（P99）
＋のりすまし汁（P160）

30

特に記載がなければ、1人分の栄養データを掲載しています。

Memoには、低タンパクでもボリュームを感じるコツ、減塩でも食べやすくするポイント、カロリーをアップする工夫など、腎臓にやさしいメニューになるようポイントを紹介しています。

この本のルール

○原則として、材料はg数を量って作ってください。1/3個などは、あくまでも目安量です。
○タンパク質は、材料に含まれるタンパク質の合計を小数第2位で四捨五入しています。
○塩分は、材料に含まれる塩分の合計を小数第2位で四捨五入しています。
○カリウムは生の状態で1mg以上を表示しています。カリウムは水溶性なので、ゆでたり水にさらすと10 ～ 50％程度減ります。
○小さじは5㎖、大さじは15㎖です。
○だしについての詳細はP131を参照してください。
○電子レンジは600Wのものを使用しています。500Wのものをお使いの場合は、加熱時間を1.2倍にのばしてください。

Part 1

主菜

肉、魚、卵、大豆製品をメインにして
作る主菜を紹介します。
使える塩分量は少ないながらも、
柑橘類や香味野菜などを上手に使って
物足りなさをカバー。
飽きないように、彩りや食感を考えて
野菜もバランスよく取り入れています。
メニューの種類も和風、洋風、中華と
バラエティ豊かなので、
食べたいと思う料理が
いくつも見つかることと思います。

豚肉

タンパク質制限により、使える肉の量は少なめなのでかたまり肉を選んでしまうと、見た目もちょっぴりになりさみしい印象に。薄切り肉を使って見た目のボリュームをアップさせます。

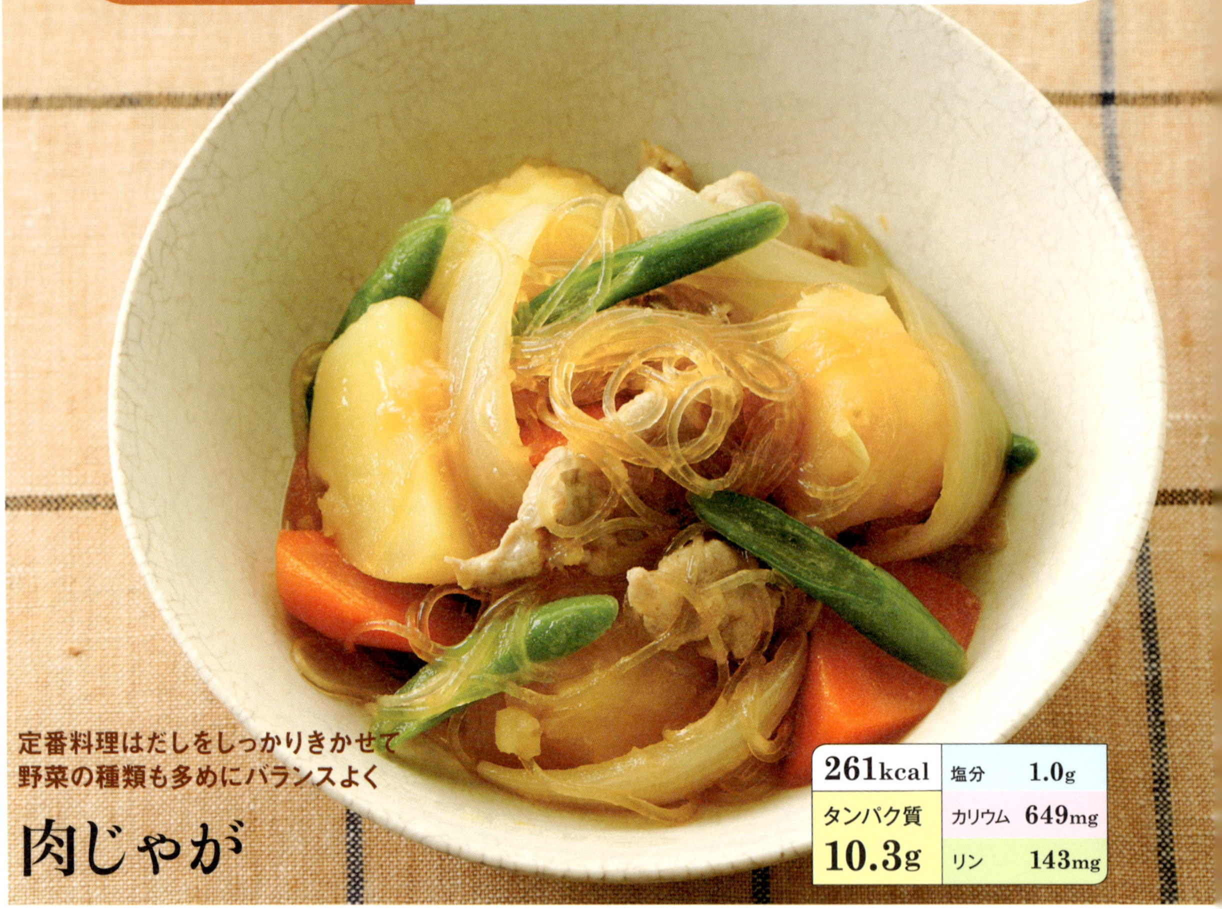

定番料理はだしをしっかりきかせて
野菜の種類も多めにバランスよく

肉じゃが

261kcal	塩分	1.0g
タンパク質 10.3g	カリウム	649mg
	リン	143mg

材料（1人分）

- 豚ロース肉（薄切り）……40g
- じゃがいも……小1個（80g）
- さやいんげん……10g
- 玉ねぎ……20g
- にんじん……20g
- 春雨……5g
- だし汁……100mℓ
- 酒……小さじ1
- 砂糖……小さじ1
- しょうゆ……小さじ1
- サラダ油……小さじ1

作り方

1. じゃがいもは皮をむいてひと口大に切る。水にさらし、水けをきっておく。さやいんげんはゆで、2cm長さに斜めに切る。玉ねぎはくし形切り、にんじんは乱切りにする。春雨は熱湯で戻し、食べやすい長さに切る。豚肉はひと口大に切る。
2. 鍋にサラダ油を熱し、1の玉ねぎを炒める。しんなりしてきたら豚肉、1のじゃがいもとにんじんを加えてさらに炒める。
3. 全体に油が回ったらだし汁、砂糖、酒を加えてふたをし、沸騰したら弱火で8～10分煮る。
4. 1の春雨とさやいんげん、しょうゆを加え、さらに2～3分煮る。

Memo

- こんにゃくのかわりに春雨を使ってカロリーをアップ。
- しょうゆは最後に入れることで少量でも味をしっかりきかせられる。

おすすめの組み合わせ

＋キャベツとしらすの柚子こしょう酢あえ（P99）

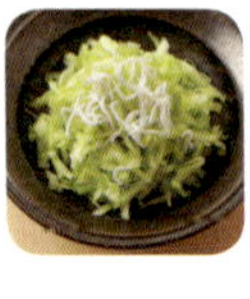

＋のりすまし汁（P160）

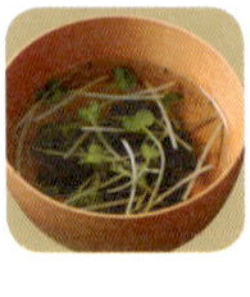

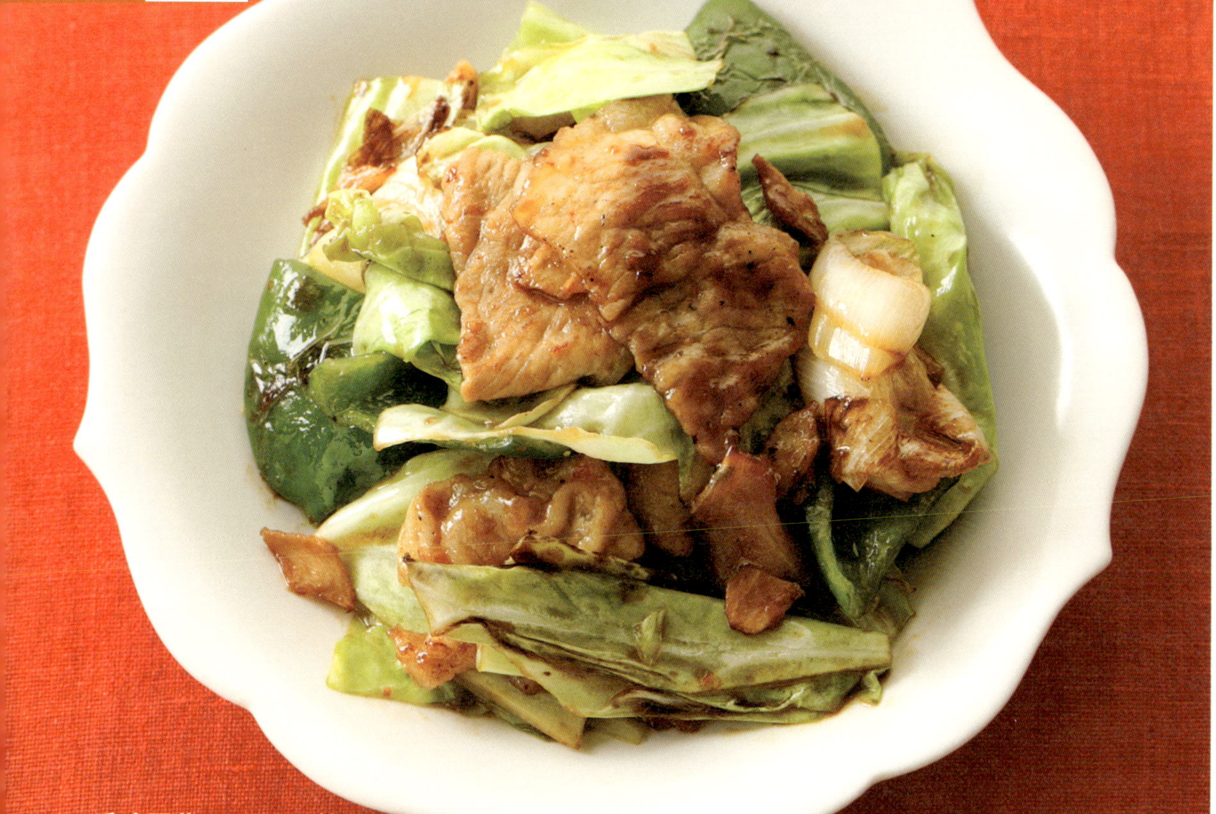

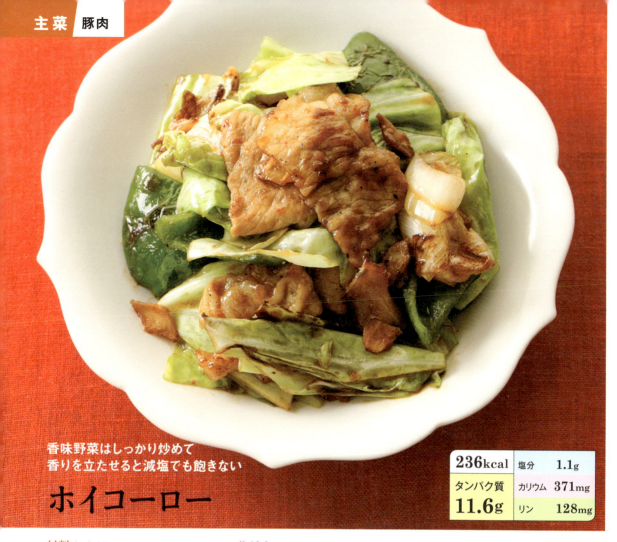

香味野菜はしっかり炒めて
香りを立たせると減塩でも飽きない

ホイコーロー

236kcal	塩分	1.1g
タンパク質 11.6g	カリウム	371mg
	リン	128mg

材料（1人分）

- 豚ロース肉（薄切り）……50g
- キャベツ……1枚（50g）
- ピーマン……1/2個（15g）
- 長ねぎ……1/5本（20g）
- しょうが（薄切り）……1枚
- にんにく（薄切り）……1枚
- 黒こしょう……少々
- 片栗粉……小さじ1/3
- 豆板醤《トウバンジャン》……小さじ1/8
- A
  - しょうゆ……小さじ1/2
  - みそ……小さじ2/3
  - 砂糖……小さじ1
- サラダ油……小さじ1
- ごま油……小さじ1/2

作り方

1. 豚肉はひと口大に切り、黒こしょう、片栗粉を混ぜ合わせたものをまぶしてなじませる。キャベツは大きめのざく切り、ピーマンは乱切り、長ねぎは斜め切り、しょうがは半分に切る。Aの調味料は混ぜ合わせておく。
2. フライパンにサラダ油を熱し、1のキャベツ、ピーマンを炒め、とり出す。
3. 2のフライパンにごま油を加えて熱し、豚肉を広げ入れ、さっと炒め、にんにく、しょうが、長ねぎ、豆板醤を加えて炒める。
4. 香りが出てきたら、混ぜ合わせたAを加える。取り出した2を戻し入れ、炒め合わせる。

Memo

- 豚肉はロースを使ってカロリーアップ。
- 肉に片栗粉をからめることで、少ない調味料でもしっかり味がつく。

おすすめの組み合わせ

＋ 三つ葉となめこのおろしあえ（P105）

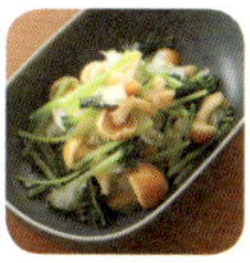

＋ 雷こんにゃく（P136）

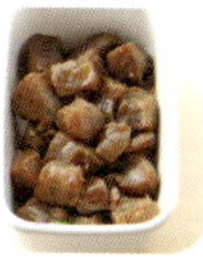

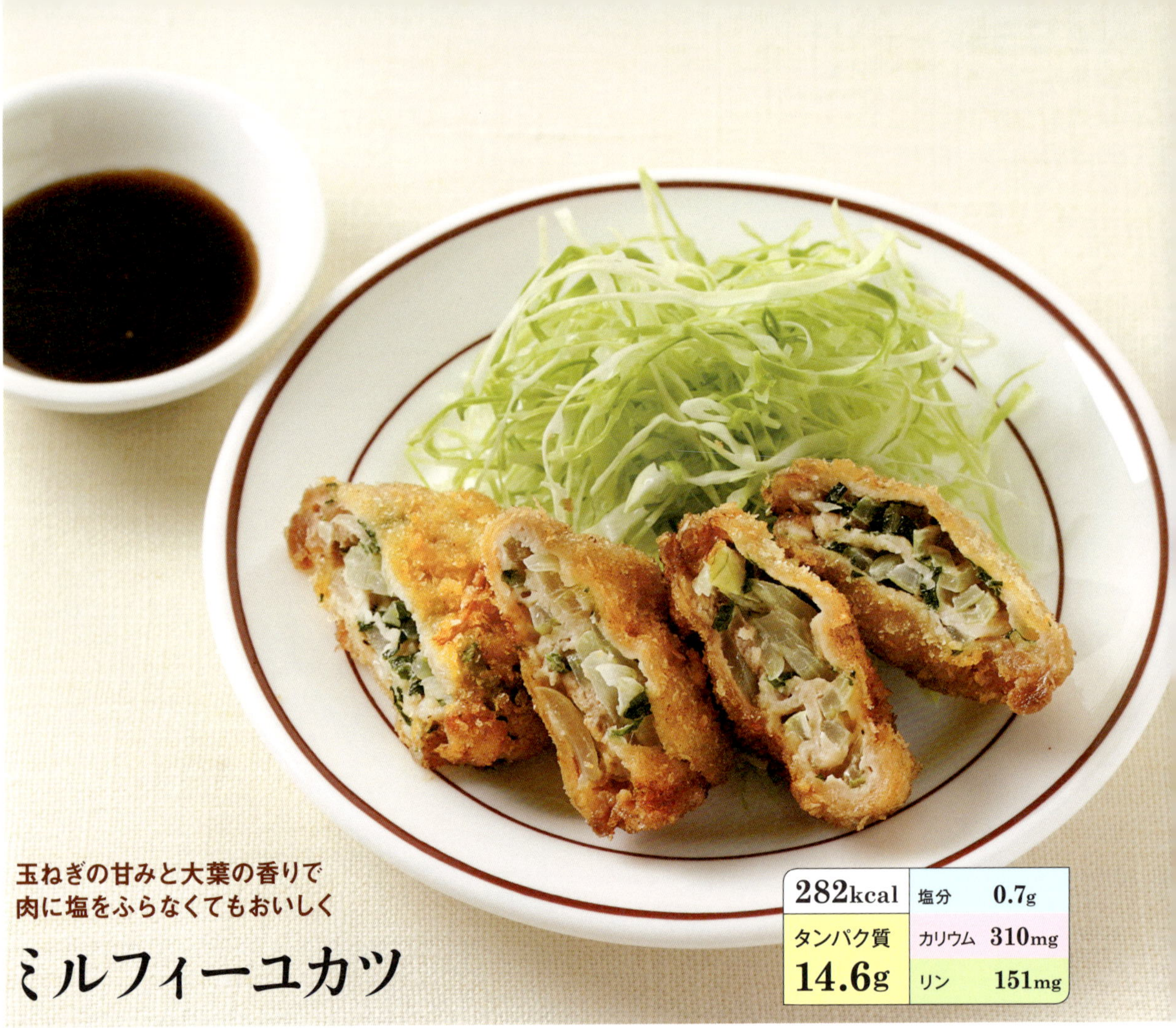

玉ねぎの甘みと大葉の香りで
肉に塩をふらなくてもおいしく

ミルフィーユカツ

282kcal		塩分	0.7g
タンパク質	14.6g	カリウム	310mg
		リン	151mg

材料（1人分）

- 豚もも肉（赤身、薄切り）……60g
- 玉ねぎ……15g
- 大葉……2枚
- 薄力粉……小さじ2/3
- 溶き卵……小さじ1
- パン粉（生）……大さじ3
- 黒こしょう……少々
- 中濃ソース……小さじ1
- 揚げ油……適量
- キャベツ……20g

作り方

1. 豚肉は黒こしょうをふり、3等分にする。玉ねぎは薄切りにする。
2. 1の豚肉1枚に、1の玉ねぎ半量と大葉1枚をのせる。その上にまた豚肉をのせ、残りの大葉、玉ねぎ、豚肉をかぶせて、包むように形を整える。
3. 薄力粉、溶き卵、パン粉の順で衣をつけて、170℃の揚げ油で約4分揚げる。
4. 食べやすい大きさに切り分け、せん切りにし、水にさらしたキャベツ、中濃ソースを添える。

Memo

・薄切り肉を重ねることでボリューム感をアップして食べごたえを出すのがポイント。
・フライは香ばしいので減塩レシピでも食べやすく、油もしっかりとれるので積極的にメニューにとり入れたい調理法。パン粉は吸油率の高い生パン粉を使用。

おすすめの組み合わせ

＋にんじんとセロリのナムル（P104）

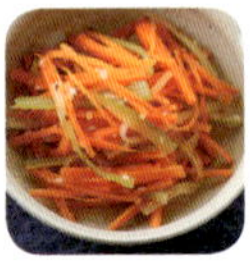

＋なめこのスワンラータン（P161）

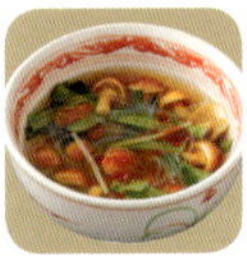

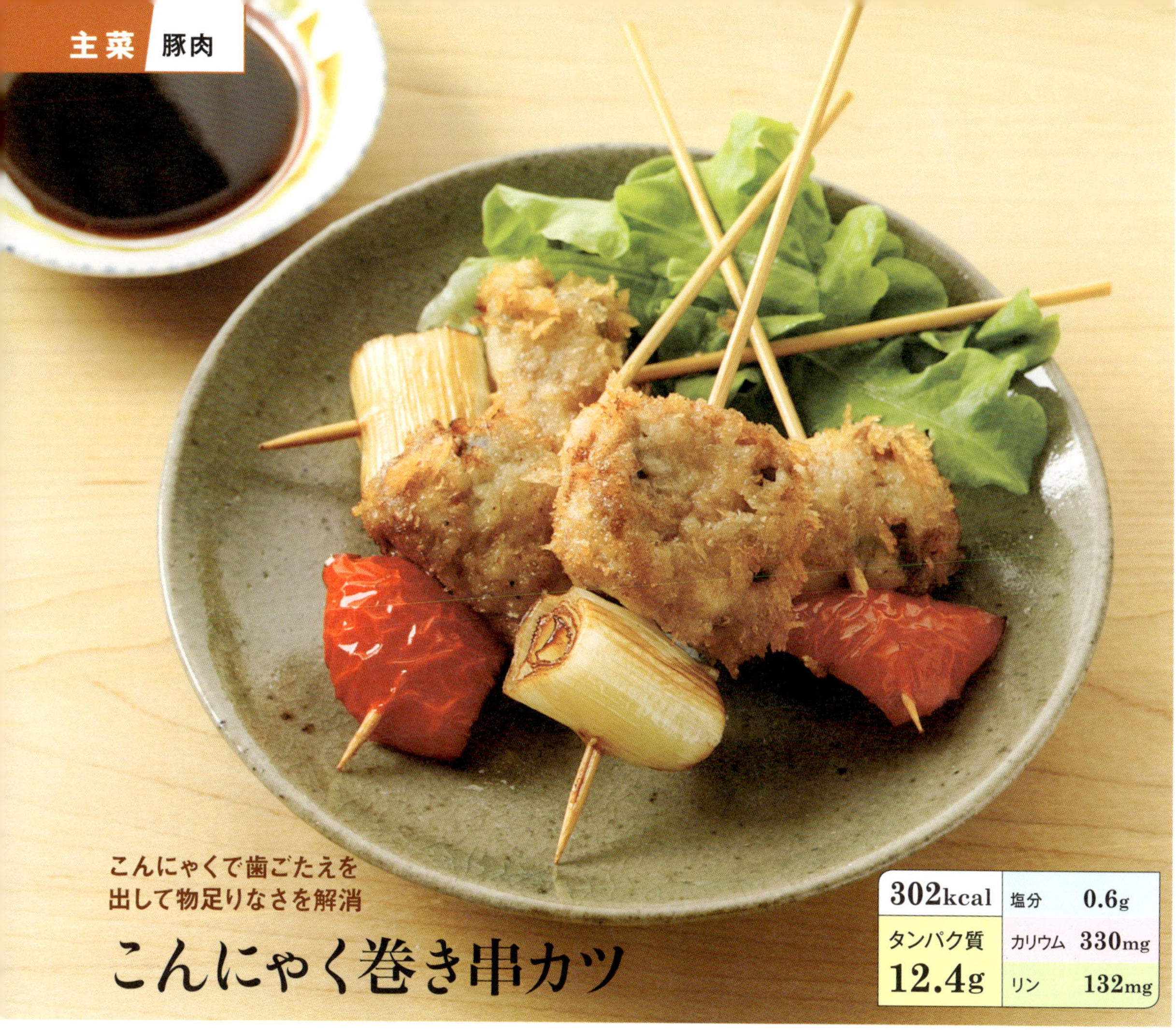

こんにゃくで歯ごたえを
出して物足りなさを解消

こんにゃく巻き串カツ

302kcal		塩分	0.6g
タンパク質	12.4g	カリウム	330mg
		リン	132mg

材料（1人分）

- 豚もも肉（赤身、薄切り）……50g
- こんにゃく……40g
- 長ねぎ……1/5本（20g）
- パプリカ（赤）……1/9個（20g）
- 薄力粉……小さじ1
- 溶き卵……小さじ1
- パン粉（ドライ・細かめ）……大さじ1と1/2
- 黒こしょう……少々
- 中濃ソース……小さじ1と1/2
- 揚げ油……適量
- リーフレタス……小1枚

作り方

1. 豚肉は黒こしょうをふる。こんにゃくはひと口大にちぎってゆでる。
2. 1のこんにゃくを1の豚肉で包み、薄力粉、溶き卵、パン粉の順で衣をつける。
3. 2cm長さに切った長ねぎ、乱切りにしたパプリカと2を竹串に刺し、170℃に熱した揚げ油で約3分揚げる。リーフレタスとともに器に盛り、中濃ソースを添える。

Memo

・フライにすることでカロリーアップ。
・フライのパン粉は、原則として吸油率の高い生パン粉を使うが、串揚げは食材にパン粉がまぶしにくいので、細びきのドライパン粉を使うとよい。

おすすめの組み合わせ

＋ゆでチンゲン菜の中華浸し（P98）

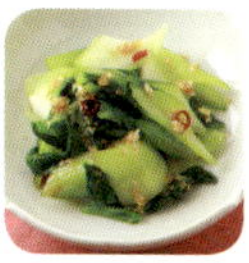

＋たたききゅうりのわさび酢あえ（P100）

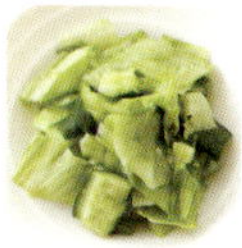

材料（1人分）

豚ロース肉（しゃぶしゃぶ用）……50g
玉ねぎ……20g
きゅうり……1/5本（20g）
みょうが……1個（20g）
A にんにく（みじん切り）……少々
　しょうゆ……小さじ1
　黒酢……小さじ1/2
　オリーブ油……小さじ1

作り方

1 豚肉はゆで、水にとって冷やす。水けをしっかりとふき、食べやすい大きさに切る。

2 玉ねぎは薄切りにし、きゅうり、みょうがはせん切りにして水にさらしておく。水けをふきとり、1とともに器に盛る。

3 Aの調味料を混ぜ合わせ、2にかける。

おすすめの組み合わせ

＋揚げなすのだし浸し（P101）

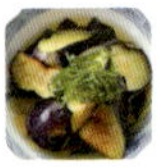

＋セロリとピーマンのケチャップ炒め（P114）

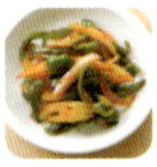

たれに黒酢を使ってコクを出す

冷やししゃぶしゃぶ

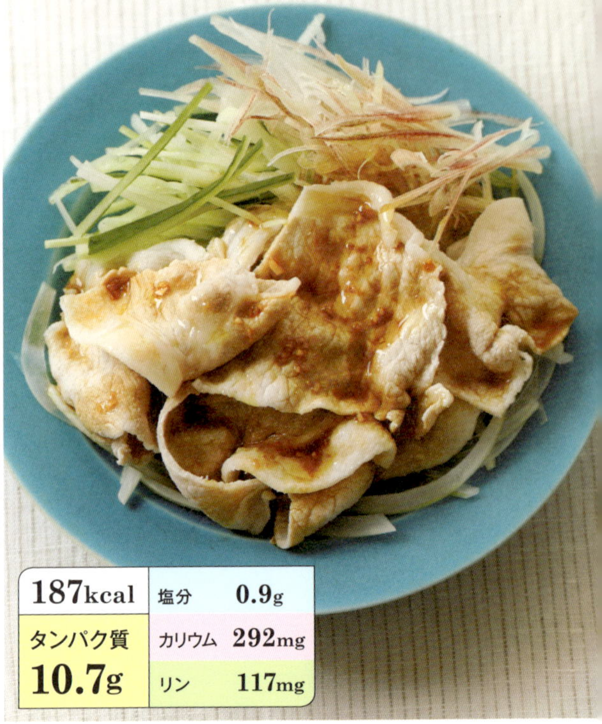

187kcal	塩分	0.9g
タンパク質 10.7g	カリウム	292mg
	リン	117mg

材料（1人分）

豚ロース肉（薄切り）……40g
大根……30g
にんじん……30g
白菜……30g
長ねぎ……10g
ごぼう……10g
だし汁……200㎖
みそ……小さじ1と1/2
サラダ油……小さじ1
七味唐辛子……少々

作り方

1 豚肉はひと口大に切る。大根は厚めのいちょう切り、にんじんは厚めの半月切り、白菜は大きめの短冊切り、長ねぎは小口切りにする。ごぼうはささがきにして水にさらしておく。

2 鍋にサラダ油を熱し、1の豚肉、大根、水けをきったごぼう、にんじん、白菜を炒める。だし汁を入れてふたをし、沸騰したら弱火で約10分煮る。

3 1の長ねぎを加え、みそを溶き入れてひと煮立ちさせる。

4 器に盛り、七味唐辛子をふる。

おすすめの組み合わせ

＋のりの佃煮（P133）

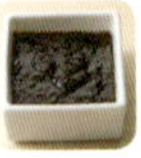

＋ブロッコリーとセロリの辛子マヨあえ（P26）

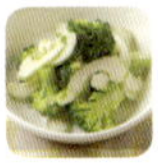

野菜をしっかり炒めることで味に深みが出る

豚汁

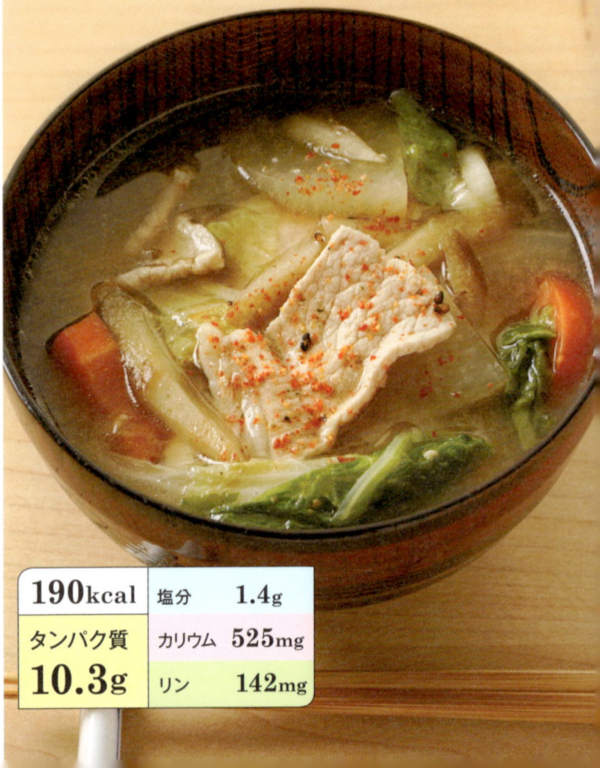

190kcal	塩分	1.4g
タンパク質 10.3g	カリウム	525mg
	リン	142mg

煮汁にとろみをつけると減塩に

豚バラとキャベツの重ね煮

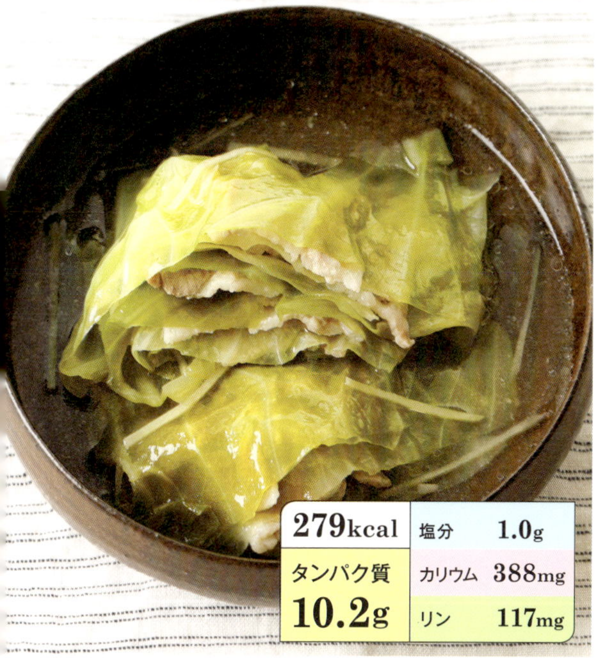

279kcal	塩分	1.0g
タンパク質	カリウム	388mg
10.2g	リン	117mg

材料（1人分）

豚バラ肉（薄切り）……60g
キャベツ……大1枚（80g）
しょうが……5g
だし汁……100mℓ
塩……0.6g
しょうゆ……小さじ1/4
みりん……小さじ1
A 片栗粉……小さじ1/2
　水……小さじ1

作り方

1 キャベツは四つ切りにし、しょうがはせん切りにする。

2 小さめの鍋に1のキャベツ、豚肉を交互に重ねて入れる。

3 2の鍋にしょうがを散らし、だし汁、みりん、塩を加えて火にかけ、ふたをする。沸騰したら弱火で約10分煮る。

4 具だけをとり出して食べやすい大きさに切り分け、器に盛りつける。残った煮汁に、しょうゆ、混ぜ合わせたAを加え、ひと煮立ちさせとろみをつけてからかける。

おすすめの組み合わせ

＋ 焼き野菜の土佐あえ （P107）

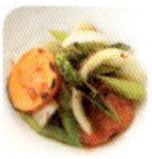

＋ じゃがいもの酢炒め （P158）

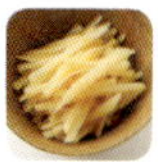

ポテトコロッケのような味

洋風かき揚げ

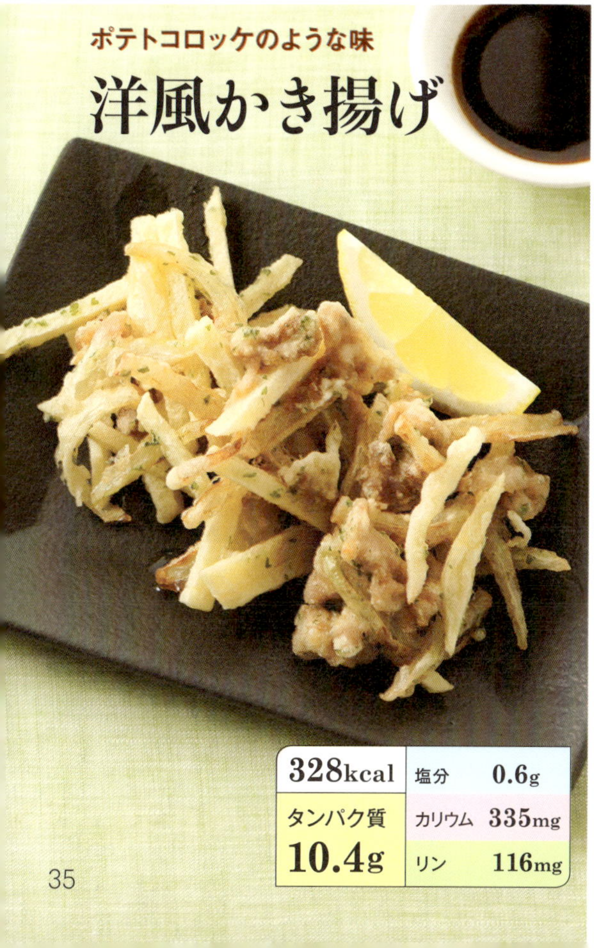

328kcal	塩分	0.6g
タンパク質	カリウム	335mg
10.4g	リン	116mg

材料（1人分）

豚もも肉（赤身、薄切り）……40g
じゃがいも……30g
玉ねぎ……20g
A 溶き卵……小さじ1
　薄力粉……大さじ1
　片栗粉……小さじ1
　水……小さじ2
パセリ（みじん切り）……小さじ1
黒こしょう……少々
ウスターソース……小さじ1
揚げ油……適量
レモン……1/8個

作り方

1 豚肉は細切りにし、黒こしょうをふる。じゃがいもはせん切りにし、水にさらして水けをきる。玉ねぎは薄切りにする。

2 Aを合わせ、パセリ、1とともに混ぜ合わせる。ひと口大にまとめる。

3 木べらに2を一つずつのせて、160℃に熱した揚げ油に滑り入れ、からりと揚げる。

4 器に盛り、レモン、ウスターソースを添える。

おすすめの組み合わせ

＋ 小松菜の煮浸し （P119）

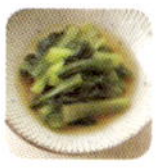

＋ にんじんとかぶの辛子酢あえ （P104）

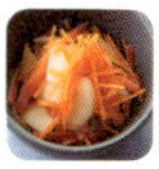

黒酢のコクが薄味を補う

豚肉と野菜の甘酢炒め

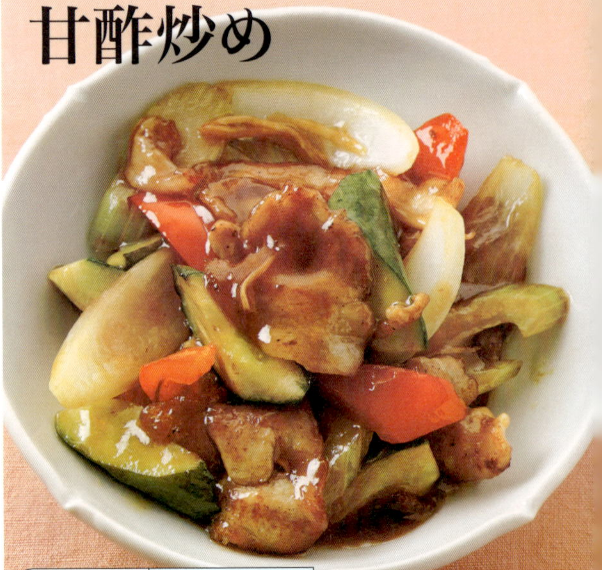

235kcal	塩分	0.9g
タンパク質	カリウム	340mg
9.8g	リン	121mg

材料（1人分）

豚ロース肉（薄切り）……50g
A｜黒こしょう……少々
　｜しょうがのしぼり汁……小さじ1/2
　｜片栗粉……小さじ1
しょうが（薄切り）……1枚
玉ねぎ……20g
きゅうり……1/4本（30g）
パプリカ（赤）……10g
セロリ……10g
ごま油……小さじ1と1/2
B｜黒酢……小さじ2
　｜砂糖……小さじ1
　｜しょうゆ……小さじ1
C｜片栗粉……小さじ1/2
　｜水……小さじ1

作り方

1. 豚肉はひと口大に切り、Aをもみ込む。しょうがはせん切りに、玉ねぎ、きゅうりとパプリカはひと口大の乱切りに、セロリは斜め薄切りにする。
2. フライパンにごま油を熱して豚肉を炒め、玉ねぎとしょうが、セロリ、パプリカを加えて炒め、きゅうりを加えてさっと炒る。合わせたBを加えて混ぜ合わせ、Cでとろみをつける。

おすすめの組み合わせ

＋ キャベツとスナップエンドウのピーナッツあえ （P99）

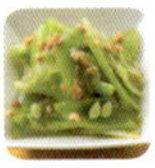

＋ コーンスープ （P161）

甘みの強いパンチのある味

ポークチャップ

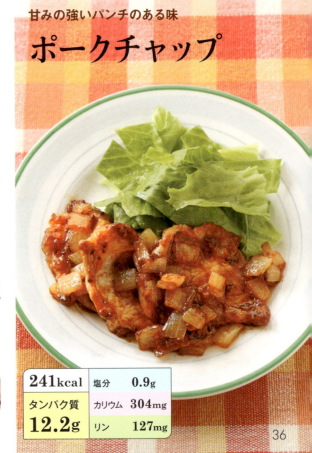

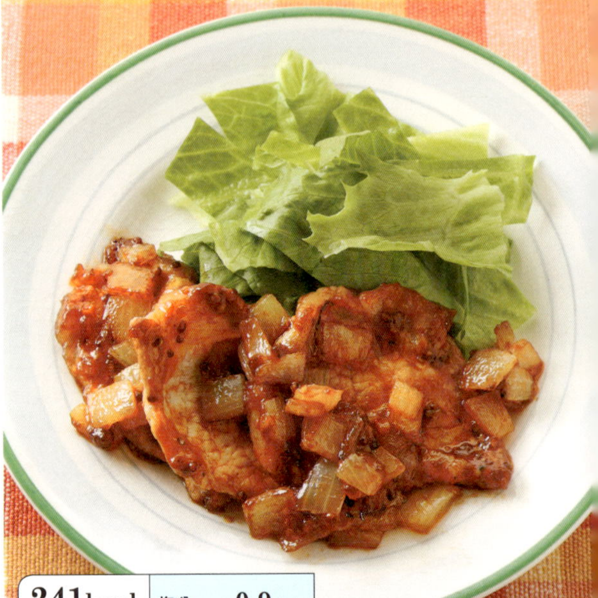

241kcal	塩分	0.9g
タンパク質	カリウム	304mg
12.2g	リン	127mg

材料（1人分）

豚ロース肉（しょうが焼き用）……60g
玉ねぎ……20g
にんにく（みじん切り）……少々
塩……0.3g
黒こしょう……少々
A｜トマトケチャップ……小さじ1と1/2
　｜ウスターソース……小さじ1/2
　｜粒マスタード……小さじ1/2
オリーブ油……小さじ1と1/2
レタス……1枚（20g）

作り方

1. 豚ロース肉はひと口大に切り、塩と黒こしょうをふり、玉ねぎは小さめの角切りにする。
2. フライパンにオリーブ油半量を熱して豚肉を焼いてとり出す。残りの油を足して熱しにんにくと玉ねぎを炒め、Aを入れて混ぜ、焼いた豚肉を戻してからめる。器に盛って、ざく切りにしたレタスを添える。

おすすめの組み合わせ

＋ もやしのねぎ塩あえ （P106）

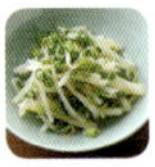

＋ のりすまし汁 （P160）

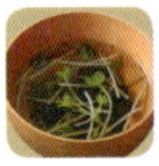

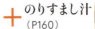

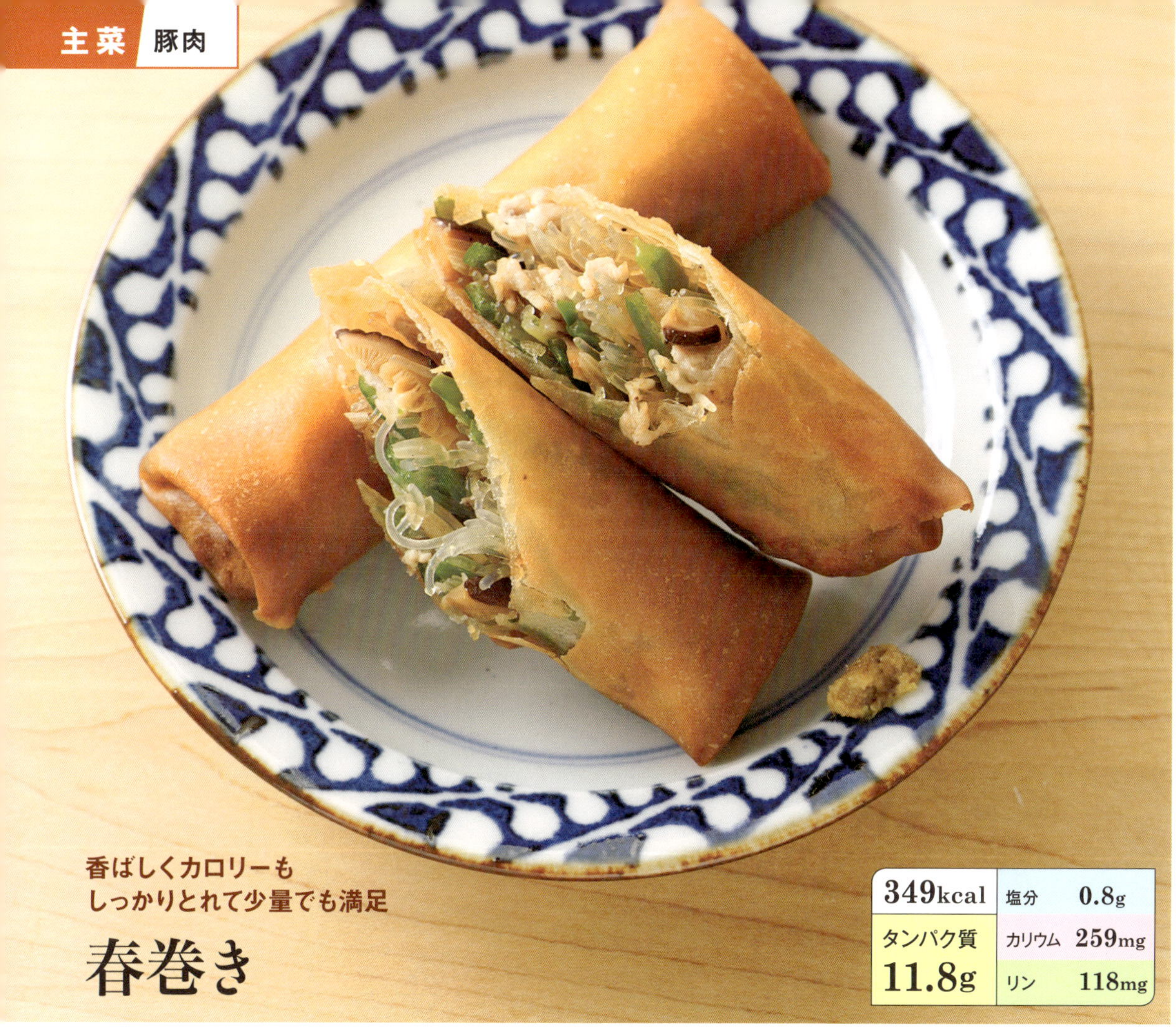

香ばしくカロリーも
しっかりとれて少量でも満足

春巻き

349kcal	塩分	0.8g
タンパク質	カリウム	259mg
11.8g	リン	118mg

材料（1人分）

- 春巻きの皮……2枚（26g）
- 豚もも肉（赤身、薄切り）……40g
- 長ねぎ……5g
- ピーマン……1/2個（15g）
- 干ししいたけ……小1枚
- 春雨……10g
- A しょうゆ……小さじ1/2
- A 塩……0.3g
- A 砂糖……小さじ1/4
- A 黒こしょう……少々
- 薄力粉……小さじ1/2
- 水……小さじ1/2
- ごま油……小さじ1/2
- 揚げ油……適量
- 練り辛子……少々

作り方

1 干ししいたけは水で戻し、軸をとってせん切りに、ピーマンと長ねぎ、豚肉もせん切りにし、春雨は熱湯で戻して食べやすい長さに切る。

2 フライパンにごま油を熱して1の豚肉を炒め、しいたけと長ねぎ、ピーマン、春雨を加えて炒める。Aを加えて混ぜ、冷ます。

3 春巻きの皮を広げて2を半量ずつ包み、巻き終わりに薄力粉と水を混ぜたノリをつけてとめる。

4 揚げ油を150℃くらいの低温に熱し、3を入れてゆっくりきつね色になるまで揚げる。仕上がりに火を強めてパリッと揚げ、器に盛って辛子を添える。

Memo

・春巻きの皮に油をしっかり吸わせることでカロリーと食べごたえアップ。
・干ししいたけの香りと甘みが味に深みを出す。

おすすめの組み合わせ

＋ブロッコリーのしょうがじょうゆあえ（P103）

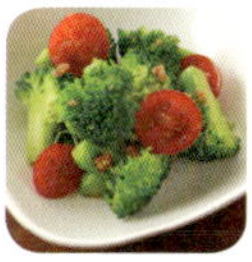

＋ごまみそ汁（P160）

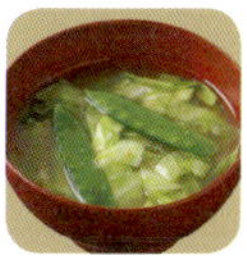

少量の肉をもやしでかさ増し

豚肉のもやし巻き

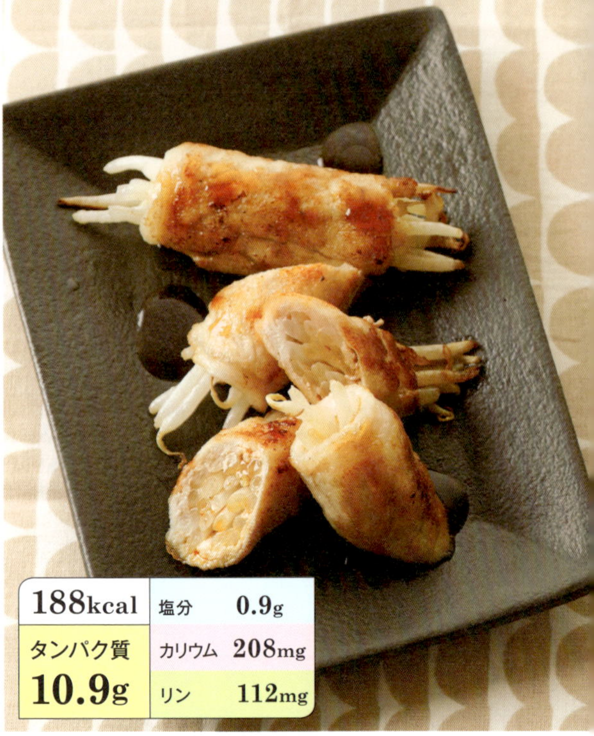

188kcal	塩分	0.9g
タンパク質	カリウム	208mg
10.9g	リン	112mg

材料（1人分）

豚ロース肉（薄切り）……50g
もやし……40g
黒こしょう……少々
片栗粉……小さじ2/3
A しょうゆ……小さじ1
　酢……小さじ1/2
　ラー油……少々
サラダ油……小さじ1

作り方

1. 豚肉に黒こしょうをふってもやしを巻き、片栗粉をまぶす。
2. フライパンにサラダ油を熱し、巻き終わりを下にして1を焼く。中火で転がしながら焼き目をつける。
3. ふたをし、弱火で3分蒸し焼きにする。
4. 食べやすい大きさに切り分けて器に盛り、Aを合わせてかける。

おすすめの組み合わせ

＋ じゃがいもチヂミ（P108）

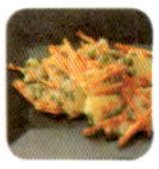

＋ 大根のおかか梅炒め（P111）

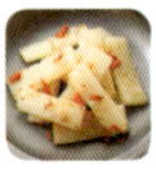

キムチの辛みと酸味で味にメリハリを

豚肉とズッキーニのキムチ炒め

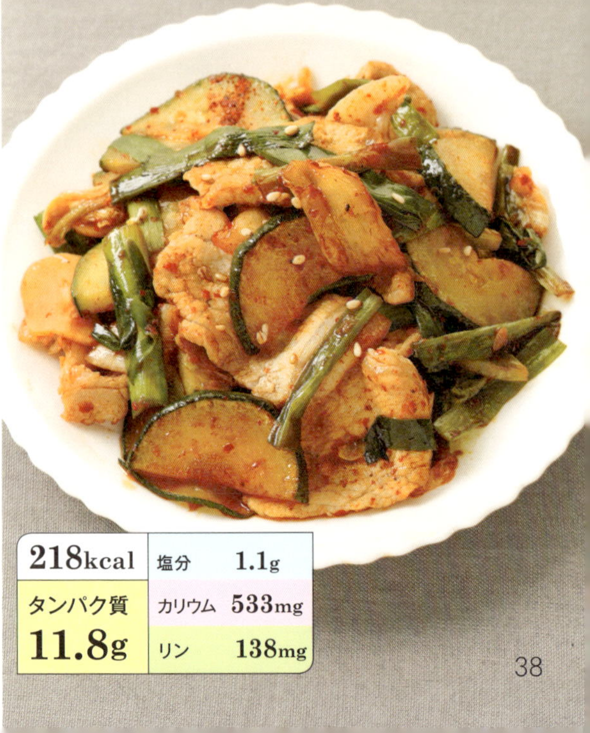

218kcal	塩分	1.1g
タンパク質	カリウム	533mg
11.8g	リン	138mg

材料（1人分）

豚ロース肉（薄切り）……50g
ズッキーニ……1/3本（50g）
にら……20g
キムチ……30g
白炒りごま……少々
黒こしょう……少々
しょうゆ……小さじ1/2
酢……小さじ1
ごま油……小さじ1と1/2

作り方

1. 豚肉はひと口大に切って黒こしょうをふる。ズッキーニは半月切り、にらは3cm長さに切る。
2. フライパンにごま油を熱し、1の豚肉をさっと炒める。1のズッキーニを加え、さらに炒める。
3. キムチ、1のにらを加えてさっと炒め、しょうゆ、酢を加えて味を調える。器に盛り、ごまをふる。

おすすめの組み合わせ

＋ 大根とりんごのレモンナムル（P102）

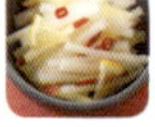

＋ ゆでチンゲン菜の中華浸し（P98）

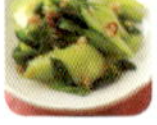

カロリーはごまだれでしっかりとる

常夜鍋

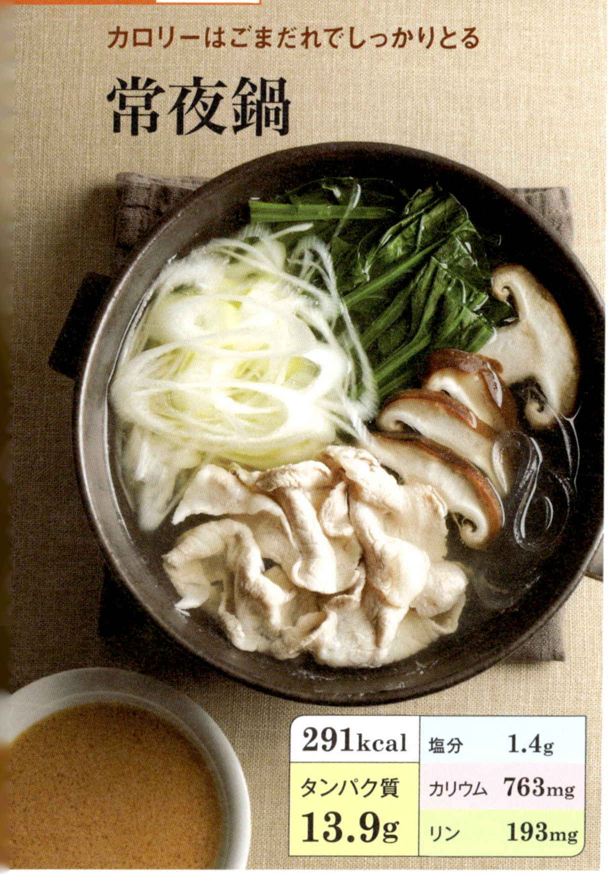

291kcal	塩分	1.4g
タンパク質 13.9g	カリウム	763mg
	リン	193mg

材料（1人分）

- 豚ロース肉（しゃぶしゃぶ用）……50g
- ほうれん草……2茎（60g）
- 長ねぎ……40g
- しいたけ……1枚
- 葛切り……10g
- しょうが（薄切り）……2枚
- 水……400mℓ

たれ

- 白練りごま……小さじ1
- 砂糖……小さじ1
- しょうゆ…小さじ1と1/2
- 酢……大さじ1
- ごま油……小さじ1
- にんにく（すりおろし）……少々
- ラー油……3滴

作り方

1. ほうれん草は4cm長さに、長ねぎは斜め切りに、しいたけは食べやすい大きさに切る。葛切りはゆでる。
2. 鍋に分量の水、しょうがを入れて火にかけ、煮立ったら、葛切り、しいたけ、ほうれん草、豚肉を加えて煮る。
3. たれを作る。ボウルに練りごまと砂糖を入れ、しょうゆを少しずつ加えながら混ぜる。酢も少しずつ加え、ごま油、にんにく、ラー油を加えて混ぜる。

おすすめの組み合わせ

＋ 大根のレモンあえ（P156）

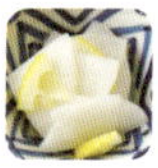

タンパク質の少ない生クリームで

豚肉のコーンクリーム煮

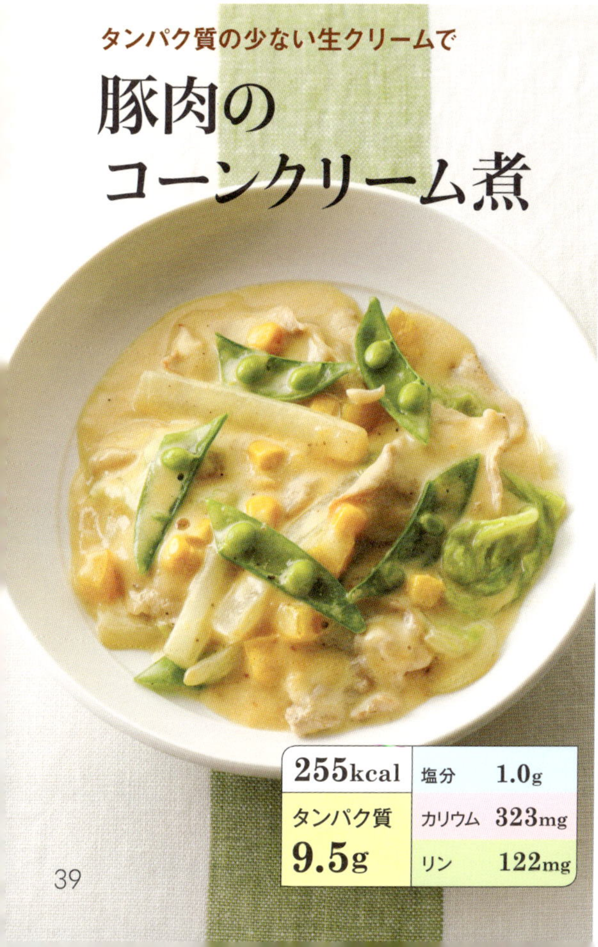

255kcal	塩分	1.0g
タンパク質 9.5g	カリウム	323mg
	リン	122mg

材料（1人分）

- 豚ロース肉（薄切り）…40g
- 白菜……1/2枚（40g）
- スナップエンドウ……3本（20g）
- パプリカ（黄）……10g
- オリーブ油……小さじ1
- A
  - 水……70mℓ
  - スープの素（顆粒）…0.5g
  - クリームコーン（缶）…30g
- B
  - 生クリーム……大さじ1
  - 塩……0.5g
  - 黒こしょう……少々
- C
  - 片栗粉……小さじ1/2
  - 水……小さじ1

作り方

1. 豚肉はひと口大に切って黒こしょう少々（分量外）をふる。スナップエンドウはすじをとり、ゆでて半分に割り、斜め切りにする。白菜は食べやすい大きさに、パプリカは角切りにする。
2. フライパンにオリーブ油を熱し、1の豚肉をさっと炒める。白菜、パプリカを加えて炒め合わせ、Aを加えてふたをし、沸騰したら弱火で4～5分煮る。
4. Bを加えて味を調え、混ぜ合わせたCでとろみをつける。スナップエンドウを加え、ひと煮立ちさせる。

おすすめの組み合わせ

＋ 玉ねぎとアスパラガスのバターしょうゆ炒め（P112）

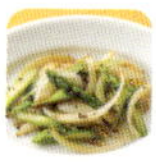

＋ きゅうりの大葉酢あえ（P156）

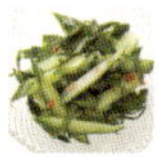

牛肉

かたまり肉ではなく薄切り肉を使って見た目のボリュームをアップ。さらに野菜やこんにゃくを巻いて食べごたえもプラスする工夫などもしています。

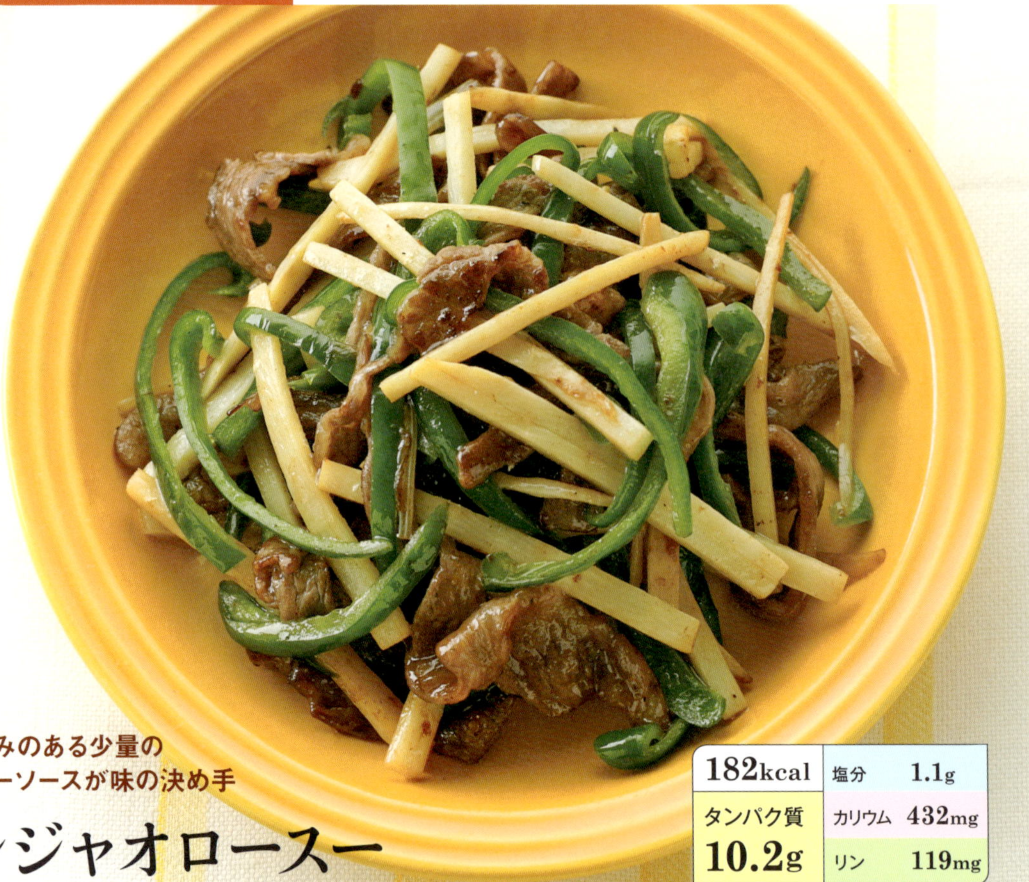

コクと甘みのある少量の
オイスターソースが味の決め手

チンジャオロースー

182kcal	塩分	1.1g
タンパク質 10.2g	カリウム	432mg
	リン	119mg

材料（1人分）

- 牛もも肉（薄切り）……40g
- 長ねぎ……20g
- ピーマン……1と1/2個（45g）
- たけのこ（水煮）……30g
- にんにく（せん切り）……少々
- A
  - 酒……小さじ1/2
  - 片栗粉……小さじ1/2
  - 黒こしょう……少々
- B
  - オイスターソース……小さじ1/4
  - しょうゆ……小さじ1
  - 砂糖……小さじ1/4
  - 黒こしょう……少々
- サラダ油……小さじ1
- ごま油……小さじ1/2

作り方

1. 牛肉は細切りにして、Aをもみ込む。長ねぎ、ピーマン、たけのこは細切りにする。
2. フライパンにサラダ油を熱し、牛肉をほぐしながら炒める。にんにく、長ねぎ、たけのこを加えてさっと炒めたら、ピーマンも加えて炒め合わせる。
3. 2にBを加えて混ぜ合わせる。仕上げにごま油を回し入れる。

Memo

・下味の調味料に片栗粉を入れることで、少ない調味料でも具材に味をしっかりからめることができる。

おすすめの組み合わせ

＋ポテトサラダ（P125）

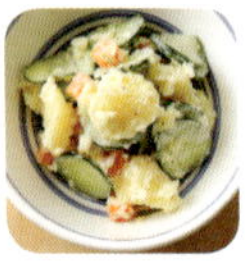

＋なめこのスワンラータン（P161）

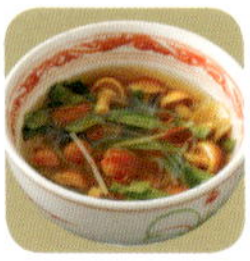

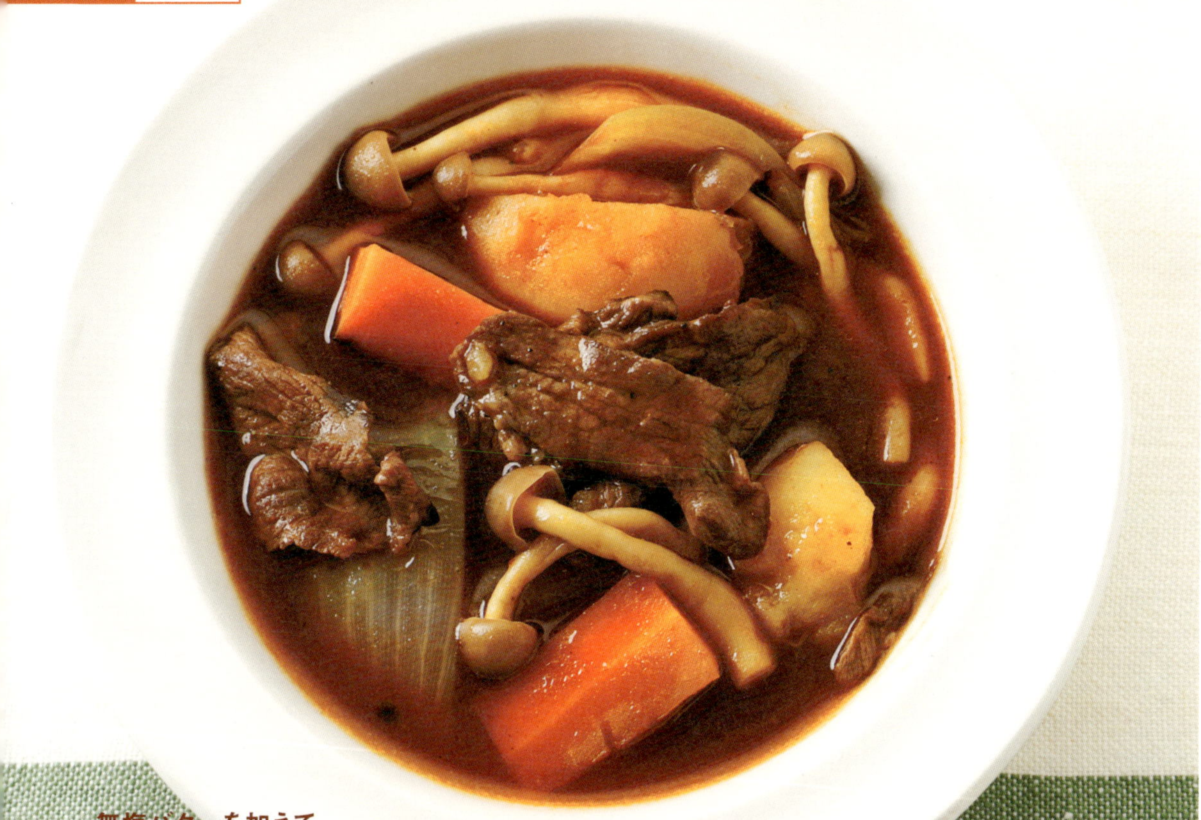

無塩バターを加えて、
香りとコクを出すのがポイント

ビーフシチュー

268kcal	塩分	1.1g
タンパク質 12.2g	カリウム	554mg
	リン	147mg

材料（1人分）

牛もも肉（薄切り）		50g
玉ねぎ		20g
じゃがいも		30g
にんじん		20g
しめじ		20g
黒こしょう		少々
赤ワイン		小さじ2
水		100mℓ
A	デミグラスソース	大さじ2
	トマトケチャップ	大さじ1/2
B	無塩バター	小さじ1/2
	黒こしょう	少々
オリーブ油		小さじ1

作り方

1 牛肉はひと口大に切り、黒こしょうをふる。玉ねぎ、じゃがいもはくし形切りにする。じゃがいもは水にさらす。にんじんは食べやすい大きさに切り、しめじは小房に分ける。

2 鍋にオリーブ油を熱し、玉ねぎを炒める。しんなりしたら牛肉、にんじん、水けをきったじゃがいもを加えて、さらに炒める。

3 赤ワインを注いで煮立たせ、分量の水を加えてふたをする。沸騰したら、弱火で約10分煮る。

4 3にしめじ、Aを加えてさらに2～3分煮込む。Bを加え、ひと煮立ちさせる。

Memo

・薄切り肉を使うことで、量が多く見え、かつ、タンパク質量を調整できるだけでなく、早く煮える。

おすすめの組み合わせ

＋ほうれん草のおかかあえ（P96）

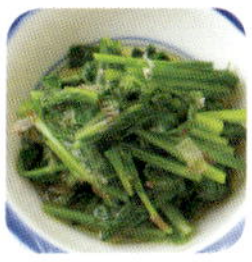

＋ゆでごぼうののりマヨあえ（P157）

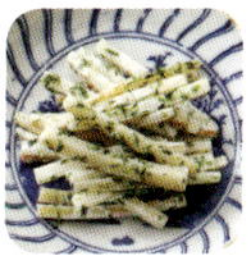

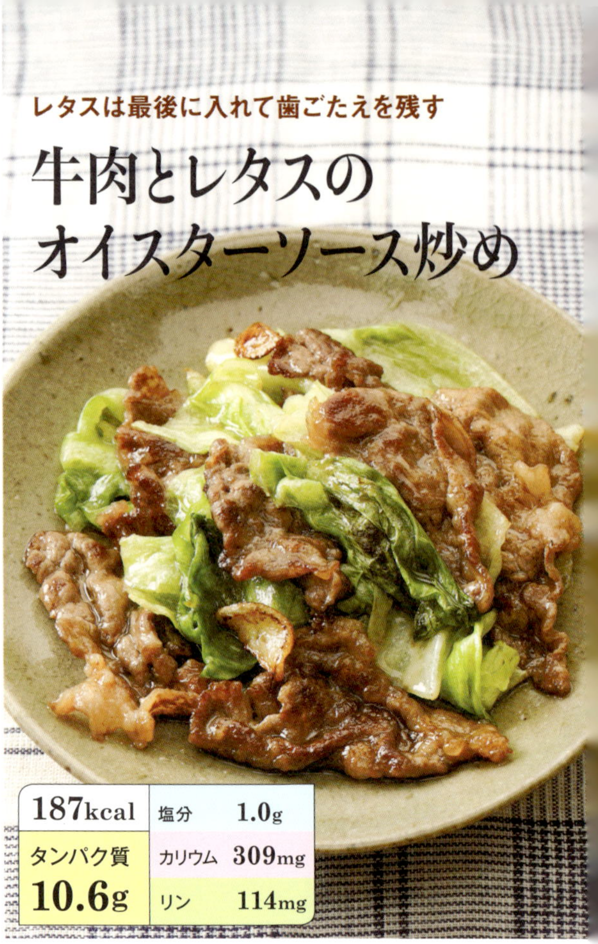

レタスは最後に入れて歯ごたえを残す

牛肉とレタスのオイスターソース炒め

187kcal	塩分	1.0g
タンパク質 10.6g	カリウム	309mg
	リン	114mg

材料（1人分）

牛もも肉（薄切り）……50g
A｜酒……小さじ1/2
　｜黒こしょう……少々
　｜片栗粉……小さじ1
レタス……3枚（60g）
にんにく（薄切り）……2枚
B｜しょうゆ……小さじ1/4
　｜オイスターソース……小さじ2/3
　｜黒こしょう……少々
ごま油……小さじ1と1/2

作り方

1 牛肉はひと口大に切り、Aをもみ込む。レタスは大きめにちぎる。

2 フライパンにごま油を熱し、牛肉とにんにくを炒める。香りが出てきたらレタスを加え、さっと炒める。Bを加えて味を調える。

おすすめの組み合わせ

＋ かぶのステーキ（P110）
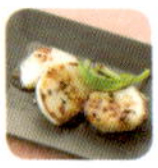

＋ きゅうりとわかめと春雨の酢の物（P100）
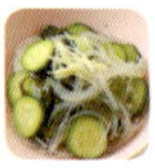

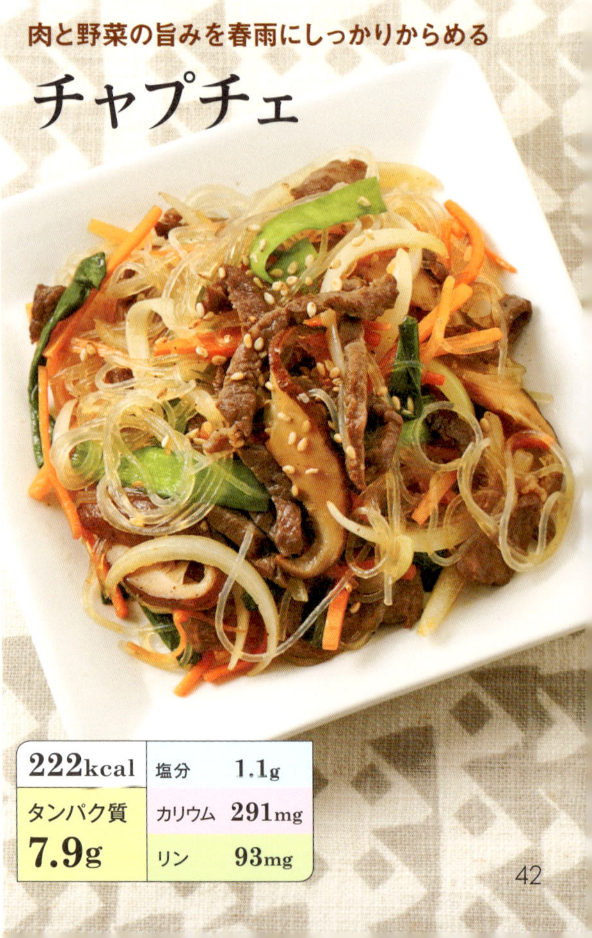

肉と野菜の旨みを春雨にしっかりからめる

チャプチェ

222kcal	塩分	1.1g
タンパク質 7.9g	カリウム	291mg
	リン	93mg

材料（1人分）

牛肩肉（薄切り）……40g
A｜にんにく（みじん切り）……少々
　｜しょうゆ……小さじ1/2
　｜砂糖……小さじ1/4
　｜黒こしょう……少々
　｜ごま油……小さじ1/2
玉ねぎ……20g
にんじん……20g
干ししいたけ……1/2枚
にら……10g
春雨……10g
白炒りごま……小さじ1/4
塩……0.6g
黒こしょう……少々
ごま油……小さじ1

作り方

1 玉ねぎは薄切り、にんじんはせん切り、干ししいたけは水で戻し、軸を切ってせん切り、にらは3cm長さに切る。春雨は熱湯で戻して、食べやすい長さに切る。

2 牛肉は太めのせん切りにし、Aをなじませる。

3 フライパンにごま油を熱し、1の玉ねぎ、にんじん、しいたけを炒め、しんなりしたら塩、黒こしょうで味をつけ、とり出す。

4 同じフライパンに2を汁ごと入れて炒め、春雨を加え、さらに炒め合わせる。とり出しておいた3ににらを加えて混ぜ合わせ、器に盛り、ごまをふる。

おすすめの組み合わせ

＋ 白菜とあさりの煮物（P121）
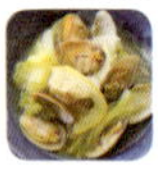

＋ オクラとみょうがの梅おかかあえ（P107）
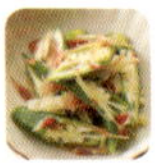

セロリのシャキシャキ感と香りがポイント

牛肉の野菜巻きカツ

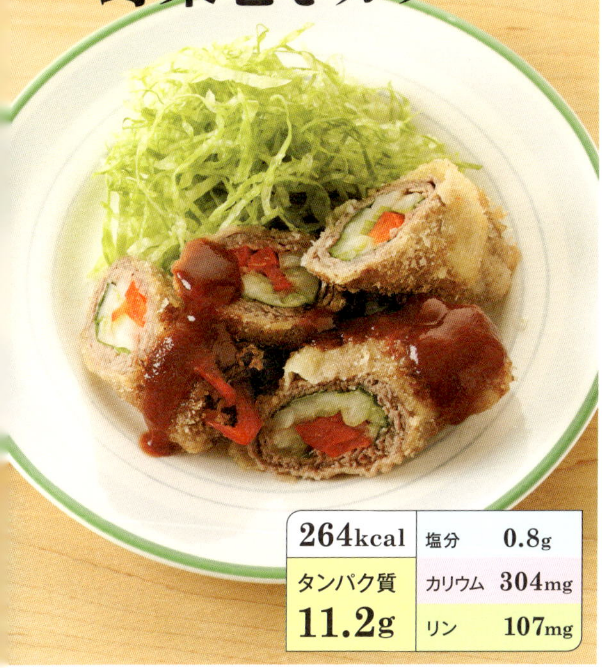

264kcal	塩分	0.8g
タンパク質 11.2g	カリウム	304mg
	リン	107mg

材料（1人分）

- 牛もも肉（薄切り）……50g
- パプリカ（赤）……10g
- セロリ……10g
- セロリの葉……1枚
- 塩……0.3g
- 黒こしょう……少々
- A
  - 薄力粉……小さじ1/2
  - 溶き卵……小さじ1
  - パン粉（生）……大さじ1と1/2
- B
  - トマトケチャップ……小さじ1
  - ウスターソース……小さじ1/2
- 揚げ油……適量
- レタス……1枚（20g）

作り方

1. パプリカ、セロリはせん切りにする。
2. 牛肉を広げて、塩、黒こしょうをふり、セロリの葉と1を巻く。
3. Aを上から順につけ、170℃の揚げ油でからりと揚げる。食べやすい大きさに切り分けて器に盛り、混ぜ合わせたBをかけ、水にさらしたせん切りレタスを添える。

おすすめの組み合わせ

＋大根のおかか梅炒め（P111）

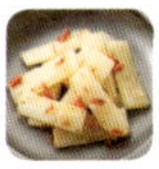

＋のりすまし汁（P160）

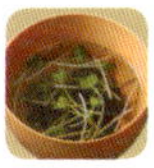

こんにゃくを巻いて食べごたえアップ

こんにゃく巻き焼き肉

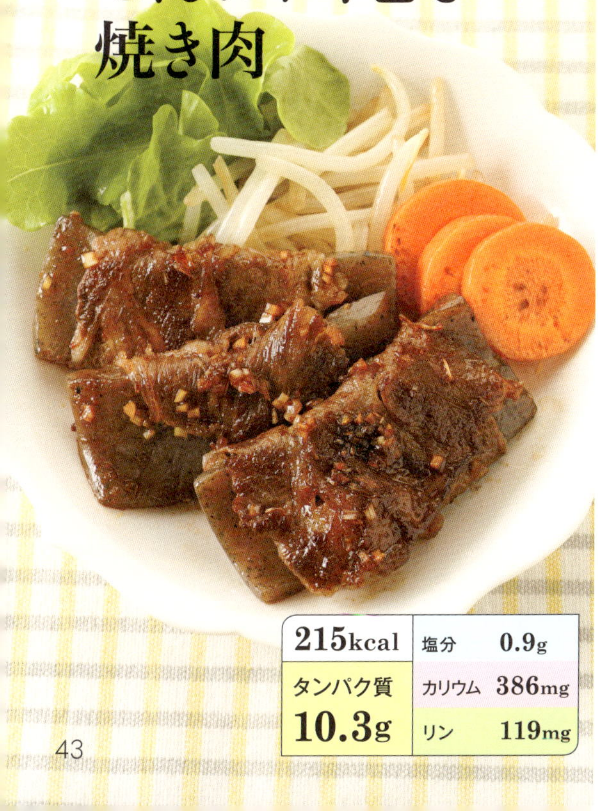

215kcal	塩分	0.9g
タンパク質 10.3g	カリウム	386mg
	リン	119mg

材料（1人分）

- 牛肩肉（薄切り）……50g
- こんにゃく……60g
- A
  - 長ねぎ（みじん切り）……小さじ1/4
  - にんにく（みじん切り）……少々
  - 粉唐辛子……少々
  - しょうゆ……小さじ1
  - 砂糖……小さじ1/2
  - ごま油……小さじ1/2
- にんじん……20g
- もやし……40g
- ごま油……小さじ1
- リーフレタス……1枚

作り方

1. こんにゃくは薄切りにしてさっとゆで、牛肉で巻く。にんじんは輪切りにする。
2. 1のこんにゃくにAをからめて4～5分おく。
3. フライパンにごま油を熱し、にんじんともやしを炒めてとり出す。
4. フライパンをきれいにして再度熱し、2を焼く。器に盛り、3とリーフレタスを添える。

おすすめの組み合わせ

＋小松菜の煮浸し（P119）

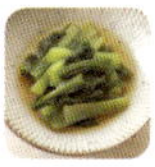

＋ピーマンとキャベツのナムル（P106）

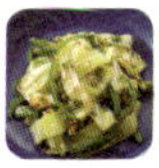

長ねぎは焼きつけて香ばしく

すき煮

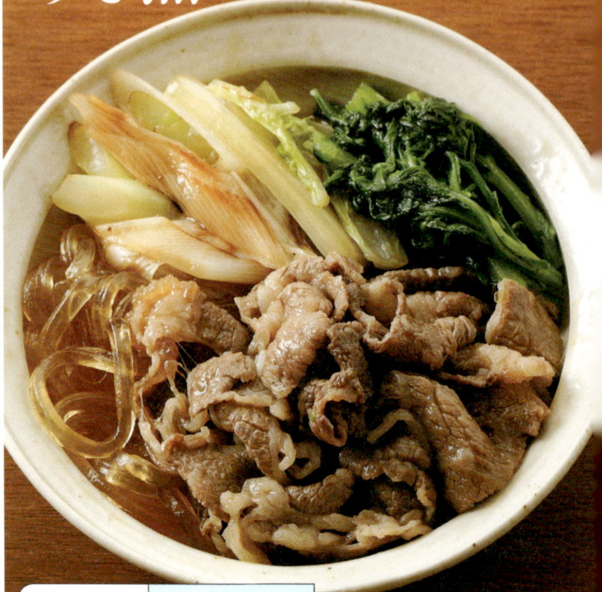

249kcal	塩分	1.3g
タンパク質 10.4g	カリウム	436mg
	リン	129mg

材料（1人分）

牛肩肉（薄切り）……50g
長ねぎ……1/3本（30g）
白菜……1/2枚（40g）
春菊……20g
葛切り……10g
A だし汁……大さじ2
　しょうゆ……小さじ1と1/3
　酒……小さじ2
　砂糖……小さじ1
サラダ油……小さじ1

作り方

1 牛肉はひと口大に切る。長ねぎは斜め切り、白菜はざく切り、春菊は4～5cm長さに切る。葛切りは表示通りに戻す。

2 フライパンにサラダ油を熱して長ねぎを炒める。しんなりしたら牛肉と白菜を加えてさらに炒める。

3 2にAと1の葛切りを加えてふたをし、沸騰したら弱火で約5分煮る。

4 春菊を加え、ひと煮立ちさせる。

おすすめの組み合わせ

＋ にんじんとかぶの辛子酢あえ（P104）

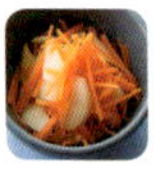

＋ アスパラガスの黒こしょう炒め（P159）

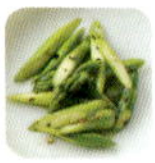

ケチャップの甘みとカレー粉の辛みがマッチ！

牛肉といんげんのカレー炒め

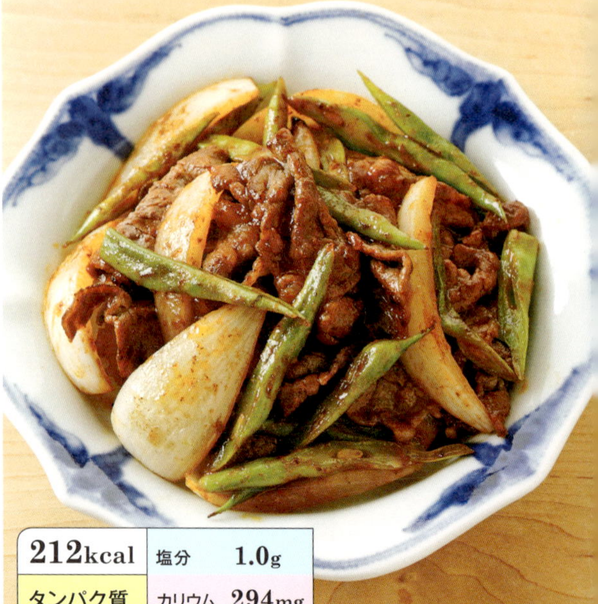

212kcal	塩分	1.0g
タンパク質 9.5g	カリウム	294mg
	リン	107mg

材料（1人分）

牛もも肉（薄切り）……50g
玉ねぎ……30g
さやいんげん……20g
にんにく（薄切り）……1枚
黒こしょう……少々
A しょうゆ……小さじ1/2
　トマトケチャップ……小さじ1と1/2
　カレー粉……2つまみ
　塩……0.3g
オリーブ油……小さじ1と1/2

作り方

1 牛肉はひと口大に切り、黒こしょうをふる。玉ねぎはくし形切り、さやいんげんはゆでて斜め切りにする。

2 フライパンにオリーブ油とにんにくを熱し、香りが出たら牛肉と玉ねぎを加えて炒める。

3 1のさやいんげんとAを加えてさっと炒め合わせる。

おすすめの組み合わせ

＋ かぼちゃのはちみつレモン煮（P158）

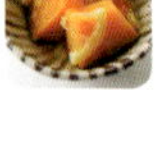

＋ キャベツとしらすの柚子こしょう酢あえ（P99）

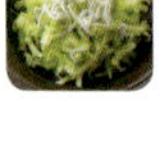

鶏肉

少ない肉でも食べごたえを出すために、薄切りにしたり、ひと口大に切ってかさ増しの工夫を。カロリーをとるために肉の脂身や皮もしっかり使います。

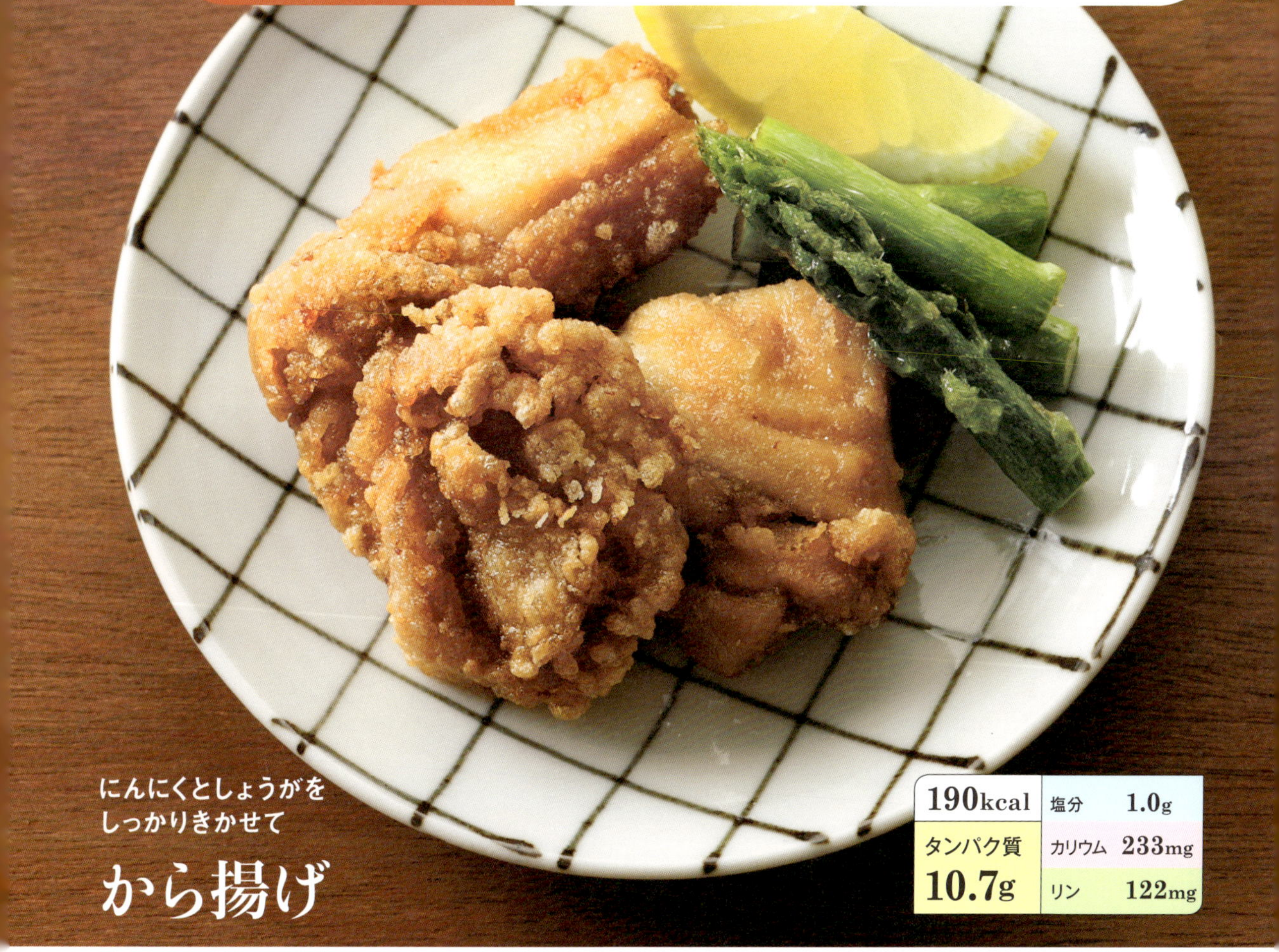

にんにくとしょうがをしっかりきかせて

から揚げ

190kcal	塩分	1.0g
タンパク質 10.7g	カリウム	233mg
	リン	122mg

材料（1人分）

- 鶏もも肉……60g
- A しょうが（すりおろし）……少々
- A にんにく（すりおろし）……少々
- A 酒……小さじ1/2
- A 黒こしょう……少々
- A しょうゆ……小さじ1
- グリーンアスパラガス……1本
- 片栗粉……大さじ1
- 揚げ油……適量
- レモン……1/8個

作り方

1. 鶏肉はひと口大に切り、Aを混ぜ合わせたものに漬け込み、約15分おく。
2. 1の汁けをきり、片栗粉をまぶす。150℃の揚げ油で約4分揚げ、仕上げに強火にしてからりと揚げる。
3. アスパラガスはかたい部分を切り、はかまをそぐ。3㎝長さに切ってさっと素揚げにし、2、レモンとともに盛り合わせる。

Memo

・低温でじっくり火を通すことで肉がパサつかず、ジューシーにやわらかく揚がる。
・油でカロリーがしっかり、おいしくとれるから揚げは、おすすめのメニュー。

おすすめの組み合わせ

＋もやしのねぎ塩あえ（P106）

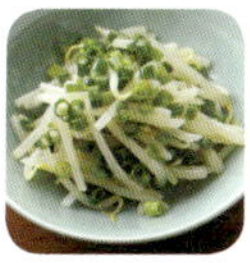

＋かぶとトマトのコンソメ煮（P16）

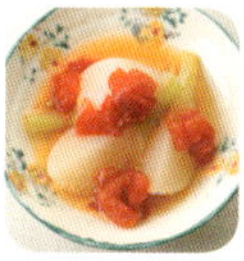

小麦粉をまぶした肉を焼きつけて香ばしく

チキンソテー マスタードクリーム

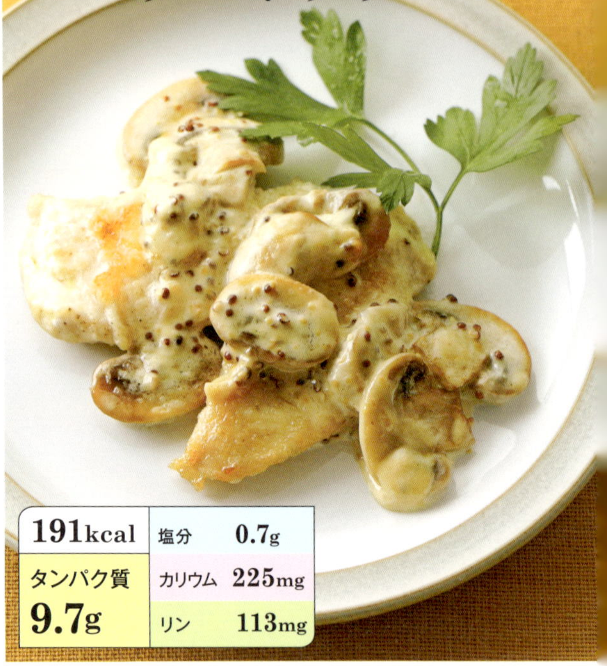

191kcal	塩分	0.7g
タンパク質 9.7g	カリウム	225mg
	リン	113mg

材料（1人分）

- 鶏むね肉……40g
- マッシュルーム……20g
- 薄力粉……小さじ1/2
- 生クリーム……大さじ1
- 粒マスタード……小さじ1/2
- 塩……0.3g
- 黒こしょう……少々
- オリーブ油……小さじ1と1/2
- イタリアンパセリ（あれば）……適量

作り方

1 鶏肉は薄切りにして黒こしょうをふり、薄力粉をまぶす。マッシュルームは薄切りにする。

2 フライパンにオリーブ油半量を熱し、1の鶏肉をきつね色になるまで焼いてとり出す。同じフライパンに残りのオリーブ油を熱し、マッシュルームを炒め、鶏肉とともに器に盛る。

3 フライパンに生クリーム、粒マスタード、塩を加えてひと煮立ちさせ、2にかける。あればイタリアンパセリを添える。

おすすめの組み合わせ

＋ カリフラワーのしょうが酢あえ （P103）

＋ ほうれん草とコーンのバター炒め （P115）

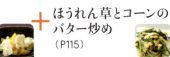

少しのヨーグルトでも肉がやわらかくなる

タンドリーチキン

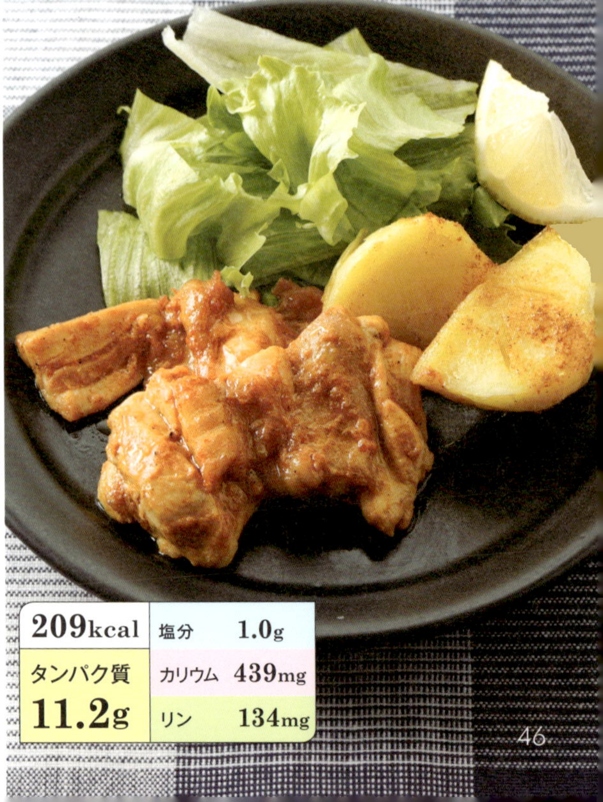

209kcal	塩分	1.0g
タンパク質 11.2g	カリウム	439mg
	リン	134mg

材料（1人分）

- 鶏もも肉……60g
- A
  - にんにく（すりおろし）……少々
  - しょうが（すりおろし）……少々
  - カレー粉……小さじ1/4
  - プレーンヨーグルト……小さじ1
  - トマトケチャップ……小さじ1/2
  - 塩……0.5g
  - 黒こしょう……少々
  - サラダ油……小さじ1/2
- じゃがいも……50g
- カレー粉……少々
- サラダ油……小さじ1/2
- レタス……10g
- レモン……1/16個

作り方

1 鶏肉は薄切りにし、Aに約30分漬け込む。

2 じゃがいもはくし形に切ってかためにゆで、カレー粉、サラダ油であえる。

3 オーブントースターの天板にアルミ箔を敷き、1、2をのせて約10分焼く。器に盛り、レタスとレモンを添える。

おすすめの組み合わせ

＋ セロリとピーマンのケチャップ炒め （P114）

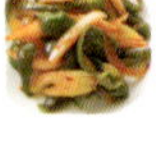

＋ 大根とりんごのレモンナムル （P102）

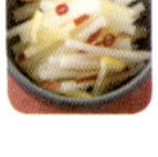

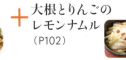

たれは余熱でからめて加熱しすぎを防ぐ

照り焼きチキン

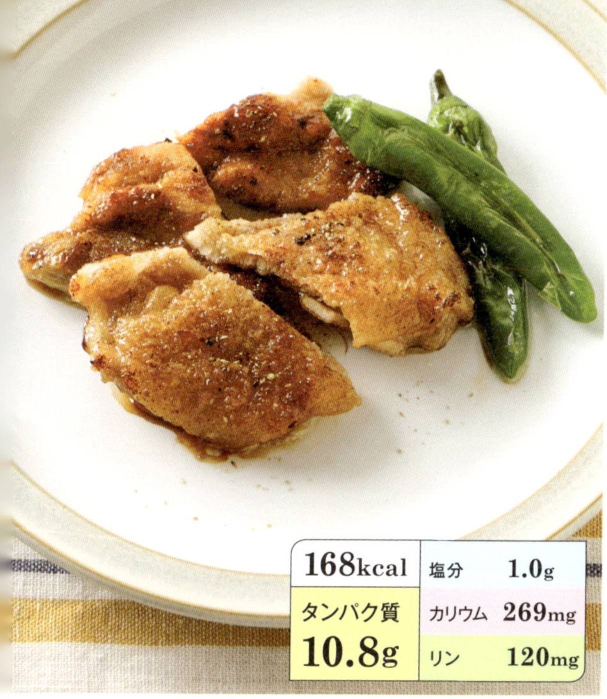

168kcal	塩分	1.0g
タンパク質 10.8g	カリウム	269mg
	リン	120mg

材料（1人分）

鶏もも肉……60g
ししとう……2本
片栗粉……小さじ1
A しょうゆ……小さじ1
　みりん……小さじ1/2
　しょうがのしぼり汁……少々
サラダ油……小さじ1/2
粉山椒（好みで）……適量

作り方

1. 鶏肉は厚みを開いて片栗粉をまぶす。
2. フライパンにサラダ油を熱し、1を皮目を下にして、弱火から中火で焼く。裏に返し、同様に焼く。
3. ししとうは2の空いているところで一緒に焼く。
4. 火を止めてAを加え、余熱でからめる。食べやすい大きさに切って器に盛り、好みで粉山椒をふる。

おすすめの組み合わせ

＋キャベツとパプリカの粒マスタード煮（P120）

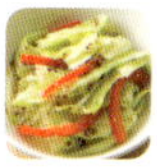

＋トマトのしょうが酢あえ（P159）

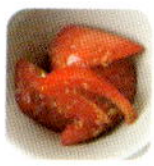

味っけは2回に分けると少量でもコクが出る

炒り鶏

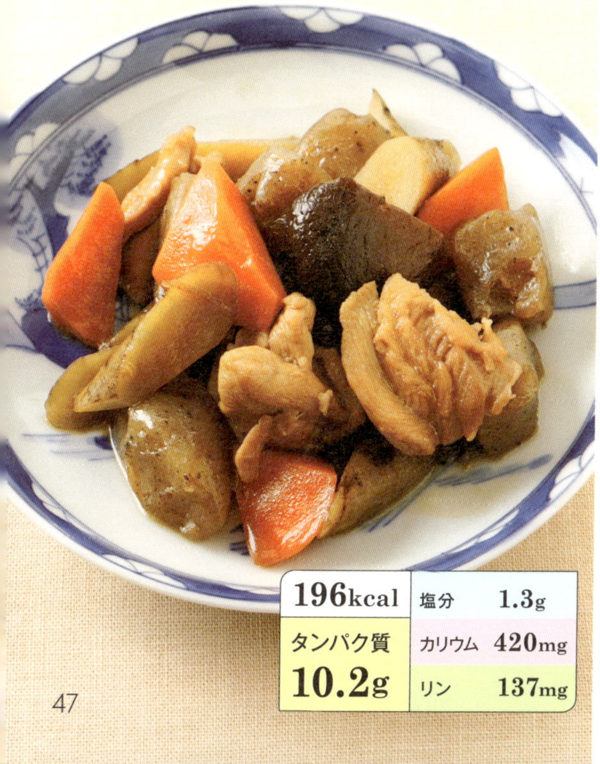

196kcal	塩分	1.3g
タンパク質 10.2g	カリウム	420mg
	リン	137mg

材料（1人分）

鶏もも肉……50g
こんにゃく……60g
ごぼう……30g
干ししいたけ……1枚
にんじん……20g
A だし汁……50mℓ
　酒……小さじ1
　砂糖……小さじ1
しょうゆ……小さじ1と1/3
サラダ油……小さじ1

作り方

1. 鶏肉はひと口大に切る。こんにゃくはちぎってからゆで、ごぼうとにんじんは乱切りにして水にさらし、干ししいたけは戻してから半分に切る。
2. フライパンにサラダ油を熱し、鶏肉を焼く。焼き目がついたらごぼう、にんじん、しいたけ、こんにゃくを加えて炒める。
3. Aとしょうゆ半量を加えてふたをし、沸騰したら中火で約10分煮る。
4. ふたを開けて強火にし、残りのしょうゆを加える。煮汁をからめるようにときどき混ぜ、水分をとばす。

おすすめの組み合わせ

＋素揚げ長いものパセリ塩あえ（P122）

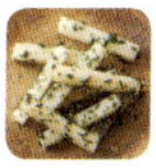

＋コールスローサラダ（P124）

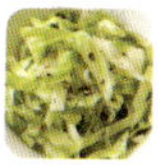

しょうがをきかせ、すっきりした甘酸っぱさに

鶏肉とパプリカのしょうが酢炒め

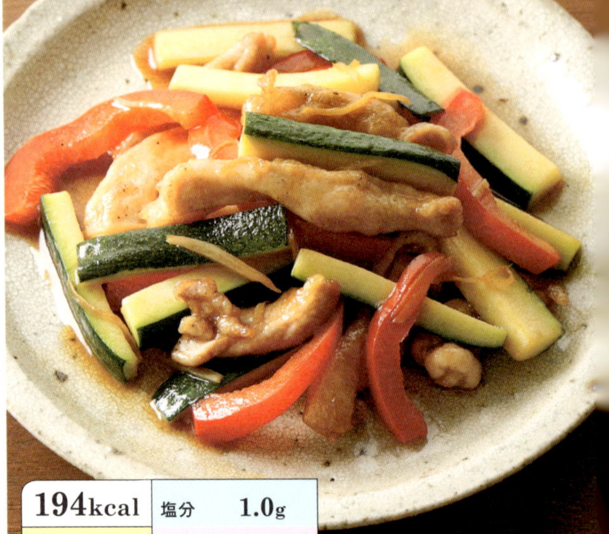

194kcal	塩分 1.0g
タンパク質 9.7g	カリウム 380mg
	リン 120mg

材料（1人分）

- 鶏もも肉……50g
- ズッキーニ……1/3本（50g）
- パプリカ（赤）……1/9個（20g）
- しょうが……1/4かけ
- 黒こしょう……少々
- 片栗粉……小さじ1/2
- A しょうゆ……小さじ1
- 　酢……小さじ1
- 　砂糖……小さじ1
- ごま油……小さじ1と1/2

作り方

1 鶏肉は太めの細切りにし、黒こしょう、片栗粉をふってなじませる。

2 ズッキーニとパプリカは5㎜幅の棒状に切り、しょうがはせん切りにする。

3 フライパンにごま油を熱し、1をほぐすように炒める。火が通ったら、ズッキーニ、パプリカを加えてさらに炒め、仕上げにしょうがとAを加えて味を調える。

おすすめの組み合わせ

＋ ブロッコリーとセロリの辛子マヨあえ（P26）

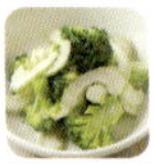

＋ ごまみそ汁（P160）

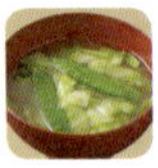

ごまの風味をきかせたピリ辛だれで

バンバンジー

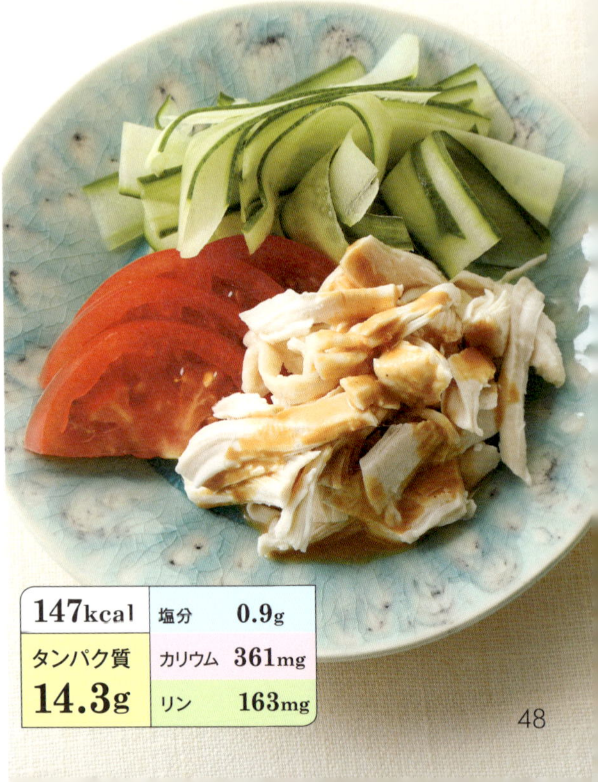

147kcal	塩分 0.9g
タンパク質 14.3g	カリウム 361mg
	リン 163mg

材料（1人分）

- 鶏むね肉……60g
- 長ねぎ（青い部分）……3㎝
- しょうが（薄切り）……2枚
- きゅうり……1/4本（30g）
- トマト……1/4個（30g）
- 酒……小さじ1
- しょうゆ……小さじ1
- A 白練りごま……小さじ1/2
- 　砂糖……小さじ1/4
- B 酢……小さじ1/2
- 　ラー油……少々
- 　ごま油……小さじ1/2
- にんにく（みじん切り）……少々

作り方

1 鶏肉は酒をふりかけ、しょうが、長ねぎとともに耐熱皿にのせ、ふんわりとラップをする。電子レンジで1分40秒加熱し、そのまま冷ます。鶏肉を太めに裂く。

2 きゅうりはピーラーで薄切り、トマトは薄切りにし、1の鶏肉とともに器に盛る。

3 ボウルにAを入れて合わせ、しょうゆを少しずつ加えながら混ぜ、B、にんにくを加えて混ぜ合わせ、2の鶏肉にかける。

おすすめの組み合わせ

＋ かぼちゃのオイル焼き（P109）

＋ にんじんとセロリのナムル（P104）

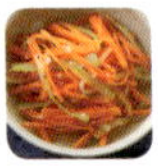

肉に片栗粉をまぶして味をからめる

治部煮

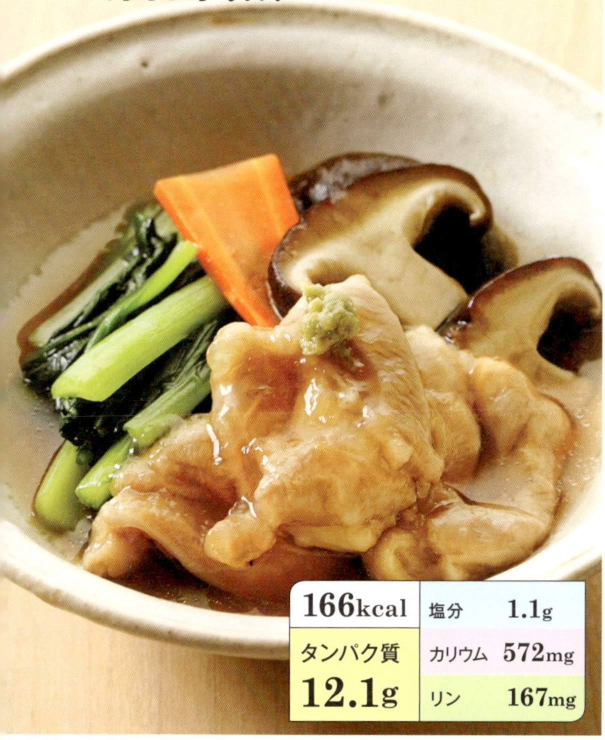

166kcal	塩分 1.1g
タンパク質 12.1g	カリウム 572mg
	リン 167mg

材料（1人分）

- 鶏もも肉……60g
- 小松菜……40g
- にんじん……20g
- しいたけ……1枚（20g）
- だし汁……100mℓ
- しょうゆ……小さじ1
- 酒……小さじ1
- 砂糖……小さじ1/2
- 片栗粉……小さじ1
- 練りわさび……少々

作り方

1. 鶏肉は薄切りにする。小松菜はゆで、水にとって冷ましてから3cm長さに切る。にんじんは縦に薄切り、しいたけは半分に切る。
2. 鍋にだし汁、しょうゆ、酒、砂糖を入れて火にかけ、煮立てる。1のにんじん、しいたけを加えてふたをし、沸騰したら弱火で約3分煮る。
3. 1の鶏肉に片栗粉をまぶしてから加え、小松菜も入れてさらに約8分煮込む。器に盛り、わさびを添える。

おすすめの組み合わせ

＋ 春菊とごぼうのくるみあえ（P98）

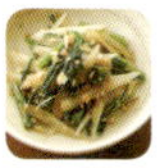

＋ 炒めなます1/4量（P137）

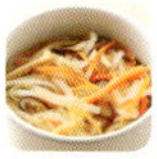

梅入りタルタルソースがアクセントに

チキンフライ 和風タルタルソースかけ

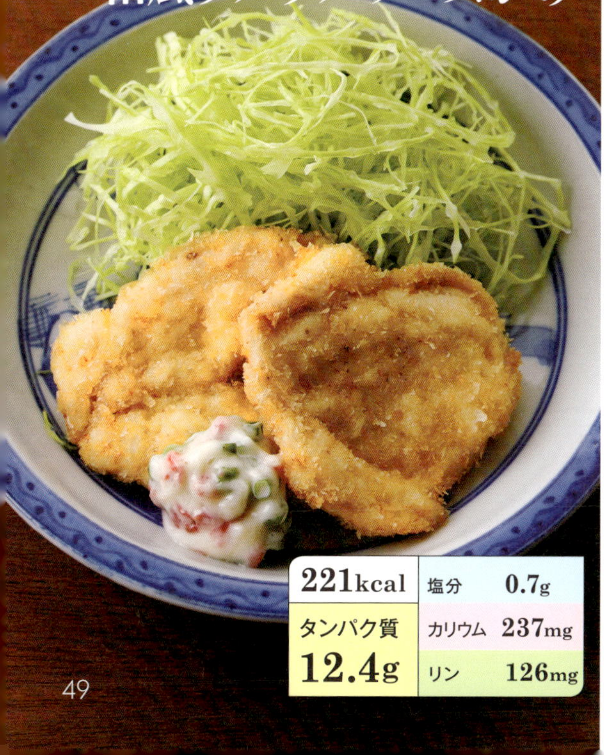

221kcal	塩分 0.7g
タンパク質 12.4g	カリウム 237mg
	リン 126mg

材料（1人分）

- 鶏むね肉……50g
- 黒こしょう……少々
- 揚げ油……適量
- A
  - 薄力粉……小さじ2/3
  - 溶き卵……小さじ1
  - パン粉（生）……大さじ1と1/2

和風タルタルソース

- 梅干し（塩分18％のもの、たたく）……1/4個分
- マヨネーズ……大さじ1/2
- 砂糖……ひとつまみ
- 細ねぎ（小口切り）……1g

- キャベツ……1/3枚（20g）

作り方

1. 鶏むね肉は薄切りにし、黒こしょうをふる。
2. Aを上から順につけ、170℃の揚げ油できつね色にからりと揚げる。
3. キャベツはせん切りにして水にさらす。水けをしっかりきり、2とともに器に盛る。和風タルタルソースの材料をすべて混ぜ合わせて添える。

おすすめの組み合わせ

＋ カリフラワーとしめじのあんかけ煮（P120）

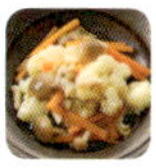

＋ きゅうりとわかめと春雨の酢の物（P100）

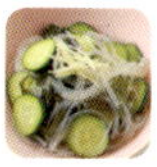

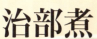

キャベツやぎょうざの皮に包んだり、ピーマンに詰めるなど見た目の変化をつけると、ボリュームがあるように見えます。また、とろみのついたあんに使うことで肉の旨みが全体に広がります。

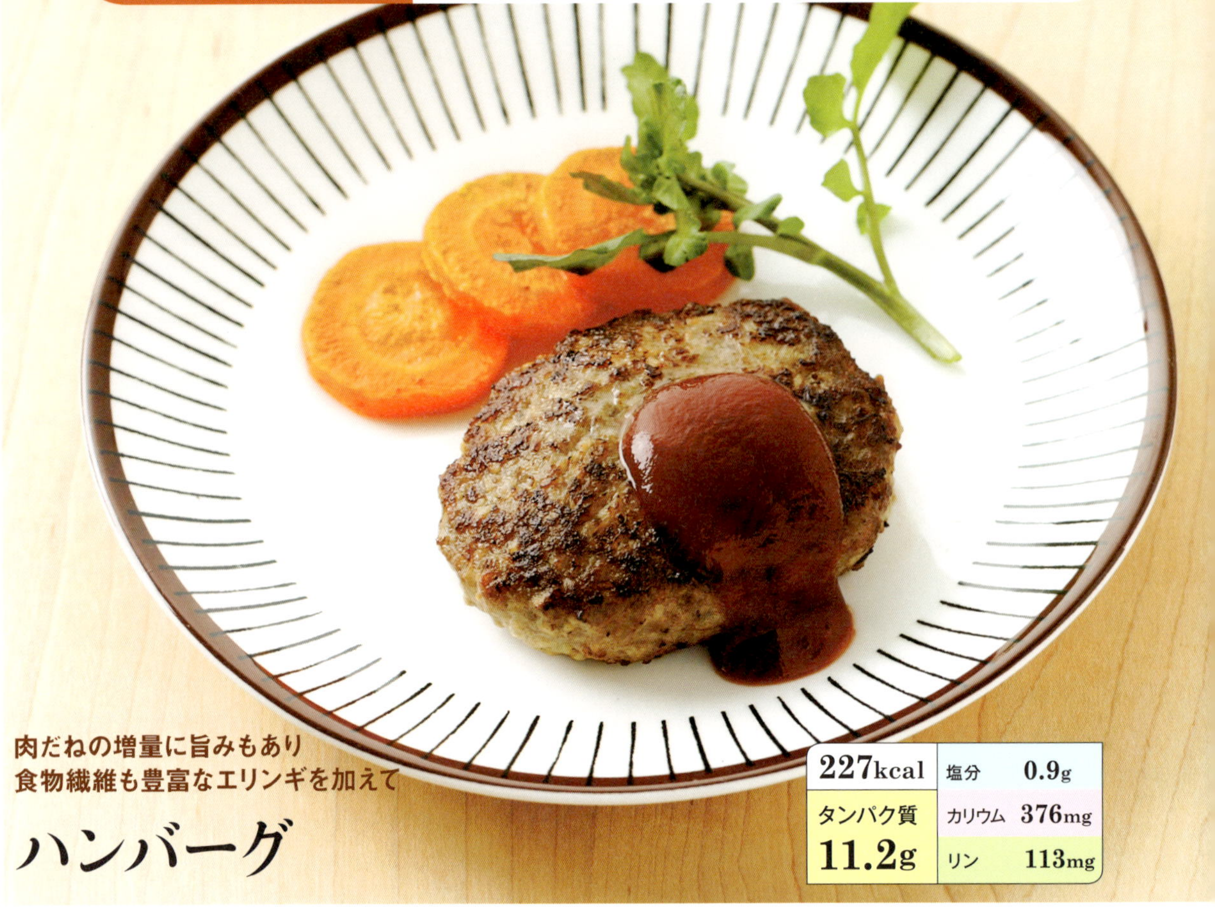

肉だねの増量に旨みもあり
食物繊維も豊富なエリンギを加えて

ハンバーグ

227kcal	塩分	0.9g
タンパク質	カリウム	376mg
11.2g	リン	113mg

材料（1人分）

- 合いびき肉……50g
- 玉ねぎ……20g
- エリンギ……30g
- にんじん……20g
- 無塩バター……小さじ1
- オリーブ油……小さじ1/2
- A 溶き卵……10g
- 　塩……0.3g
- 　ナツメグ、黒こしょう……各少々
- B トマトケチャップ……小さじ1と1/2
- 　ウスターソース……小さじ1/2
- クレソン……1本

作り方

1. 玉ねぎ、エリンギはみじん切りにする。フライパンに無塩バターを熱して炒め、冷ましておく。にんじんは輪切りにしてさっとゆでる。
2. ボウルに合いびき肉、Aを入れ、粘りが出るまでこねる。1の玉ねぎ、エリンギを加えて混ぜ、小判形にととのえる。
3. フライパンにオリーブ油を熱し、2を入れ、弱めの中火にかけてふたをし、約4分焼く。
4. 3を裏に返し、空いているところに1のにんじんを加え、同様に焼き、器に盛る。
5. Bを4のフライパンに入れてさっと火を通す。ハンバーグにかけて、クレソンを添える。

Memo

・玉ねぎとエリンギを無塩バターでしっかり炒めることで、バターの風味をつけつつ、コクを出せる。

おすすめの組み合わせ

＋かぶとトマトのコンソメ煮（P16）

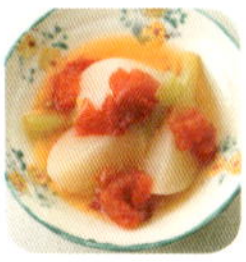

＋たたききゅうりのわさび酢あえ（P100）

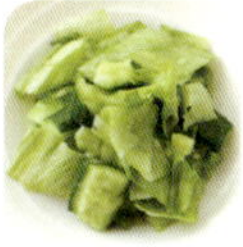

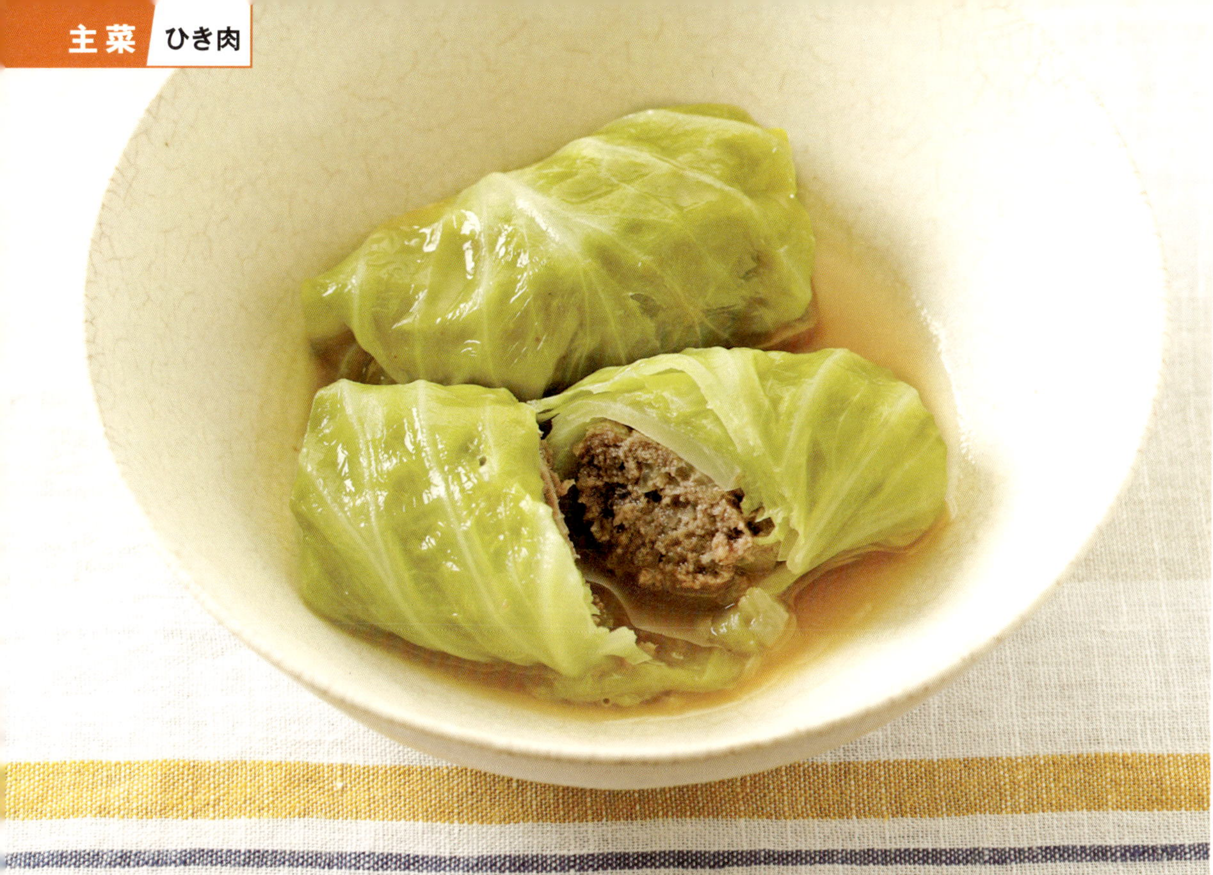

バターしょうゆ味の和風スープ
でいただくごはんに合う一品

ロールキャベツ

144kcal	塩分	1.0g
タンパク質 8.2g	カリウム	290mg
	リン	70mg

材料（1人分）

- 合いびき肉……40g
- キャベツ……小2枚（80g）
- 玉ねぎ……10g
- A 塩……0.5g
  - 黒こしょう、ナツメグ……各少々
- B 水……150mℓ
  - スープの素（顆粒）……0.5g
  - ローリエ……1/4枚
- C しょうゆ……小さじ1/4
  - 無塩バター……小さじ1/2
  - 黒こしょう……少々

作り方

1. キャベツはゆでて芯をそぐ（芯はとっておく）。玉ねぎはみじん切りにする。
2. ボウルに合いびき肉、Aを入れ、粘りが出るまでこねる。玉ねぎを加えて、混ぜ合わせる。
3. 2を半分に分けて、1のキャベツに芯とともに包み、楊枝でとめる。
4. 鍋に3を並べ、Bを加えてふたをし、沸騰したら弱火で約15分煮込む。Cを加え、ひと煮立ちさせる。

Memo

・少量の肉でもキャベツの芯といっしょに巻くことで、ボリュームアップ。

おすすめの組み合わせ

＋焼きねぎとしいたけの酢みそかけ（P107）

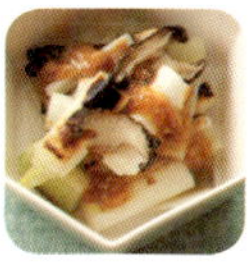

＋じゃがいももち（P109）

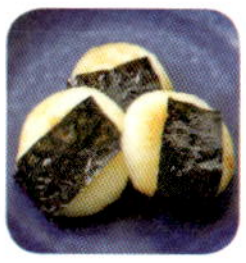

肉団子は焼きつけてから煮ることで香ばしく

肉団子と白菜の中華煮

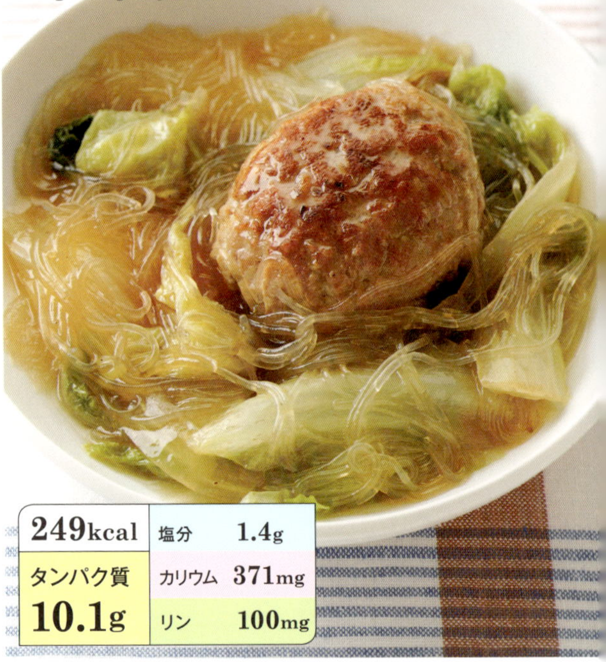

249kcal	塩分	1.4g
タンパク質 10.1g	カリウム	371mg
	リン	100mg

材料（1人分）

豚ひき肉……50g
A 片栗粉……小さじ1
　酒……小さじ1
　塩……0.5g
　黒こしょう……少々
　ごま油……小さじ1/2
白菜……小1枚（80g）
春雨……10g
長ねぎ……10g
しょうが（薄切り）……1枚
B 水……150㎖
　しょうゆ……小さじ3/4
　酒……小さじ1
　中華スープの素……小さじ1/4
C 片栗粉……小さじ1
　水……小さじ1
サラダ油……小さじ1

作り方

1. 長ねぎとしょうがはみじん切り、白菜はそぎ切りにする。春雨は熱湯で戻し、食べやすい長さに切る。
2. ボウルに豚肉とAを入れ、粘りが出るまでこねる。1の長ねぎとしょうがを加えて混ぜ合わせ、小判形にととのえる。
3. フライパンにサラダ油を熱し、2を入れて焼き色をつける。
4. 1の白菜、Bを加えてふたをし、沸騰したら弱火で7～8分煮る。
5. 春雨を加えてさらに5分煮込み、混ぜ合わせたCでとろみを軽くつけ、ひと煮立ちさせる。

おすすめの組み合わせ

＋ 三つ葉とれんこんのごま炒め（P117）

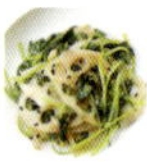

＋ 大根のしょうが風味すまし汁（P24）

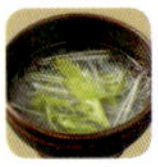

仕上げのバターでカロリーアップ

ピーマンの肉詰め

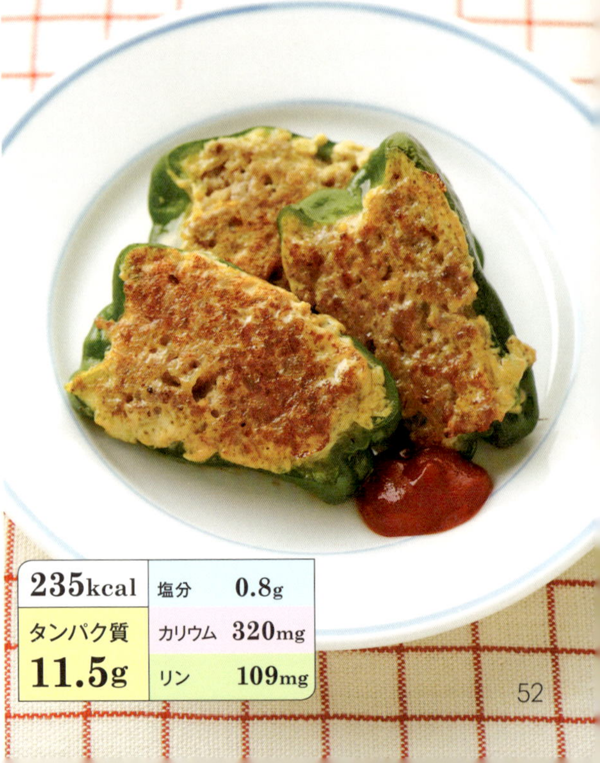

235kcal	塩分	0.8g
タンパク質 11.5g	カリウム	320mg
	リン	109mg

材料（1人分）

豚ひき肉……50g
ピーマン……1と1/2個（45g）
玉ねぎ……30g
A 溶き卵……大さじ1
　塩……0.5g
　黒こしょう……少々
トマトケチャップ……小さじ1
無塩バター……小さじ1
オリーブ油……小さじ1

作り方

1. 玉ねぎはみじん切りにし、ピーマンは半分に切って種をとる。
2. フライパンに無塩バターを熱し、豚肉を炒める。玉ねぎを加えてさらに炒め、ボウルにとり出す。
3. 2にAを加えて混ぜ合わせ、ピーマンに詰める。
4. フライパンにオリーブ油を熱し、ピーマンの切り口を下にして並べる。弱火から中火でふたをして3～4分焼き、裏に返してふたをし、さらに2～3分焼く。器に盛り、ケチャップを添える。

おすすめの組み合わせ

＋ にがうりと焼き油揚げの二杯酢あえ（P106）

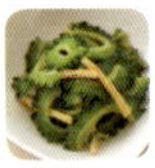

＋ 豆苗とキャベツのオイスターソース炒め（P112）

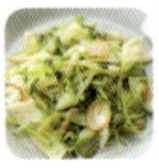

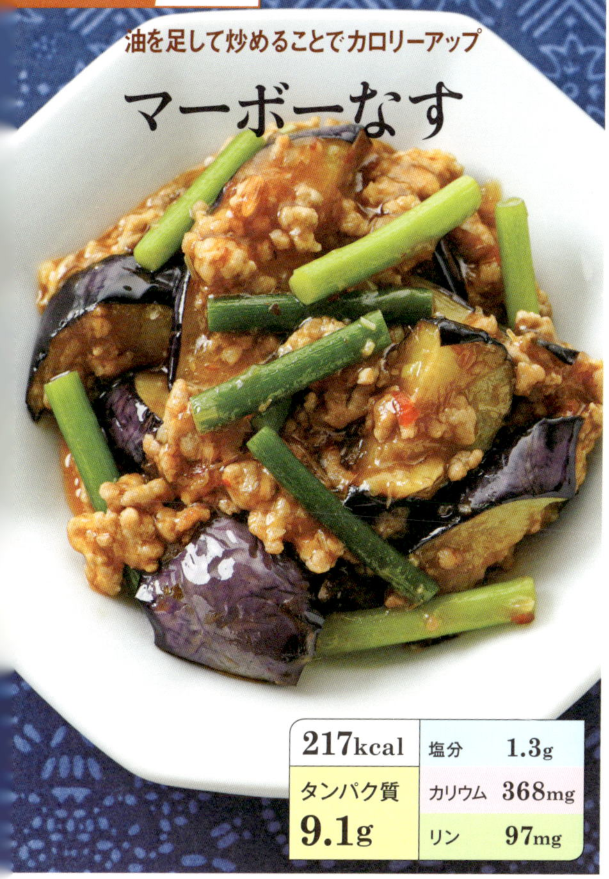

油を足して炒めることでカロリーアップ

マーボーなす

217kcal	塩分	1.3g
タンパク質	カリウム	368mg
9.1g	リン	97mg

材料（1人分）

- 豚ひき肉……40g
- なす……小1本（70g）
- A
  - 長ねぎ……10g
  - にんにく（薄切り）…2枚
  - しょうが（薄切り）…2枚
- にんにくの茎……20g
- 豆板醤……小さじ1/4
- B
  - 水……50mℓ
  - しょうゆ……小さじ1
  - 酒……小さじ1
  - 中華スープの素……1つまみ
- サラダ油……小さじ1と1/2
- ごま油……小さじ1/2
- C
  - 片栗粉……小さじ3/4
  - 水……小さじ1と1/2

作り方

1. なすは乱切り、Aはみじん切りに、にんにくの茎は3cm長さに切る。
2. フライパンにサラダ油を熱し、なす、にんにくの茎を炒める。火が通ったらとり出す。
3. 2のフライパンにごま油を足し、ひき肉を炒める。Aと豆板醤を加え、香りを出す。Bを加えて煮立てる。
4. 取り出した2を戻し入れて混ぜ合わせ、混ぜ合わせたCでとろみをつけてから、ひと煮立ちさせる。

おすすめの組み合わせ

＋たたき長いもともずくの酢の物（P105）

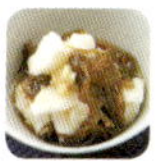

＋白菜とあさりの煮物（P121）

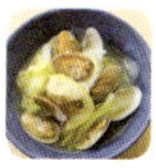

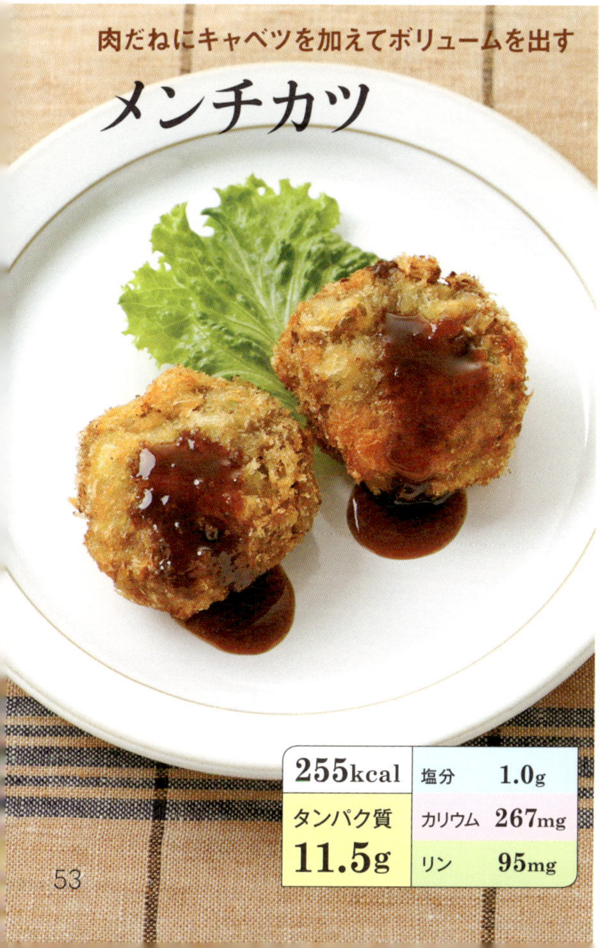

肉だねにキャベツを加えてボリュームを出す

メンチカツ

255kcal	塩分	1.0g
タンパク質	カリウム	267mg
11.5g	リン	95mg

材料（1人分）

- 合いびき肉……50g
- A
  - 塩……0.5g
  - 黒こしょう、ナツメグ……各少々
- 玉ねぎ……20g
- キャベツ……1/3枚（20g）
- 中濃ソース……小さじ1
- B
  - 薄力粉…小さじ1と1/2
  - 溶き卵……10g
  - パン粉（生）……大さじ2
- 揚げ油……適量
- リーフレタス……1枚（5g）

作り方

1. 玉ねぎ、キャベツは粗みじん切りにする。
2. ボウルに合いびき肉、Aを入れ、粘りが出るまでこねる。玉ねぎ、キャベツを加えて混ぜ合わせる。
3. 2を2等分し、丸く平らな形にととのえる。Bを上から順につけ、150℃の揚げ油でじっくりと揚げる。仕上げに強火にし、からりと揚げる。器に盛り、レタスを添えて中濃ソースをかける。

おすすめの組み合わせ

＋カポナータ1/4量（P134）

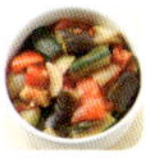

＋小松菜とにんじんの塩昆布あえ（P97）

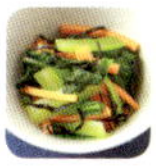

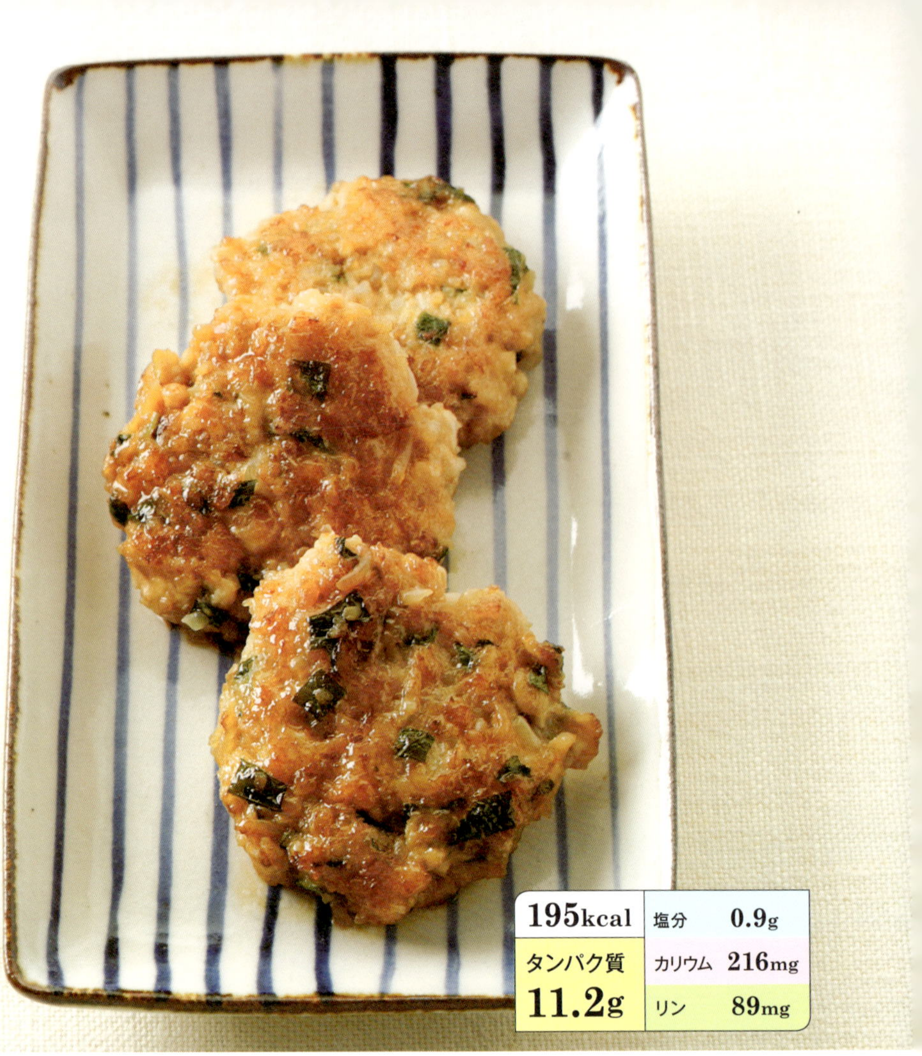

しらたきとえのきを加えて食べごたえを出す

つくね焼き

195kcal	塩分	0.9g
タンパク質	カリウム	216mg
11.2g	リン	89mg

材料（1人分）

- 鶏ひき肉……60g
- A｜しょうがのしぼり汁……少々
  - 酒……小さじ1/2
  - 塩……0.3g
  - 黒こしょう……少々
  - ごま油……小さじ1/2
- えのきだけ……10g
- 長ねぎ……5g
- 大葉……2枚
- しらたき……20g
- 片栗粉……小さじ1
- B｜しょうゆ……小さじ3/4
  - みりん……小さじ1/2
- サラダ油……小さじ1

作り方

1. えのきは細かく刻み、長ねぎはみじん切りにする。大葉は粗いみじん切りにする。しらたきはゆでて細かく刻む。
2. ボウルに鶏肉、Aを入れ、粘りが出るまでこねる。片栗粉、1を加えて混ぜ合わせたら、3等分し、丸く平らな形にととのえる。
3. フライパンにサラダ油を熱し、2を入れてふたをする。弱めの中火で焼き色がつくまで焼き、裏に返し、同様に焼いて火を通す。
4. 火を止め、混ぜ合わせたBを加え、余熱でからめる。

Memo

・大葉の香りが薄味に感じさせない。
・強い旨みのあるえのきを加えることで満足感もアップする。

おすすめの組み合わせ

＋大根とパプリカのごま酢あえ（P102）

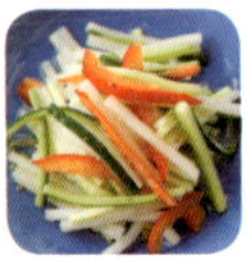

＋コーンスープ（P161）

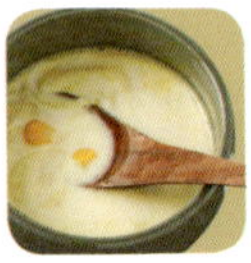

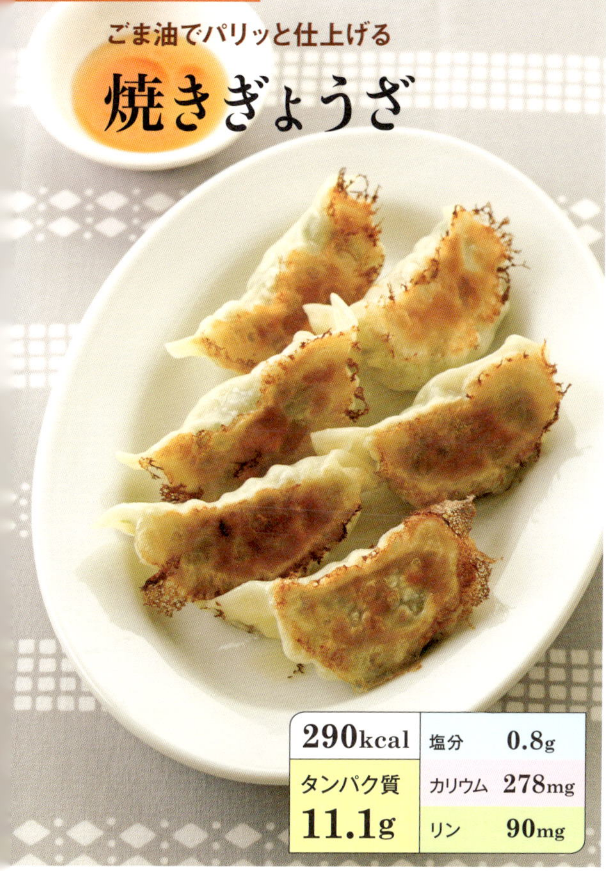

ごま油でパリッと仕上げる

焼きぎょうざ

290kcal	塩分	0.8g
タンパク質	カリウム	278mg
11.1g	リン	90mg

材料（1人分）

- 豚ひき肉 …… 40g
- A
  - しょうがのしぼり汁 …… 少々
  - しょうゆ …… 小さじ1/2
  - 黒こしょう …… 少々
  - ごま油 …… 小さじ1/2
  - 塩 …… 0.3g
- B
  - 酢 …… 小さじ1
  - ラー油 …… 少々
- 白菜 …… 30g
- 長ねぎ …… 小さじ1/2
- にら …… 10g
- にんにく（すりおろし）…… 少々
- ぎょうざの皮 …… 6枚
- 片栗粉 …… 小さじ1/2
- サラダ油 …… 小さじ1
- ごま油 …… 小さじ1/2

作り方

1. 白菜をさっとゆでて、長ねぎ、にらとともにみじん切りにする。
2. ボウルに豚肉、A、にんにくを入れて粘りが出るまでこねる。1、片栗粉を加え、混ぜ合わせる。
3. ぎょうざの皮の端に水をつけ、2を6等分して包む。
4. フライパンにサラダ油を中火で熱し、3を並べる。ぎょうざの高さ1/4まで水を注いでふたをし、7～8分蒸し焼きにする。
5. ふたを開けて水分をとばす。ごま油を回し入れ、底面がきつね色になるまで焼く。器に盛り、混ぜ合わせたBを添える。

おすすめの組み合わせ

＋ チンゲン菜のマヨカレー炒め （P115）

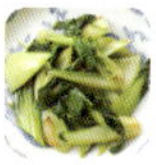

＋ なめこのスワンラータン （P161）

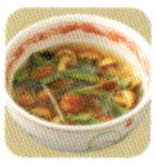

チンゲン菜を入れて彩りをプラス

マーボー豆腐

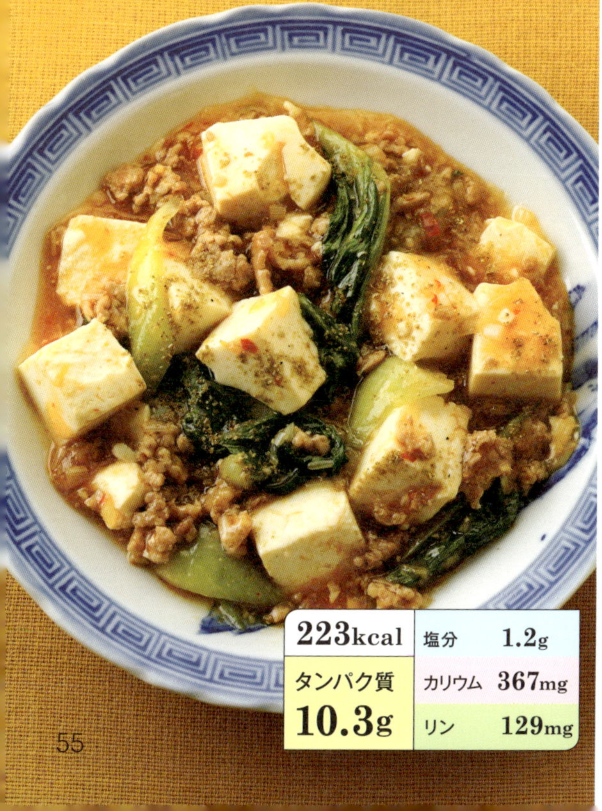

223kcal	塩分	1.2g
タンパク質	カリウム	367mg
10.3g	リン	129mg

材料（1人分）

- 豚ひき肉 …… 30g
- チンゲン菜 …… 30g
- 絹ごし豆腐 …… 80g
- 豆板醤 …… 小さじ1/3
- 長ねぎ …… 1/5本（20g）
- A
  - にんにく（薄切り）…… 1枚
  - しょうが（薄切り）…… 1枚
- B
  - 水 …… 50mℓ
  - しょうゆ、酒 …… 各小さじ1
  - 中華スープの素 …… 1つまみ
- C
  - 片栗粉 …… 小さじ1
  - 水 …… 小さじ1
- サラダ油 …… 小さじ1と1/2
- ごま油 …… 小さじ1/2
- 粉山椒 …… 少々

作り方

1. チンゲン菜はさっとゆでて3cm長さに切る。長ねぎ、Aはみじん切りにし、豆腐は角切りにする。
2. フライパンにサラダ油を熱し、豚肉をポロポロになるまで炒める。1のA、豆板醤を加え、香りが出るまで炒める。
3. 豆腐と長ねぎ、Bを加えて煮立て、チンゲン菜も加え、もうひと煮立ちさせる。混ぜ合わせたCでとろみをつけ、ごま油を加えて混ぜる。器に盛り、粉山椒をふる。

おすすめの組み合わせ

＋ もやしのねぎ塩あえ （P106）

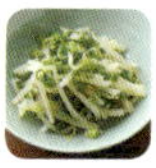

＋ ゆでごぼうののりマヨあえ （P157）

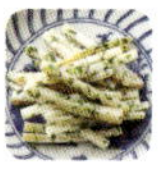

魚

淡白な味の魚は煮つけにした食べごたえをアップさせたり、
フライにして、しっかりカロリーをとるなどの工夫をしています。

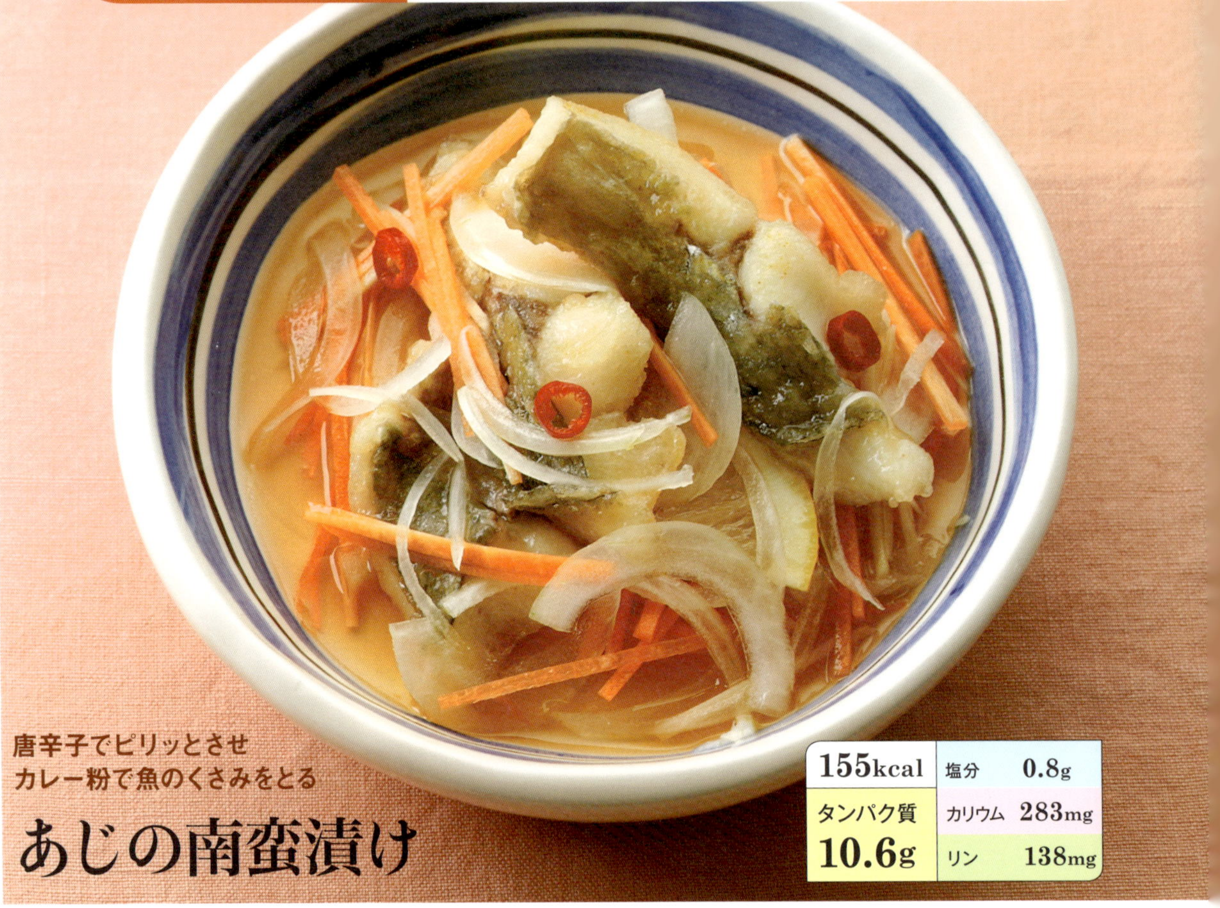

唐辛子でピリッとさせ
カレー粉で魚のくさみをとる

あじの南蛮漬け

155kcal	塩分	0.8g
タンパク質 10.6g	カリウム	283mg
	リン	138mg

材料（1人分）

- あじ …… 50g
- 玉ねぎ …… 20g
- にんじん …… 10g
- しょうが（薄切り） …… 2枚
- 赤唐辛子 …… 1/4本
- レモン（輪切り） …… 1枚
- カレー粉 …… 2つまみ
- 片栗粉 …… 小さじ1
- A
  - だし汁 …… 大さじ2
  - しょうゆ …… 小さじ2/3
  - 酢 …… 小さじ2
  - 砂糖 …… 小さじ1/2
  - ごま油 …… 小さじ1/2
- 揚げ油 …… 適量

作り方

1. あじはひと口大に切り、カレー粉をふりかけ、片栗粉を全体にまぶす。
2. 玉ねぎは薄切り、にんじん、しょうがはせん切り、赤唐辛子は輪切り、レモンは半分に切る。
3. 1を170℃の揚げ油でからりと揚げる。
4. ボウルに2、Aを入れて混ぜ合わせ、あじも入れて約10分おき、味をなじませる。

Memo

・必ず揚げたての魚を、つけ汁に入れて。味も油も染み込み、おいしく、しっかりカロリーも摂取できる。
・薄味だと魚のくさみが強くなってしまうので、カレー粉でやわらげる。

おすすめの組み合わせ

＋三つ葉と白菜のいそべあえ（P18）

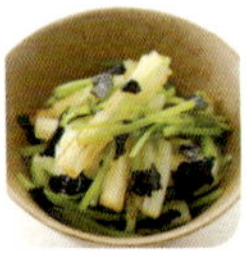

＋さつまいものバター煮（P24）

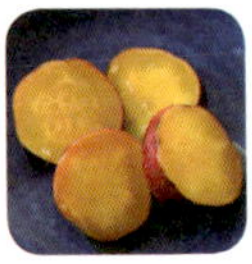

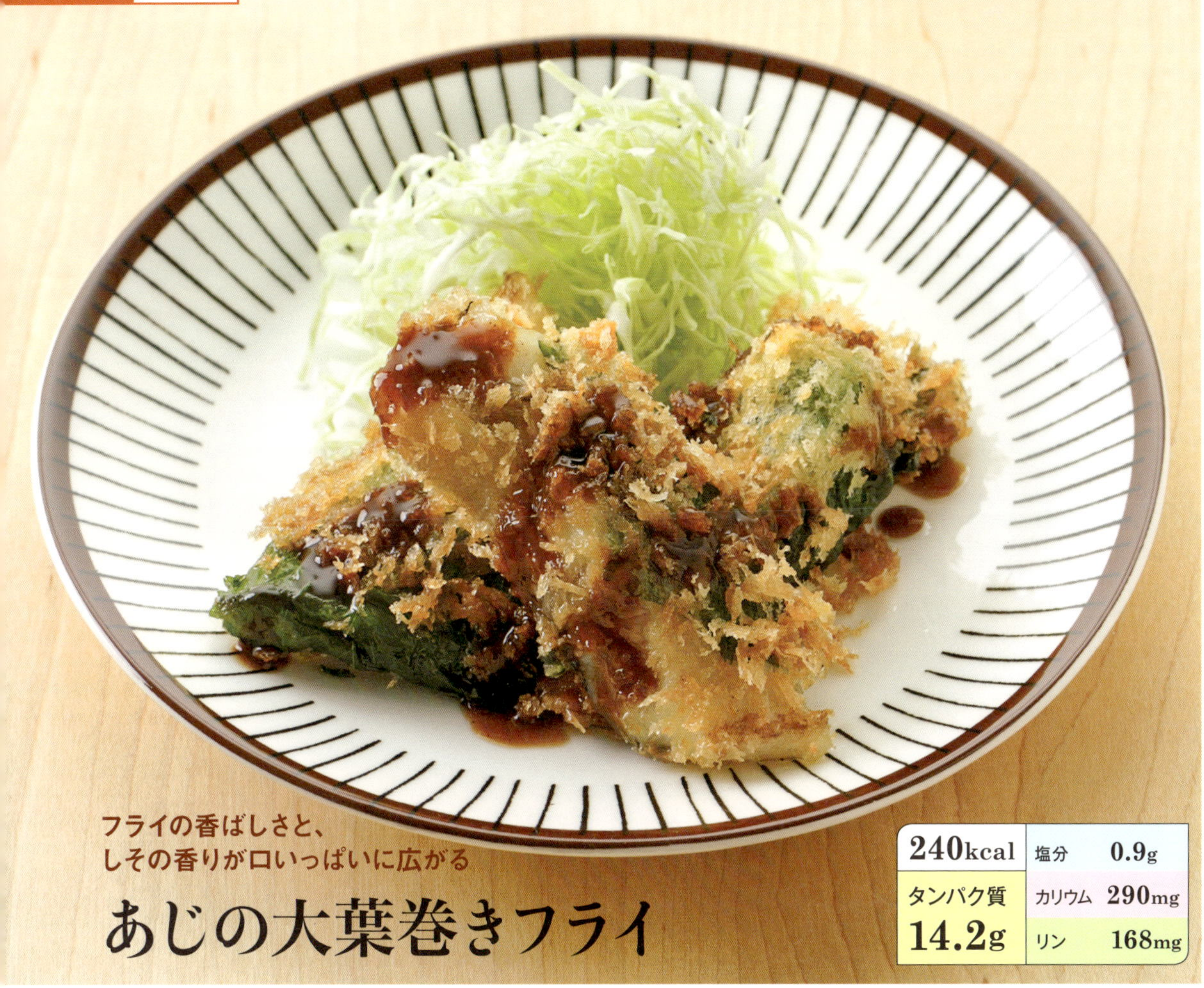

フライの香ばしさと、
しその香りが口いっぱいに広がる

あじの大葉巻きフライ

240kcal	塩分	0.9g
タンパク質 14.2g	カリウム	290mg
	リン	168mg

材料（1人分）

あじ……60g
大葉……1と1/2枚
薄力粉……小さじ2/3（2g）
溶き卵……大さじ1/2（8g）
パン粉（生）……大さじ2と1/2強（8g）
中濃ソース……小さじ1
塩……0.3g
黒こしょう……少々
揚げ油……適量
キャベツ……1/3枚（20g）

作り方

1. あじは3等分し、黒こしょうをふる。大葉は1枚を縦半分に切り、あじに巻く。
2. 1に薄力粉、溶き卵、パン粉の順で衣をつけ、170℃の揚げ油で約3分揚げる。
3. 器に2を盛り、せん切りにしたキャベツを添え、中濃ソースをかける。

Memo

・パン粉は油をしっかり吸う生パン粉を使って。
・カロリー摂取にはフライ料理はとくにおすすめ。

おすすめの組み合わせ

＋にんじんとセロリのナムル（P104）

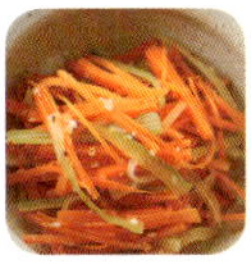

＋大根のしょうが風味すまし汁（P24）

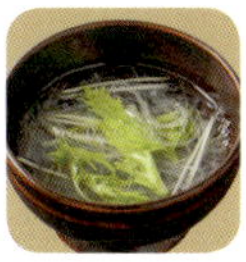

小麦粉をまぶし味をしっかりからめる

ぶりの照り焼き

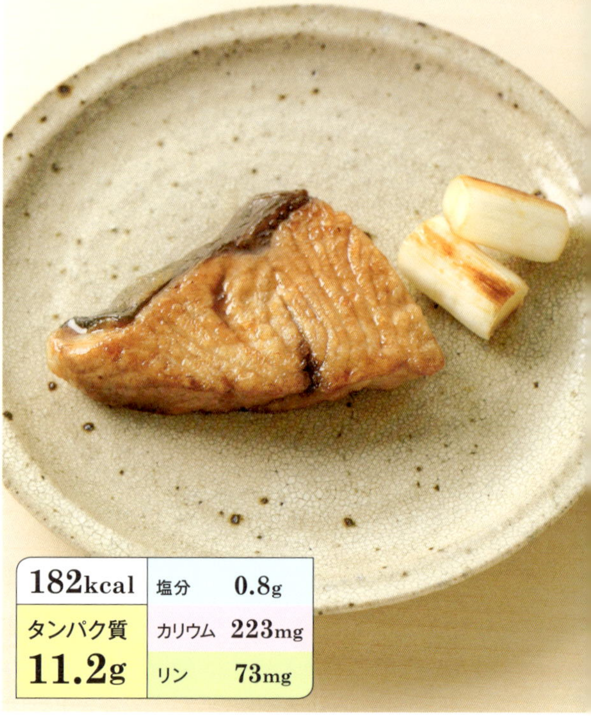

182kcal	塩分	0.8g
タンパク質	カリウム	223mg
11.2g	リン	73mg

材料（1人分）

ぶり……50g
長ねぎ……10g
塩……0.3g
薄力粉……小さじ1/3
A しょうゆ……小さじ1/2
　みりん……小さじ1/2
サラダ油……小さじ1

作り方

1 ぶりは塩をふり、薄力粉をまぶす。長ねぎは3cm長さに切る。
2 フライパンにサラダ油を熱し、ぶりと長ねぎを弱めの中火で焼く。
3 火からはずし、混ぜ合わせたAを加え、余熱でからめる。

おすすめの組み合わせ

＋ 大根とりんごのレモンナムル
（P102）

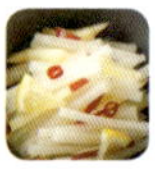

＋ セロリとピーマンのケチャップ炒め
（P114）

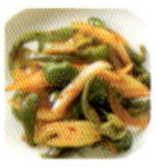

にんにくと焼き大根の香ばしさがポイント

ぶりと大根のガーリックステーキ

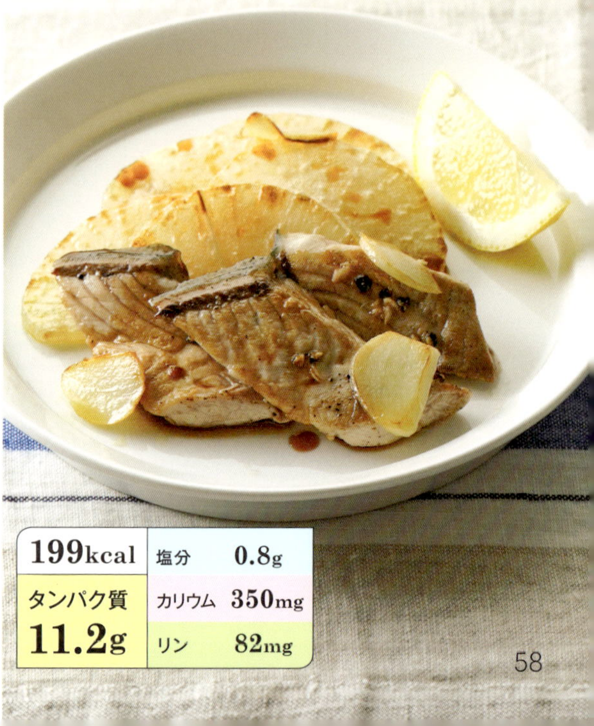

199kcal	塩分	0.8g
タンパク質	カリウム	350mg
11.2g	リン	82mg

材料（1人分）

ぶり……50g
大根……60g
にんにく……1/4かけ
塩……0.5g
黒こしょう……少々
しょうゆ……小さじ1/3
オリーブ油……小さじ1と1/2
レモン……1/8個

作り方

1 大根は5mm厚さの半月切りにして約5分ゆでる。ぶりはひと口大に切り、塩、黒こしょうをふる。にんにくは薄切りにする。
2 フライパンにオリーブ油とにんにくを入れて中火にかけ、香りが立ったら大根とぶりを加え、きつね色になるまで弱めの中火で焼く。裏に返し、同様に焼き上げる。器に盛り、しょうゆをふりかけ、レモンを添える。

おすすめの組み合わせ

＋ コールスローサラダ
（P124）

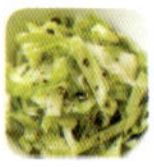

＋ カレースープ
（P160）

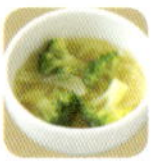

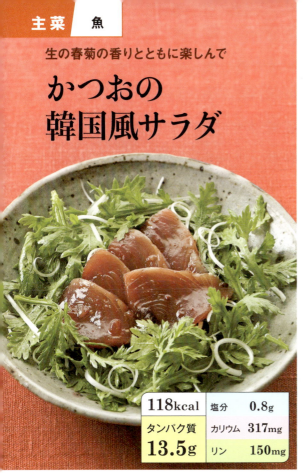

生の春菊の香りとともに楽しんで

かつおの韓国風サラダ

118kcal	塩分	0.8g
タンパク質 13.5g	カリウム	317mg
	リン	150mg

材料（1人分）

- かつお（刺身）……50g
- A にんにく（みじん切り）……少々
- A 粉唐辛子……少々
- A しょうゆ……小さじ1/2
- A 塩……0.3g
- A 砂糖……小さじ1/4
- A ごま油……小さじ1/2
- 春菊（葉の部分）……20g
- 長ねぎ……5g
- ごま油……小さじ1/2

作り方

1. かつおは薄切りにし、Aであえる。
2. 春菊は食べやすい大きさに切る。長ねぎはせん切りにして水にさらし、水けをふきとる。
3. 2をごま油であえて器に盛り、かつおをのせる。

おすすめの組み合わせ

＋揚げなすのだし浸し（P101）

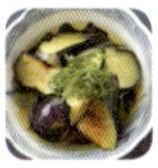

＋じゃがいもチヂミ（P108）

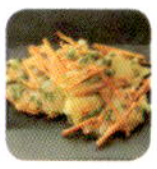

カロリーをとるために中トロで

まぐろの山かけ

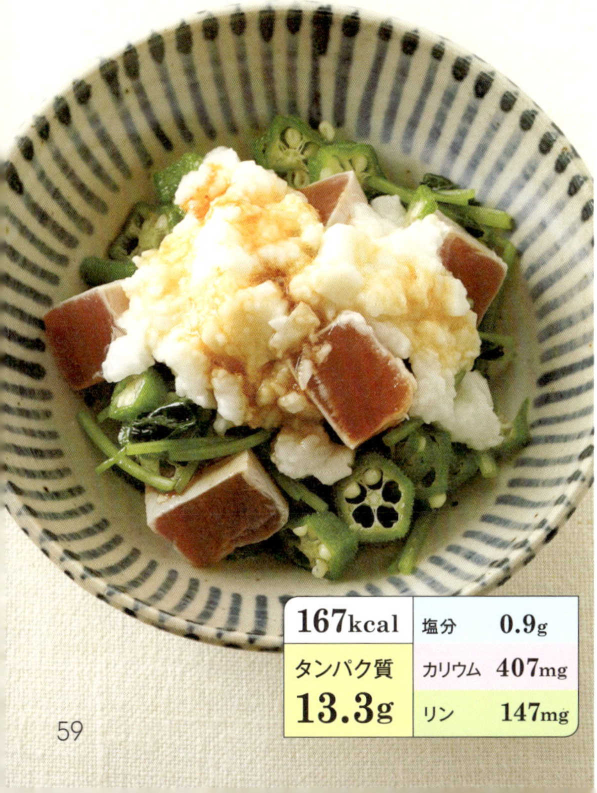

167kcal	塩分	0.9g
タンパク質 13.3g	カリウム	407mg
	リン	147mg

材料（1人分）

- まぐろ（刺身用・中トロ）……50g
- A しょうゆ……小さじ1
- A ごま油……小さじ1/2
- オクラ……1本（20g）
- 長いも……30g
- 三つ葉……10g

作り方

1. まぐろは棒状に切り、さっと湯通しし、水にとって冷ます。
2. 1の水けをふきとって角切りにする。
3. オクラはさっとゆでて小口切りにし、三つ葉はさっとゆでて3cm長さに切る。長いもは袋に入れ、細かくたたく。
4. 器に2とオクラ、三つ葉を盛り、長いもをかけ混ぜ合わせたAをかける。

おすすめの組み合わせ

＋なすとピーマンの辛みそ炒め（P111）

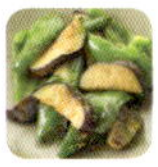

＋ひじきとたけのこの山椒煮（P137）

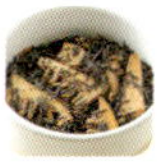

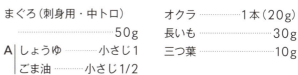

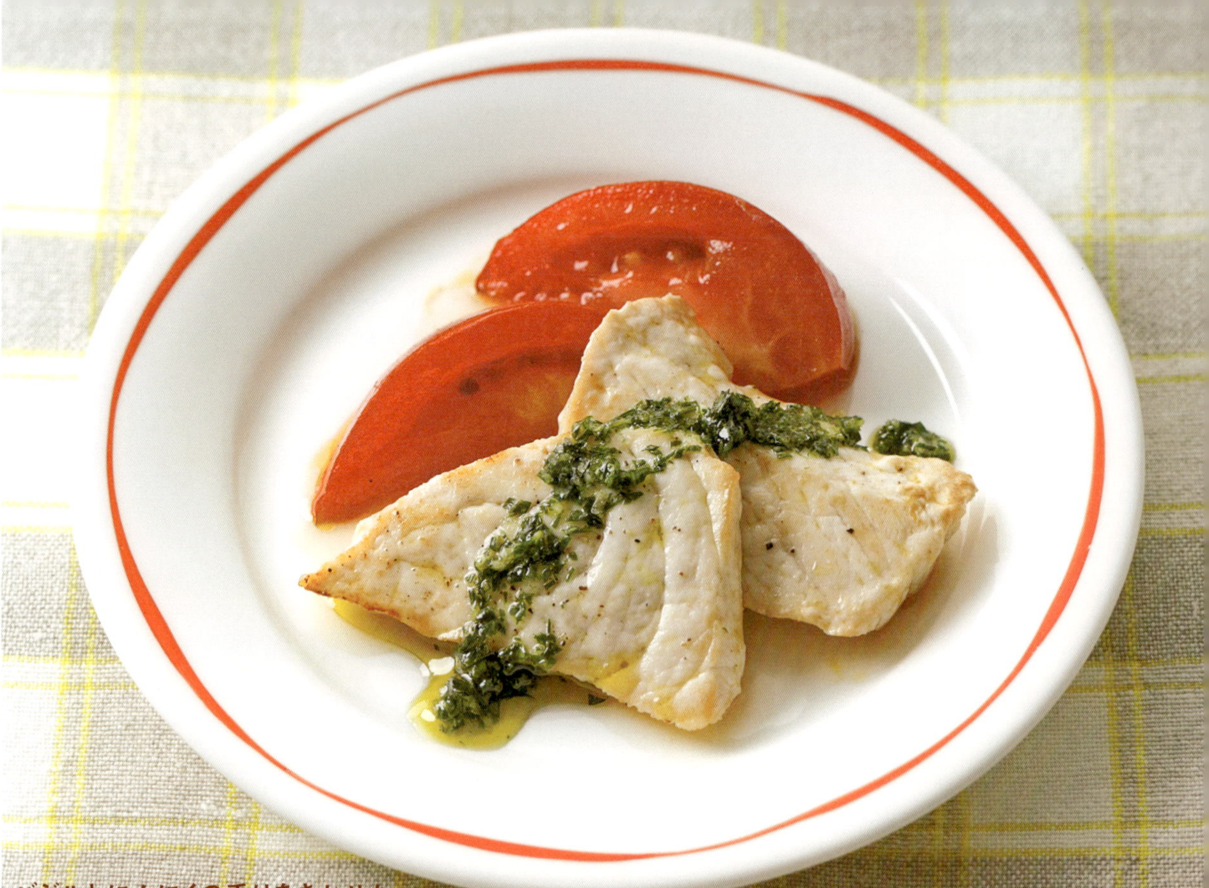

バジルとにんにくの香りをきかせた
ハーブオイルが味の決め手

かじきのソテー

139kcal	塩分	0.9g
タンパク質 9.9g	カリウム	296mg
	リン	139mg

材料（1人分）

かじき……50g
トマト……1/4個（30g）
黒こしょう……少々
A バジルの葉（みじん切り）……1/2枚分
　パセリ（みじん切り）……小さじ1/2
　にんにく（みじん切り）……少々
　塩……0.8g
　黒こしょう……少々
　オリーブ油……小さじ1
オリーブ油……小さじ1/2

作り方

1 かじきは黒こしょうをふる。フライパンにオリーブ油を熱し、弱火から中火で両面をきつね色になるまで焼く。

2 かじきを端に寄せ、空いているところにトマトを加えてさっと焼く。器に盛り、混ぜ合わせたAをかける。

Memo

・トマトはカリウム多めなので、レシピ以上に使いすぎないこと。

おすすめの組み合わせ

＋ さやいんげんとじゃがいものピリ辛煮 （P18）

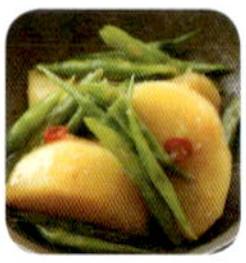

＋ セロリとピーマンのケチャップ炒め （P114）

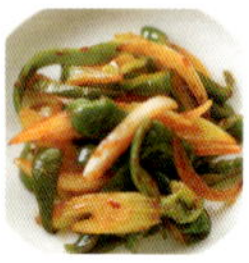

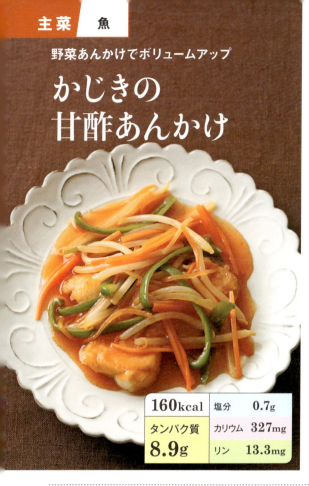

野菜あんかけでボリュームアップ

かじきの甘酢あんかけ

160kcal	塩分 0.7g
タンパク質 8.9g	カリウム 327mg
	リン 13.3mg

材料（1人分）

- かじき……40g
- にんじん……10g
- ピーマン……1/2個（15g）
- 玉ねぎ……30g
- もやし……20g
- A
  - 水……50㎖
  - しょうゆ……小さじ1/2
  - 酢……小さじ1
  - トマトケチャップ……小さじ1
  - 砂糖……小さじ1/2
- B
  - 片栗粉……小さじ1/3
  - 水……小さじ1
- 黒こしょう……少々
- 揚げ油……適量
- ごま油……小さじ1

作り方

1. かじきは薄切りにして黒こしょうをふり、片栗粉の1/3量（分量外）をまぶす。170℃の揚げ油でからりと揚げる。
2. にんじん、ピーマンはせん切りに、玉ねぎは薄切りにする。
3. フライパンにごま油を熱し、2、もやしを炒める。Aを上から順に加え、煮立たせる。混ぜ合わせたBでとろみをつけ、ひと煮立ちさせる。器に1を盛り、かける。

おすすめの組み合わせ

＋ ひじきとたけのこの山椒煮 （P137）

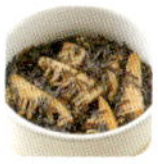

＋ 揚げ里いものおろしあえ （P122）

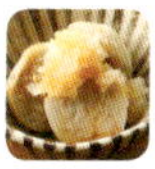

ピリッと辛みをきかせた香味野菜で食べる

かじきの七味焼き

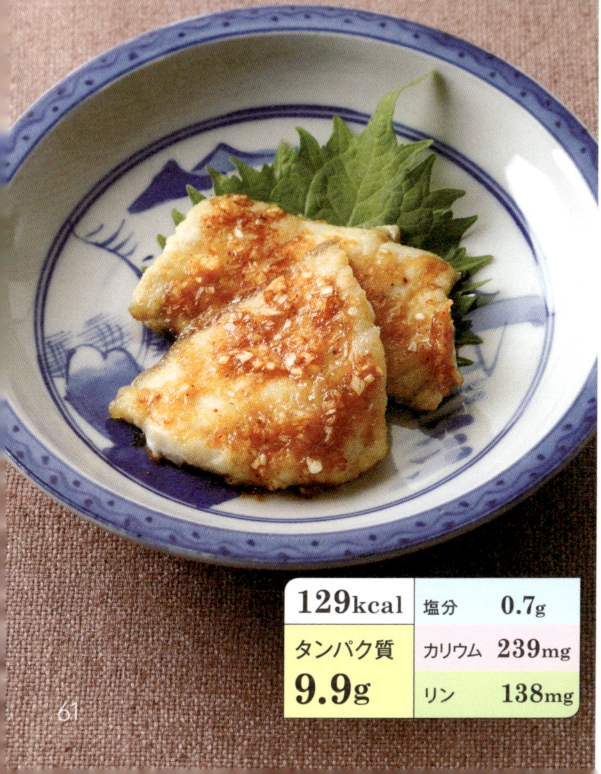

129kcal	塩分 0.7g
タンパク質 9.9g	カリウム 239mg
	リン 138mg

材料（1人分）

- かじき……50g
- 片栗粉……小さじ1
- 大葉……1枚
- A
  - 長ねぎ（みじん切り）……小さじ1/4
  - にんにく（みじん切り）……少々
  - 一味唐辛子……少々
  - しょうゆ……小さじ2/3
  - 砂糖……小さじ1/4
- ごま油……小さじ1

作り方

1. かじきは薄切りにし、片栗粉をまぶす。
2. フライパンにごま油を熱し、1を中火で焼く。
3. 火からはずし、混ぜ合わせたAを加えて余熱でからめる。器に大葉をしいてかじきをのせる。

おすすめの組み合わせ

＋ ポテトサラダ （P125）

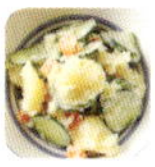

＋ 小松菜の煮浸し （P119）

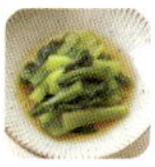

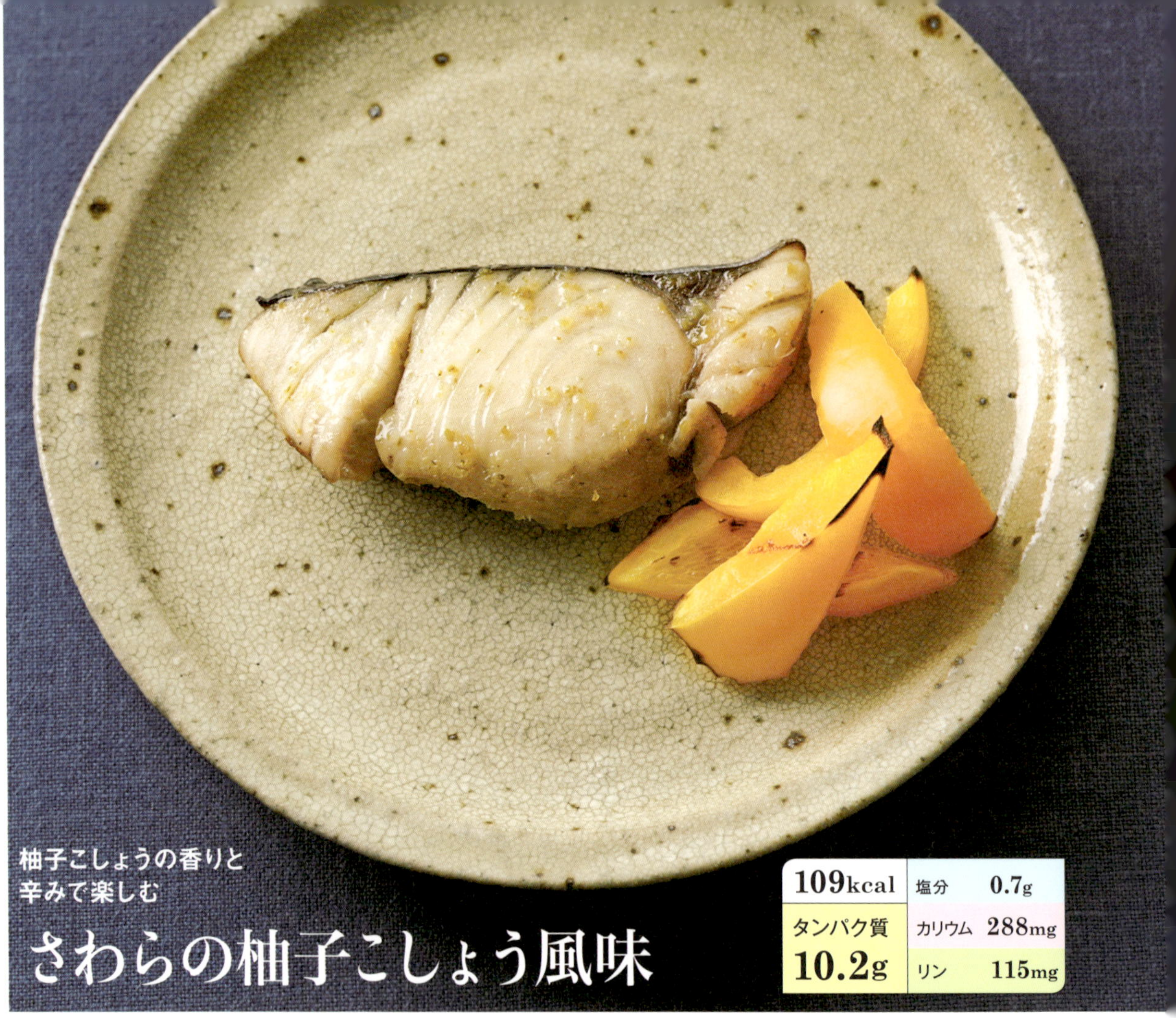

柚子こしょうの香りと
辛みで楽しむ

さわらの柚子こしょう風味

109kcal	塩分	0.7g
タンパク質 10.2g	カリウム	288mg
	リン	115mg

材料（1人分）

さわら……50g
A　みりん……小さじ1
　　塩……0.5g
　　柚子こしょう……小さじ1/10
パプリカ（黄）……1/9個（20g）

作り方

1. さわらに混ぜ合わせたAをかけてなじませ約10分おく。
2. 魚焼きグリルに1とパプリカを入れ、弱めの中火で約8分焼く（パプリカは少し焼き目がついたら途中でとり出す）。
3. 器にさわらを盛り、パプリカを食べやすい大きさに切って添える。

Memo

・焼く前に、下味をからめて冷凍しておくと味がしっかり染み込んでおいしいうえ、作り置きおかずにも。
・Aをなじませラップでピッチリと包み、保存袋に入れて冷凍で2週間保存可。

おすすめの組み合わせ

＋春雨サラダ（P124）

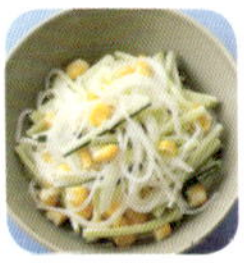

＋チンゲン菜のマヨカレー炒め（P115）

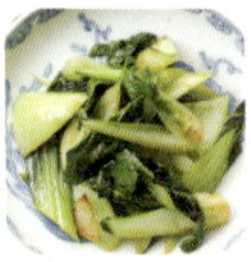

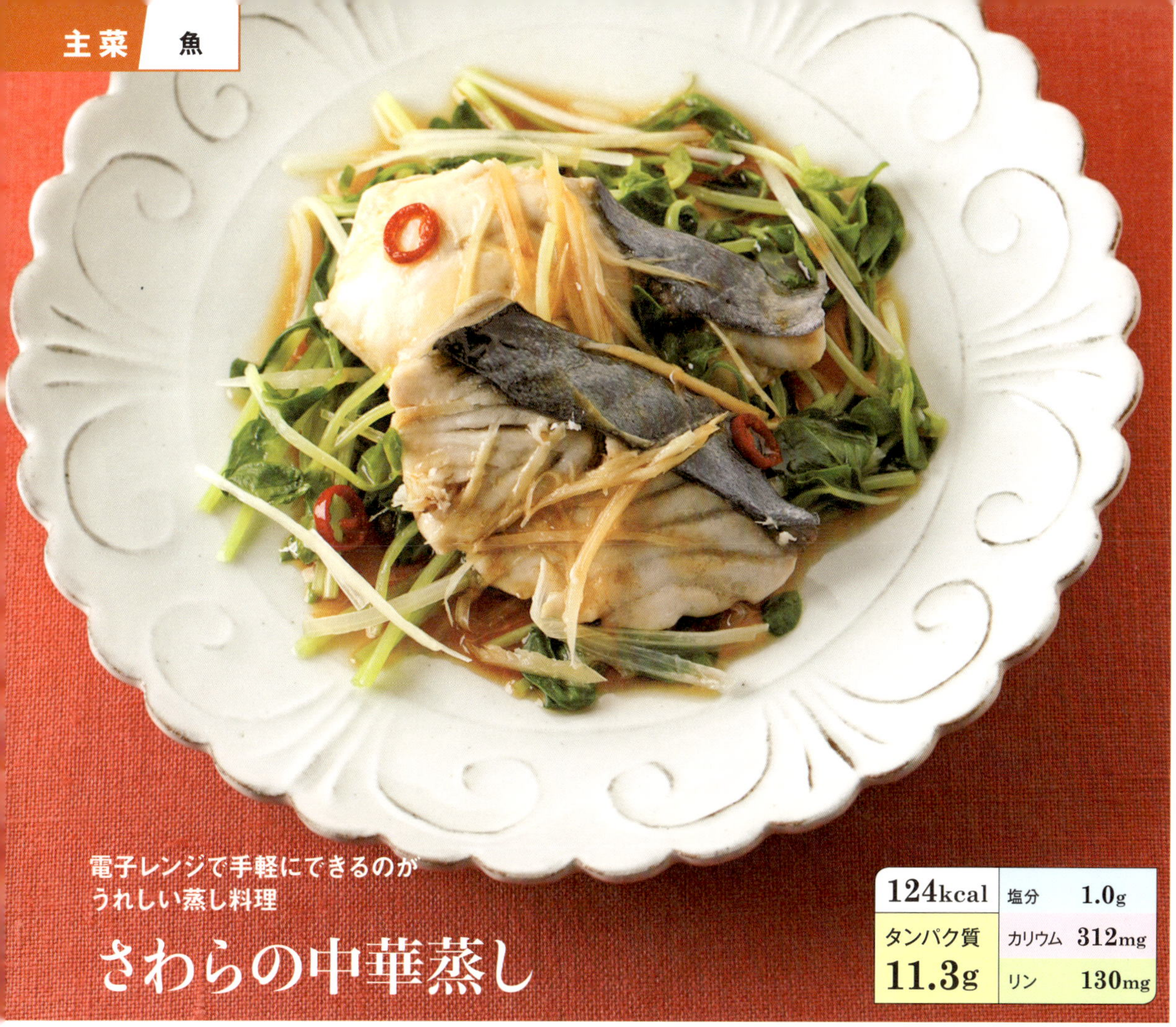

電子レンジで手軽にできるのが
うれしい蒸し料理

さわらの中華蒸し

124kcal	塩分	1.0g
タンパク質	カリウム	312mg
11.3g	リン	130mg

材料（1人分）

- さわら……50g
- 豆苗……20g
- 長ねぎ……10g
- しょうが（薄切り）……1枚
- 酒……小さじ1/2
- 塩……0.3g
- A
  - 赤唐辛子（輪切り）……1/8本分
  - しょうゆ……小さじ1/2
  - 酢……小さじ1
  - オイスターソース…小さじ1/5
  - ごま油……小さじ1/2

作り方

1. さわらは半分に切り、塩をふる。長ねぎとしょうがはせん切り、豆苗は3cm長さに切る。
2. 耐熱皿に1を入れ、酒をかける。ふんわりとラップをし、電子レンジで1分20秒加熱する。器に盛り、合わせたAをかける。

Memo

・減塩レシピや蒸し料理は、食材の鮮度がおいしさを左右するので、魚は新鮮なものを使って。

おすすめの組み合わせ

＋かき揚げ（P123）

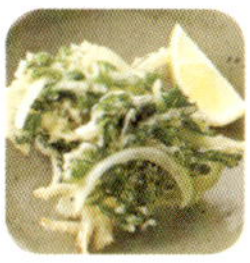

＋かぶのくずし汁（P161）

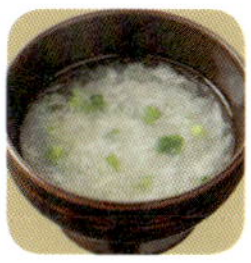

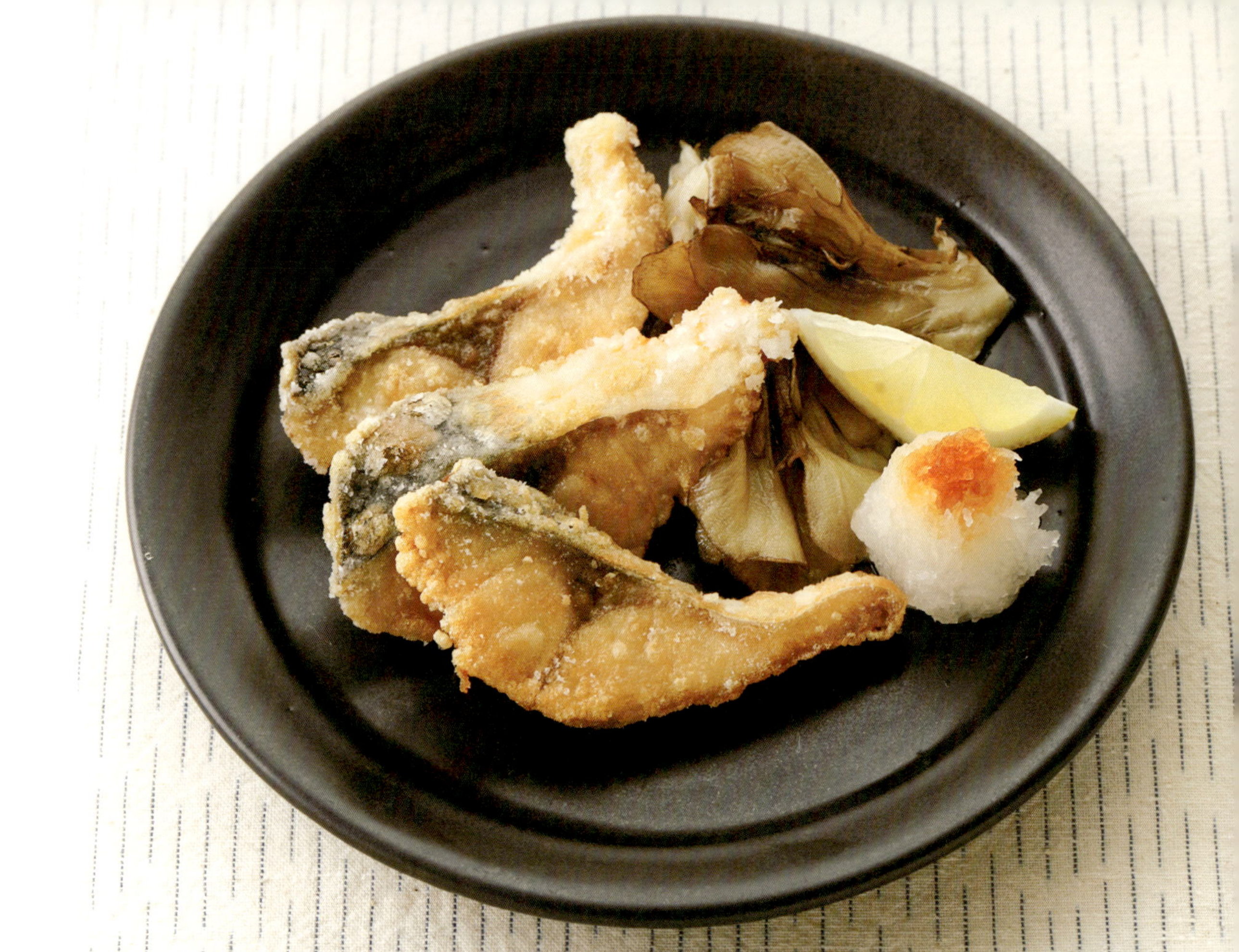

しょうがをきかせて味にメリハリを

さばの竜田揚げ

218kcal	塩分	0.9g
タンパク質 13.5g	カリウム	361mg
	リン	163mg

材料（1人分）

- さば……60g
- A しょうがのしぼり汁……少々
- 　しょうゆ……小さじ1/2
- 　酒……小さじ1/2
- まいたけ……30g
- 片栗粉……小さじ2/3
- 揚げ油……適量
- 大根……30g
- レモン……1/16個
- しょうゆ……小さじ1/3

作り方

1 さばは薄切りにし、まいたけは小房に分ける。

2 1のさばにAをからめ、片栗粉をまぶし、170℃の揚げ油でからりと揚げる。1のまいたけはさっと素揚げにする。

3 大根はおろしてさっと洗い、水けをきり、2、レモンとともに盛り合わせ、大根にしょうゆをかける。

Memo

・さばは薄切りにして油をしっかり吸わせ、カロリーをアップ。
・小麦粉はタンパク質が多いので必ず片栗粉を使用する。

おすすめの組み合わせ

＋小松菜の煮浸し（P119）

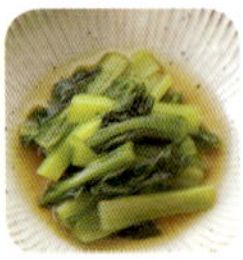

＋白菜の甘酢炒め（P116）

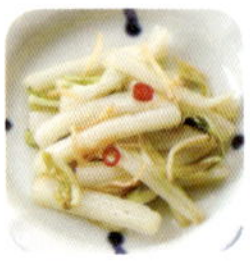

にんにくとバジルの風味で香り豊かに

さばのトマト煮

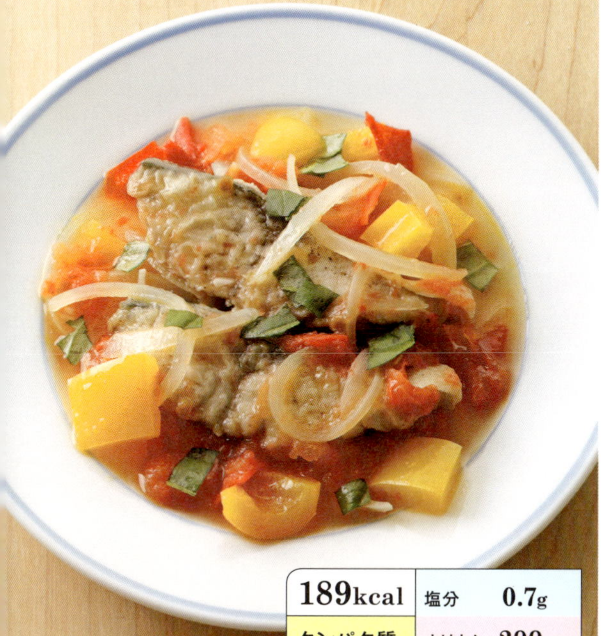

189kcal	塩分	0.7g
タンパク質 9.1g	カリウム	299mg
	リン	113mg

材料（1人分）

- さば……40g
- 玉ねぎ……20g
- トマト……1/3個（40g）
- パプリカ（黄）……1/9個（20g）
- バジルの葉（生）……少々
- にんにく（薄切り）……1枚
- 薄力粉……小さじ1/2
- 白ワイン……小さじ2
- 水……大さじ2
- 黒こしょう……適量
- 塩……0.6g
- オリーブ油……小さじ1と1/2

作り方

1. 玉ねぎはせん切り、トマトとパプリカは角切りにする。さばは薄切りにして黒こしょう少々をふり、薄力粉をまぶす。
2. フライパンにオリーブ油を熱し、玉ねぎ、パプリカ、にんにくをさっと炒める。具材を端に寄せ、さばを焼く。
3. 2にトマト、白ワイン、分量の水を加えてふたをする。沸騰したら、弱火で8～10分煮る。
4. 塩、黒こしょう少々で味を調える。器に盛り、刻んだバジルをふりかける。

おすすめの組み合わせ

＋ブロッコリーとセロリの辛子マヨあえ （P26）

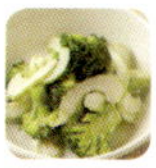

＋オクラとキャベツの大葉しょうゆ炒め （P116）

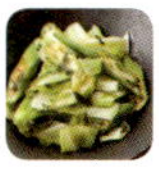

みその風味を楽しみたいから減塩みそで

さばのみそ煮

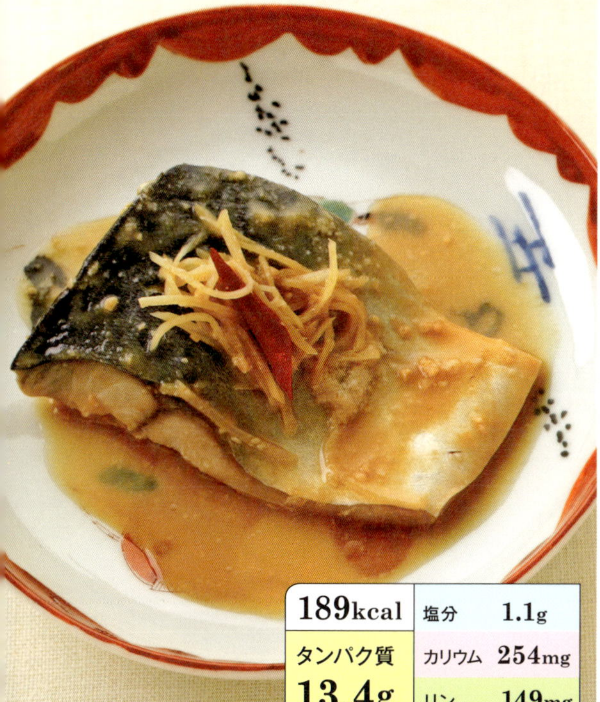

189kcal	塩分	1.1g
タンパク質 13.4g	カリウム	254mg
	リン	149mg

材料（1人分）

- さば……60g
- しょうが……1/2かけ
- A 水……50mℓ
- 　酒……大さじ1
- 　砂糖……小さじ1/2
- 　減塩みそ……大さじ1/2

※市販の減塩みそでよい

- 赤唐辛子……1/4本

作り方

1. さばは表面に切り目を入れて、熱湯をかける。しょうがはせん切りにする。
2. 鍋にAを入れて煮立てる。
3. 2に1、種をとった赤唐辛子を加えて落としぶたをし、弱めの中火で8～10分煮る。

Memo

・減塩みそを使うことで一般的なみそよりも多めに使え、みその味をより味わえる。

おすすめの組み合わせ

＋彩きんぴら （P113）

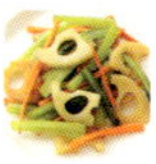

＋白菜と大葉のサラダ （P129）

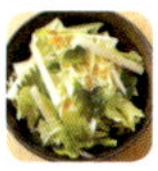

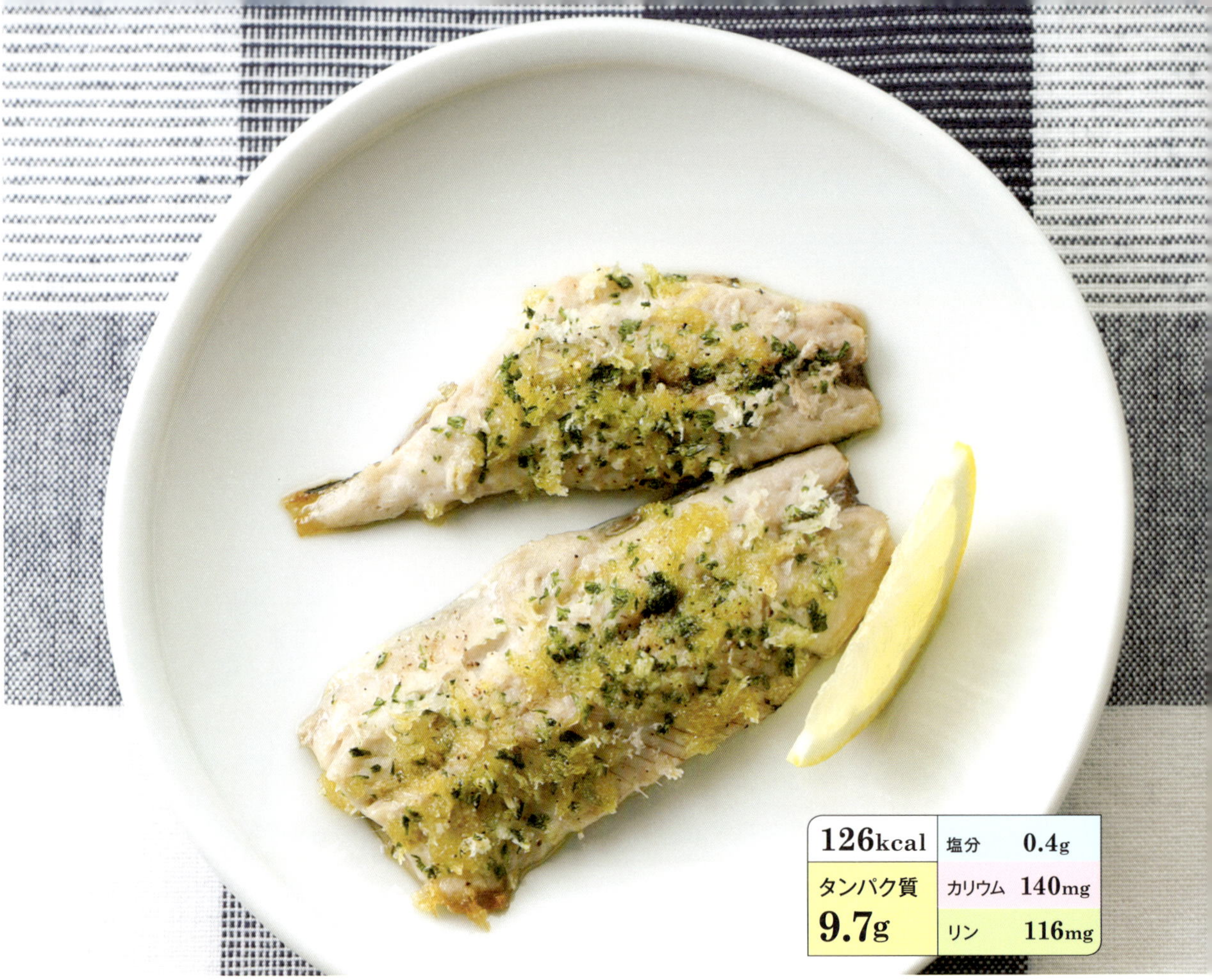

126kcal	塩分	0.4g
タンパク質	カリウム	140mg
9.7g	リン	116mg

ハーブの風味をきかせて調味料量を抑える

いわしの香草パン粉焼き

材料（1人分）

- いわし……50g
- 塩……0.3g
- 黒こしょう……少々
- A
  - にんにく（みじん切り）……薄切り1枚分
  - パセリ（みじん切り）……小さじ1/4
  - タイム……少々
  - パン粉……小さじ1
- オリーブ油……小さじ1
- レモン（くし形切り）……1切れ

作り方

1. いわしは開き、塩、黒こしょうをふる。
2. オーブントースターの天板にオーブンペーパーを敷いて1をのせる。混ぜ合わせたAとオリーブ油をかけて、約8分焼く。器に盛り、レモンを添える。

Memo

・減塩レシピでも物足りなさを感じないようにするにはハーブはとても効果的。なじみのある大葉、バジル、オレガノなどでアレンジしても。

おすすめの組み合わせ

＋キャベツとパプリカの粒マスタード煮
（P120）

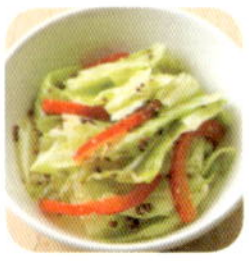

＋揚げなすのだし浸し
（P101）

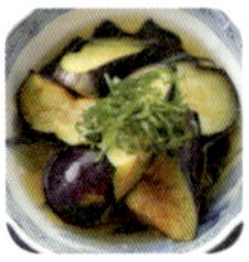

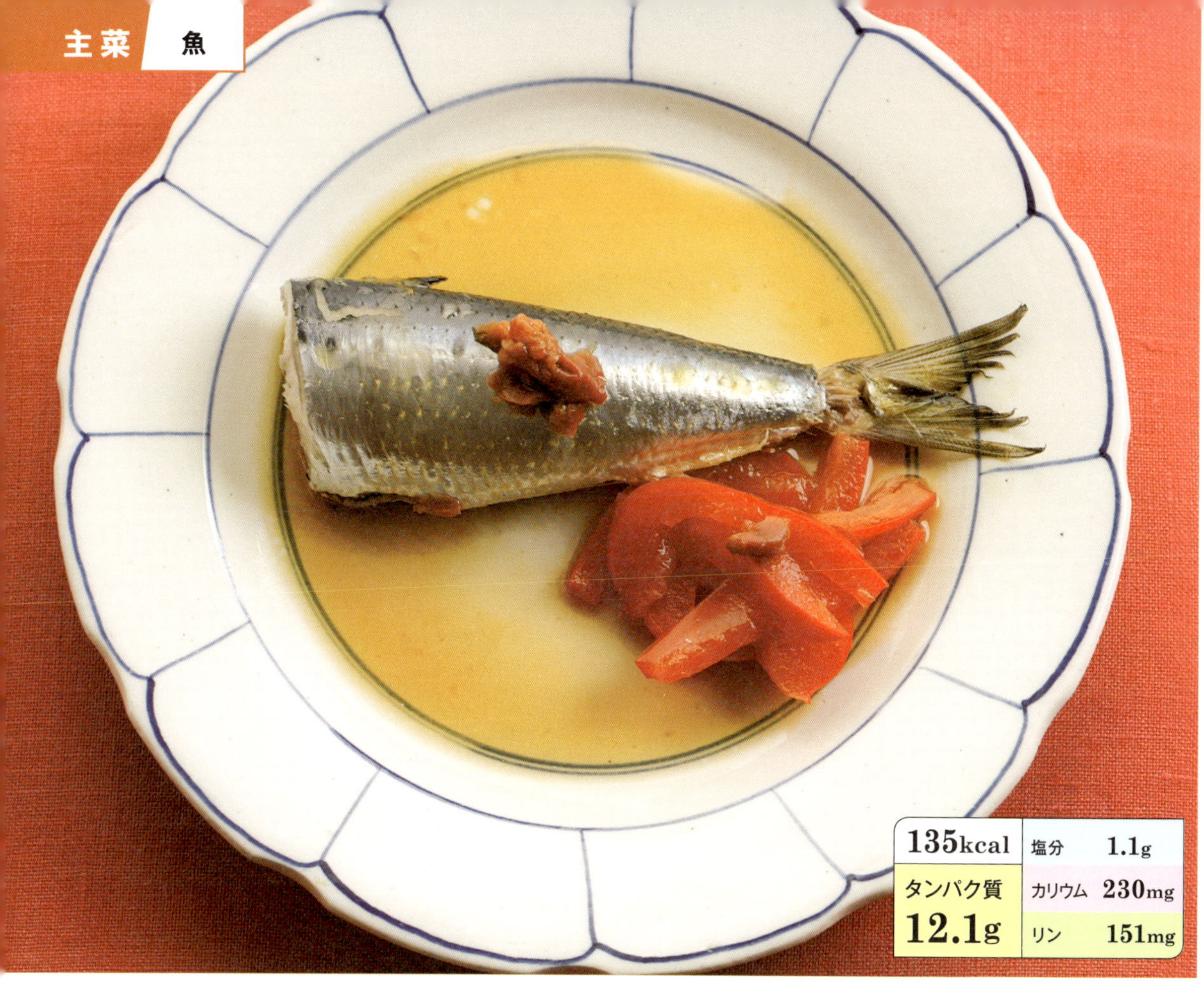

135kcal	塩分	1.1g
タンパク質 12.1g	カリウム	230mg
	リン	151mg

梅の香りと酸味、酢の酸味をきかせてふっくらと煮る

いわしの梅煮

材料（1人分）

いわし（内臓を除く）
……正味60g（骨つきで約70g）
※調理済みのものを購入しても

パプリカ（赤）……1/9個（20g）

しょうが（薄切り）……1枚

A
- 酒……大さじ1
- 酢……小さじ1
- 水……100㎖

B
- 梅干し（たたく）……1/4個分（2g）
- しょうゆ……小さじ2/3
- 砂糖……小さじ1/2

作り方

1. パプリカは細めの乱切り、しょうがは薄切りにする。
2. 鍋にA、しょうがを入れて煮立てる。
3. 2にいわしを加え、落としぶたをする。沸騰したら中火で約5分煮る。
4. Bとパプリカを加え、さらに約5分煮込む。

Memo

・梅や酢の酸味としょうがの香りがいわしのくせをやわらげる。

おすすめの組み合わせ

＋ほうれん草のごまみそあえ
（P96）

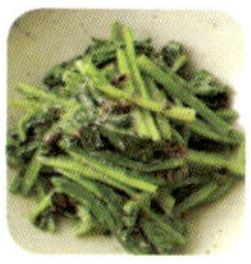

＋かぼちゃのオイル焼き
（P109）

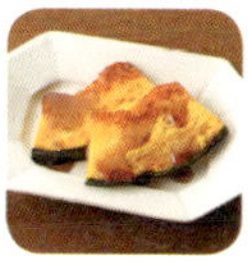

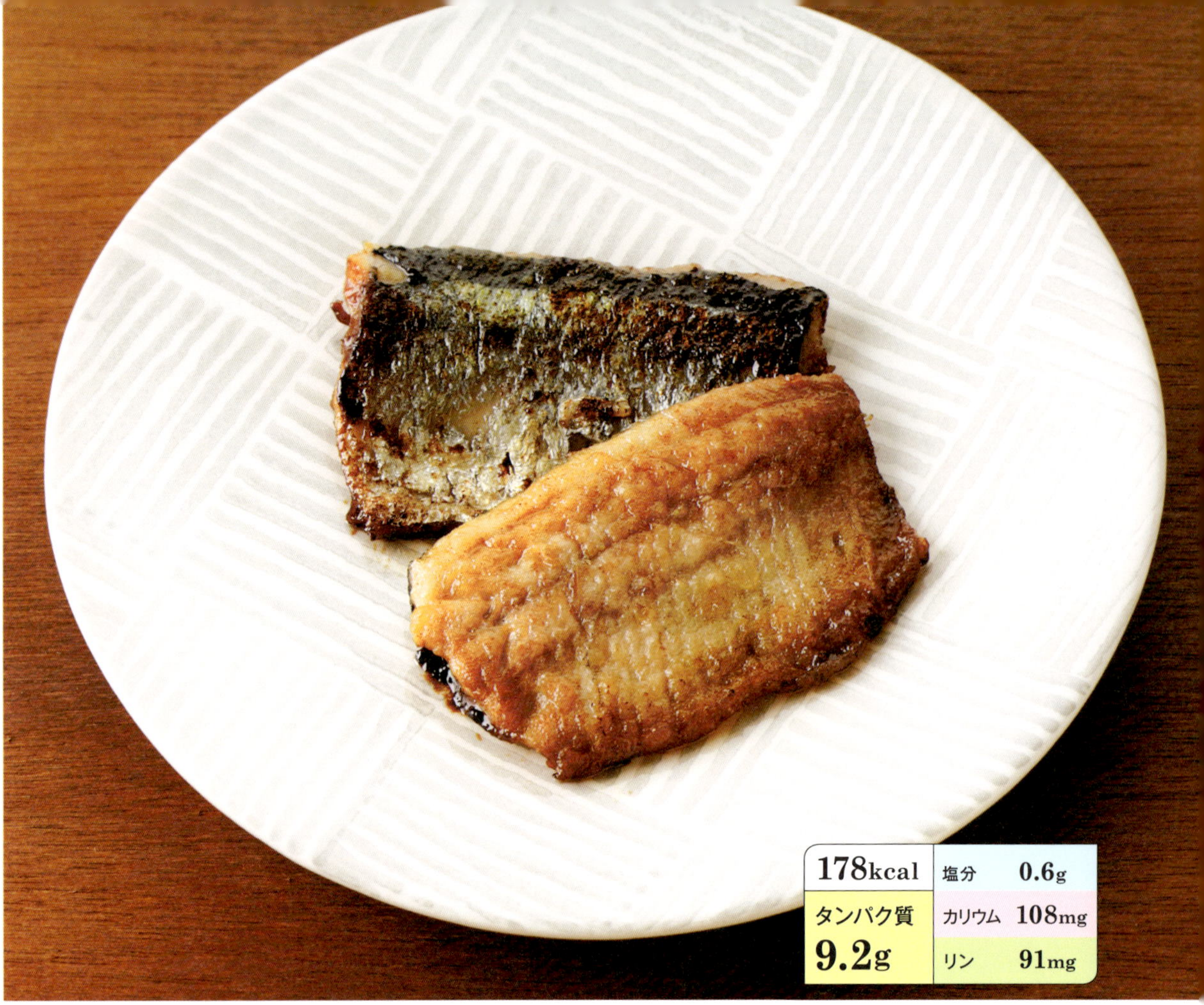

178kcal	塩分	0.6g
タンパク質 9.2g	カリウム	108mg
	リン	91mg

カレー粉にしょうゆとみりんを
合わせて和風テイストに

さんまのカレーかば焼き

材料（1人分）

さんま（三枚おろし）		50g
薄力粉		小さじ1/2
サラダ油		小さじ1/2
A	しょうゆ	小さじ1/2
	みりん	小さじ1/4
	カレー粉	2つまみ

作り方

1 さんまは薄力粉をまぶす。

2 フライパンにサラダ油を熱して1の両面を焼き、火を通す。

3 火からはずし、Aを加えて余熱でからめる。

Memo

・カレー粉をまぶすことで魚のくさみがとれ、食べやすくなるうえに、減塩でも満足できる味に。

おすすめの組み合わせ

＋カポナータ1/4量
（P134）

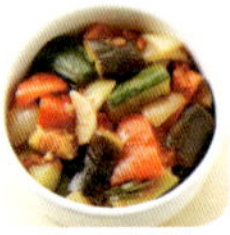

＋かいわれと大根のマヨしょうゆかけ
（P125）

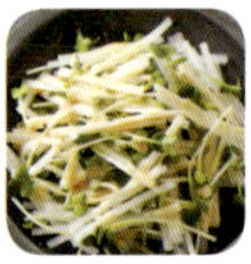

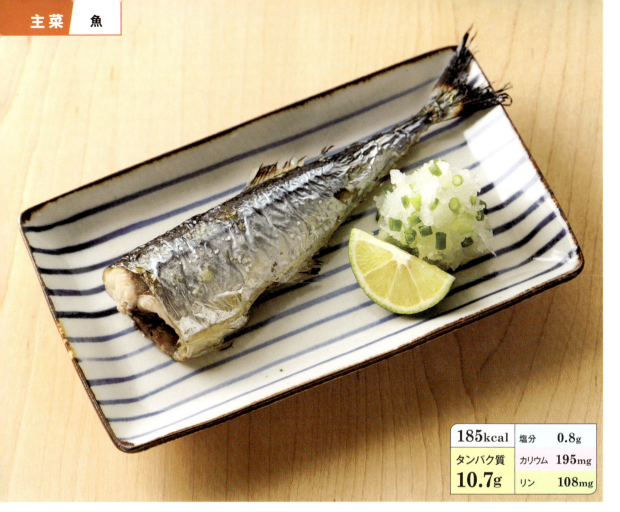

185kcal	塩分	0.8g
タンパク質 10.7g	カリウム	195mg
	リン	108mg

旬のさんまは脂がのっていて
カロリーもしっかりとれる

さんまの塩焼き

材料（1人分）

- さんま（骨つき）……（正味）60g
- 大根……30g
- しょうが……2g
- 細ねぎ……1/2本
- 塩……0.6g
- すだち……1/4個

作り方

1. さんまは塩をふり、魚焼きグリルでこんがり焼き、器に盛る。
2. 大根はおろしてからさっと洗い、水けをきる。しょうがはおろし、細ねぎは小口切りにする。これらをボウルに入れて混ぜ合わせ、すだちとともに、さんまに添える。

Memo

・大根おろしに薬味を加えることで物足りなさをカバー。
・食べるときにすだちをしぼりかけることで味もひきしまる。

おすすめの組み合わせ

＋白菜の甘酢炒め（P116）

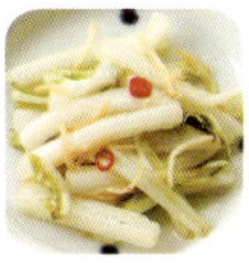

＋ピーマンとキャベツのナムル（P106）

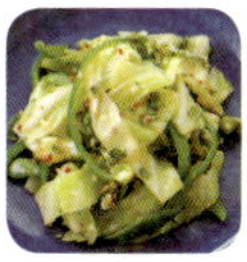

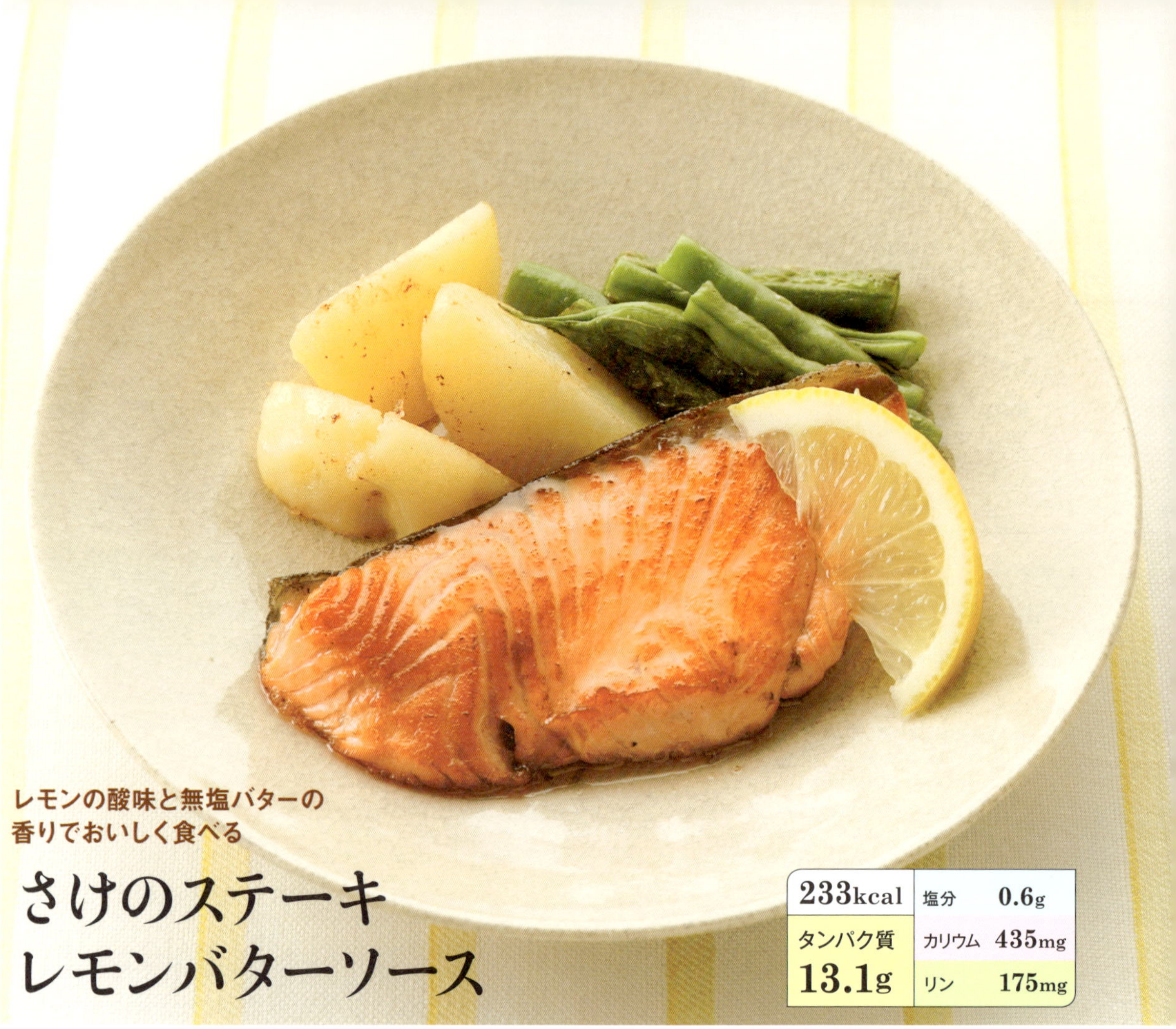

レモンの酸味と無塩バターの
香りでおいしく食べる

さけのステーキ レモンバターソース

233kcal	塩分	0.6g
タンパク質	カリウム	435mg
13.1g	リン	175mg

材料（1人分）

生さけ	60g
さやいんげん	20g
じゃがいも	小1/2個（40g）
塩	0.5g
黒こしょう	少々
オリーブ油	小さじ1
無塩バター	小さじ1と1/2
レモン果汁	小さじ1/3
レモン	1/8個

作り方

1. さけは塩、黒こしょうをふる。さやいんげんを好みのかたさにゆでる。じゃがいもはくし形に切ってゆでる。
2. フライパンにオリーブ油を熱し、さけを弱めの中火で焼き、焼き色がついたら裏に返し同様に焼き、途中じゃがいもといんげんを加えて焼く。器に盛る。
3. 2のフライパンをきれいにしてから、無塩バターを入れて熱し、レモン果汁を加えてソースを作り、さけにかける。レモンを添える。

Memo

・さけは、焼き色が濃くつくくらい、焼きつけたほうが、減塩しても香ばしく、おいしく食べられる。

おすすめの組み合わせ

＋小松菜の煮浸し（P119）

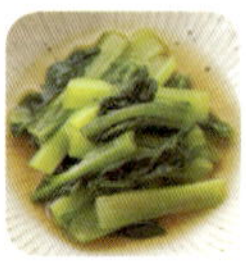

＋焼きねぎとしいたけの酢みそかけ（P107）

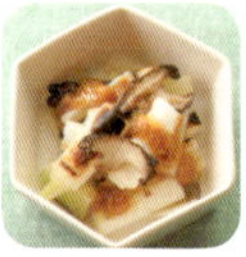

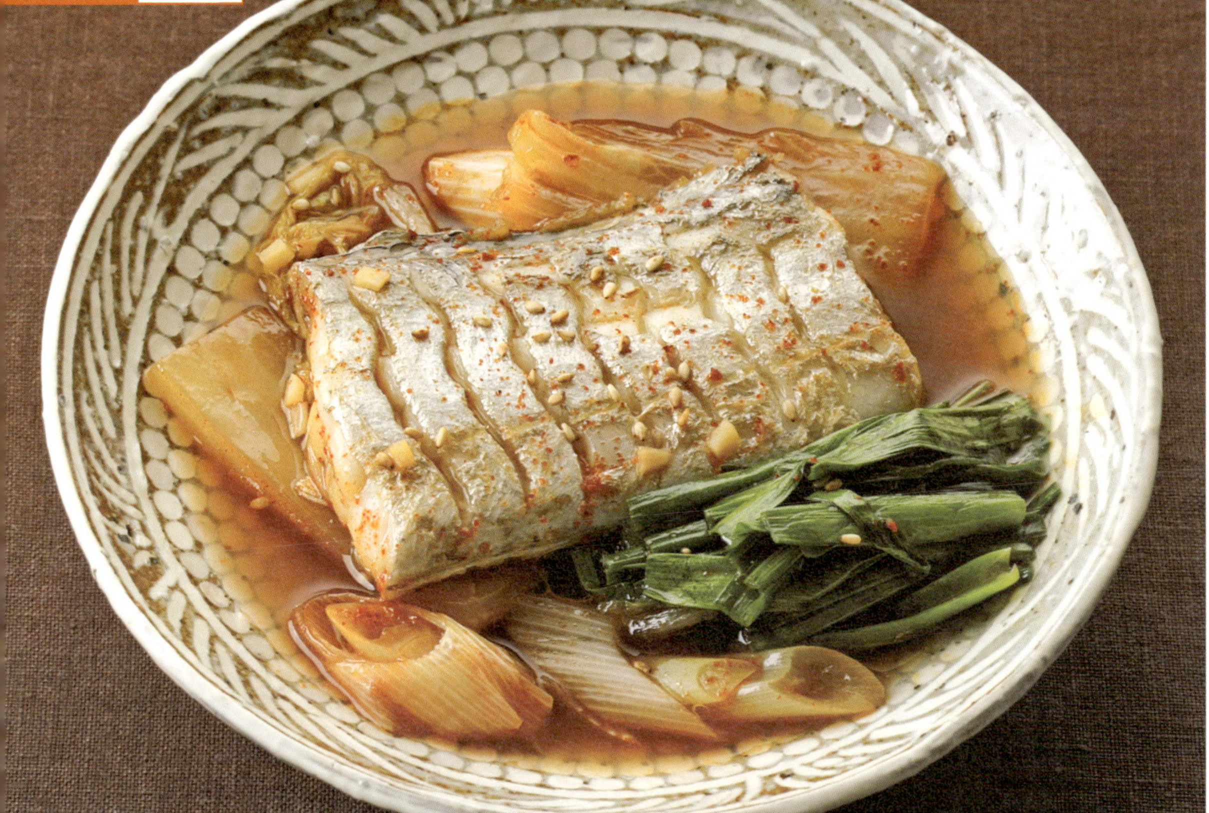

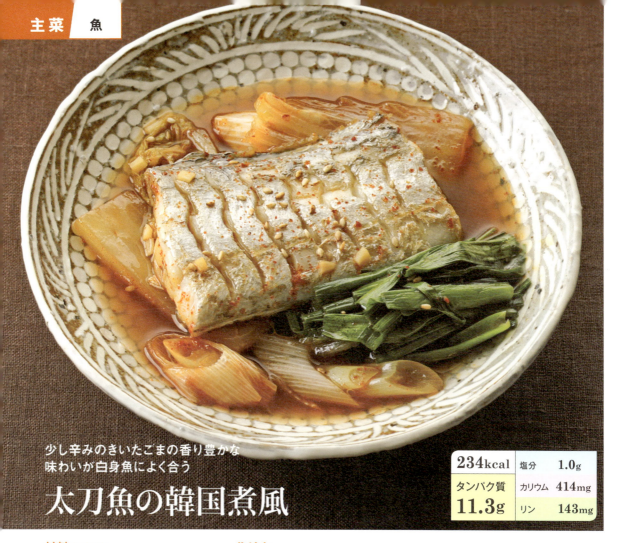

少し辛みのきいたごまの香り豊かな
味わいが白身魚によく合う

太刀魚の韓国煮風

234kcal	塩分	1.0g
タンパク質 11.3g	カリウム	414mg
	リン	143mg

材料（1人分）

- たちうお……60g
- 白菜……1/2枚（40g）
- 長ねぎ……10g
- にら……20g
- にんにく（薄切り）……1枚
- A
  - 水……50㎖
  - しょうゆ……小さじ1
  - 酒……小さじ2
  - 砂糖……小さじ1/2
  - 粉唐辛子……少々
- ごま油……小さじ1
- 白炒りごま……少々

作り方

1. たちうおは皮目に切り目を入れる。
2. にんにくはみじん切りに、白菜と長ねぎは食べやすい大きさに、にらは4㎝長さに切る。
3. フライパンにごま油を熱し、たちうおを焼く。2とAを加えてふたをし、10分煮る。器に汁ごと盛りごまをふる。

Memo

・白身魚はふっくら仕上げてこそおいしいので加熱しすぎないこと。
・煮汁を身にかけながら食べる。

おすすめの組み合わせ

＋かぶのステーキ
（P110）

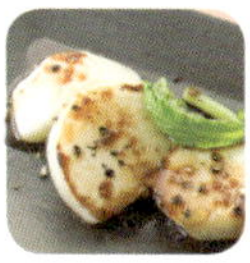

＋たたききゅうりのわさび酢あえ
（P100）

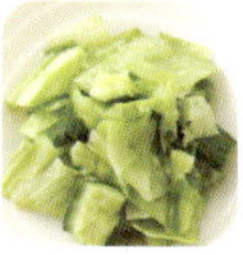

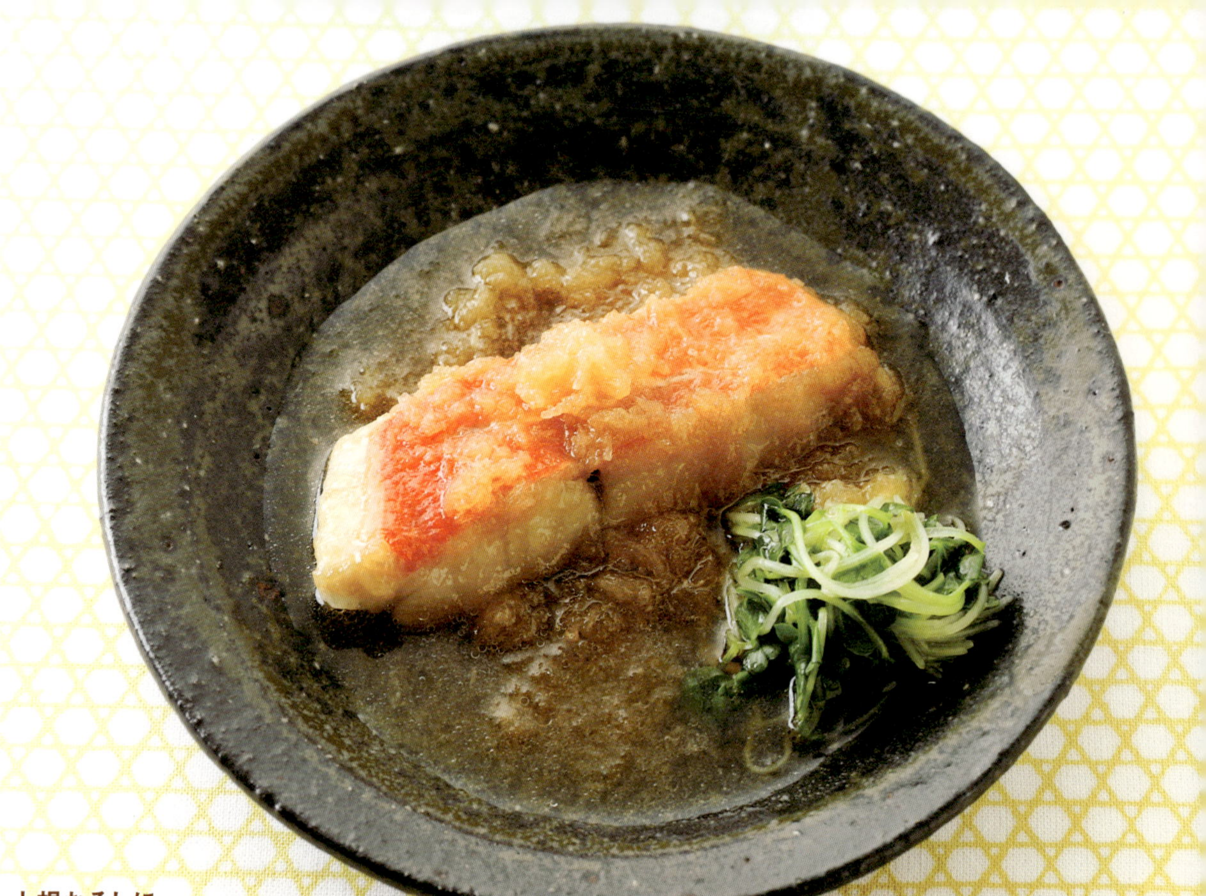

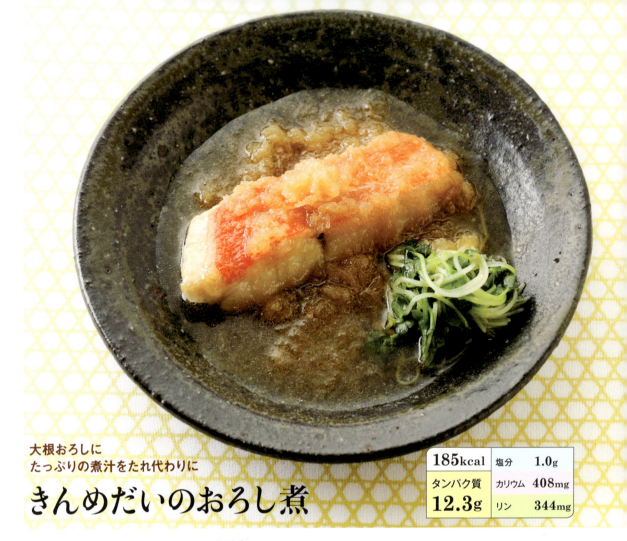

大根おろしに
たっぷりの煮汁をたれ代わりに

きんめだいのおろし煮

185kcal	塩分	1.0g
タンパク質 12.3g	カリウム	408mg
	リン	344mg

材料（1人分）

- きんめだい……60g
- 大根……40g
- かいわれ……20g
- 片栗粉……小さじ1
- A
  - だし汁……50mℓ
  - しょうゆ……小さじ1
  - 酒……小さじ2
  - 砂糖……小さじ1
- サラダ油……小さじ1

作り方

1. 大根はおろし、さっと洗って水けをきる。きんめだいは片栗粉をまぶす。
2. フライパンにサラダ油を熱し、きんめだいを焼く。
3. Aを加えて落としぶたをし、中火で7～8分煮る。根元を切ったかいわれと大根おろしを加え、さっと煮る。

Memo

・大根おろしは茶こしに入れてさっと洗い、カリウムを減らす。
・大根を加熱しすぎるとにおいが強く出て味わいのバランスがくずれてしまうので、おろしを入れたらすぐに火を止めて。

おすすめの組み合わせ

＋春菊とごぼうのくるみあえ
（P98）

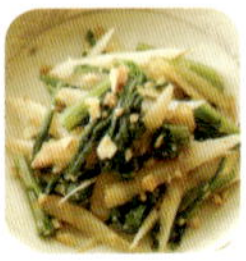

＋玉ねぎとアスパラガスのバターしょうゆ炒め
（P112）

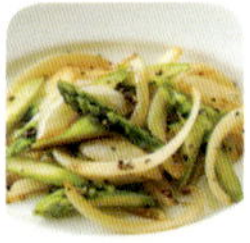

無塩のナッツで食感と香ばしさをプラス

たいのお刺身中華サラダ

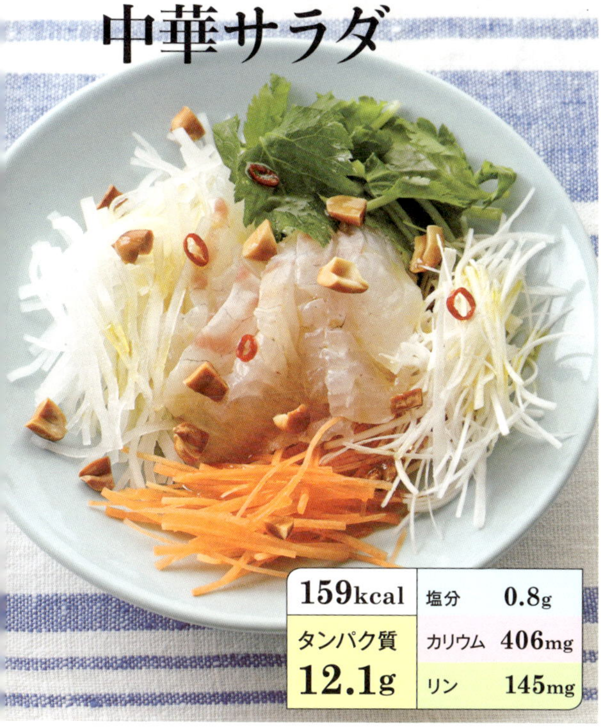

159kcal	塩分	0.8g
タンパク質	カリウム	406mg
12.1g	リン	145mg

材料（1人分）

たい（刺身）……50g
長ねぎ……10g
大根……30g
にんじん……10g
三つ葉……5g

A
無塩ローストピーナッツ（粗くくだく）……5g
赤唐辛子（輪切り）……1/4本分
しょうゆ……小さじ1/5
酢……小さじ1
塩……0.6g
砂糖……小さじ1/2
オリーブ油……小さじ1

作り方

1. たいは薄切りにする。長ねぎ、大根、にんじんはせん切りにし、水にさらして水けをしっかりきる。三つ葉は3cm長さに切る。
2. 器に1を盛り、混ぜ合わせたAをかける。

おすすめの組み合わせ

＋ もやしとスナップエンドウのソース炒め （P22）

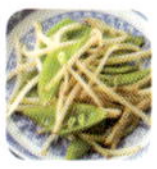

＋ 里いもと長ねぎ、しいたけの煮物 （P121）

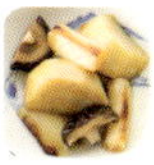

からりと揚げて香りよく

たいのごまから揚げ

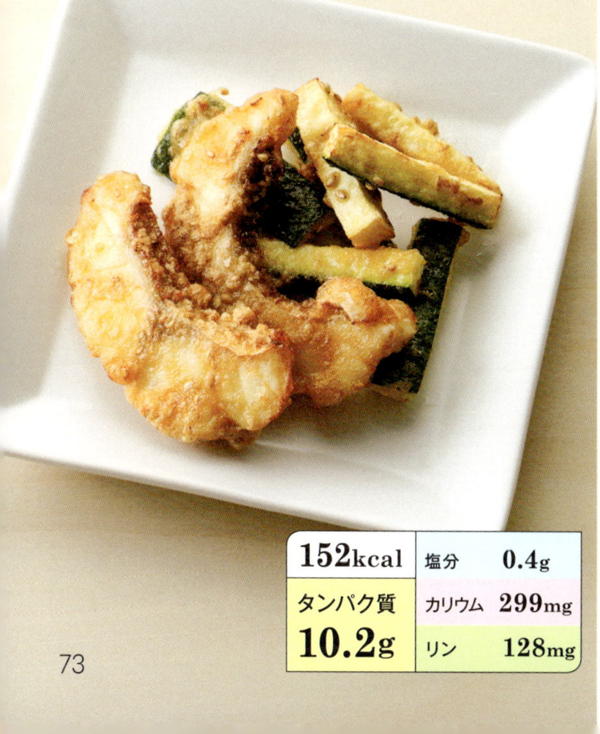

152kcal	塩分	0.4g
タンパク質	カリウム	299mg
10.2g	リン	128mg

材料（1人分）

たい……40g
ズッキーニ……1/4本（50g）
溶き卵……10g
しょうゆ……小さじ1/3
酒……小さじ1/2
片栗粉……小さじ2
白炒りごま……小さじ1/2
揚げ油……適量

作り方

1. たいは薄切りにし、ズッキーニは食べやすい長さの棒状に切る。
2. 1にしょうゆ、酒をからめ、溶き卵、片栗粉、ごまの順に衣をつける。
3. 170℃に熱した揚げ油でからりと揚げる。

おすすめの組み合わせ

＋ 春雨サラダ （P124）

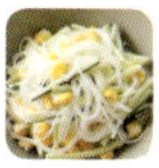

＋ 三つ葉と白菜のいそべあえ （P18）

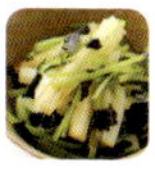

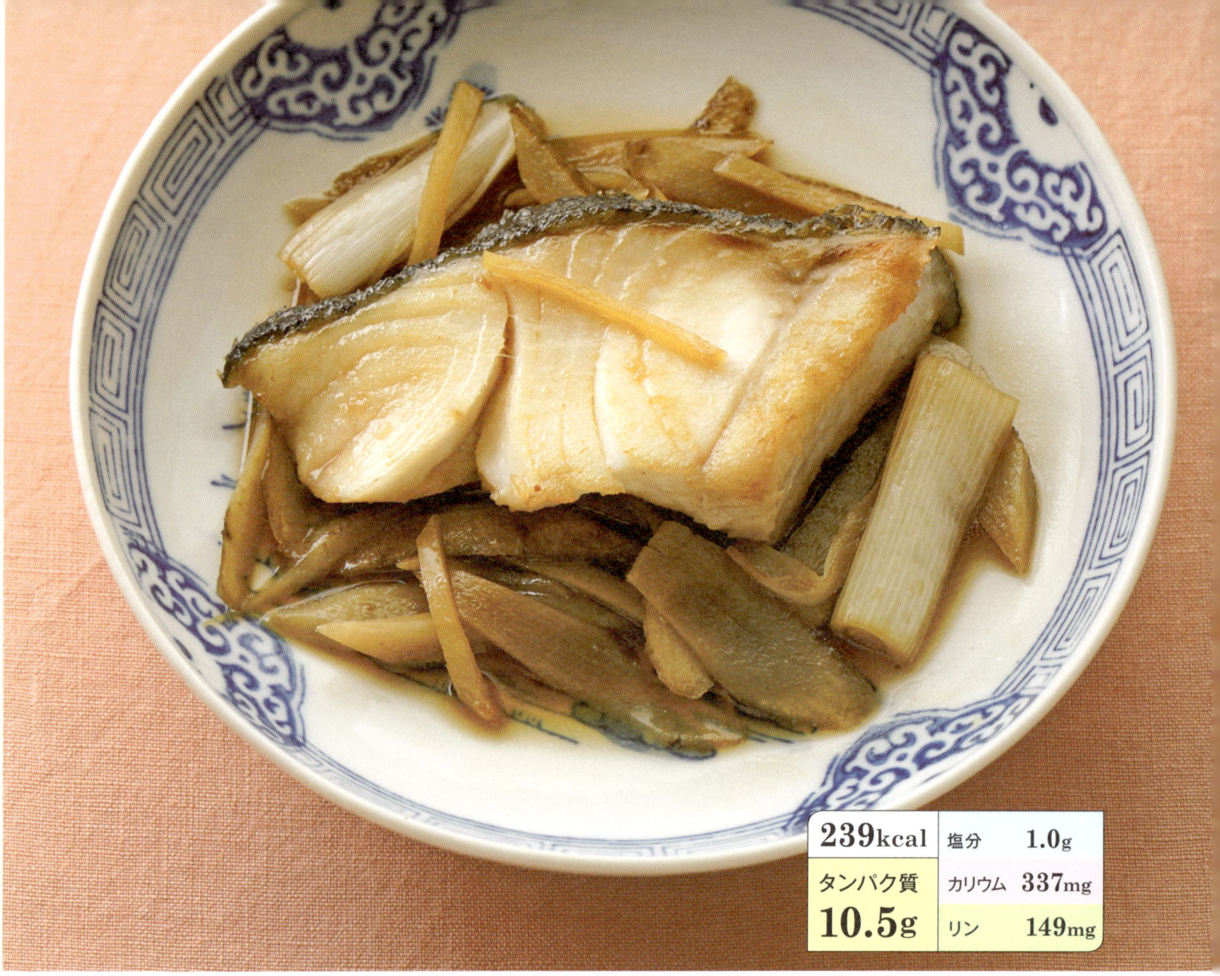

239kcal	塩分	1.0g
タンパク質	カリウム	337mg
10.5g	リン	149mg

ごぼうの旨みと長ねぎの甘みを生かし
甘すぎずさっぱりした味つけに

銀だらの煮つけ

材料（1人分）

銀だら	70g
ごぼう	20g
長ねぎ	10g
しょうが（薄切り）	1枚
A 水	50mℓ
A しょうゆ	小さじ1
A 酒	大さじ1
A 砂糖	小さじ1/2
サラダ油	小さじ1

作り方

1. ごぼうはささがきにして水にさらす。長ねぎは縦半分に切り、しょうがは太めのせん切りにする。
2. 鍋にサラダ油を熱し、1の水けをきったごぼう、長ねぎを炒める。Aを加えて煮立てる。
3. 銀だらとしょうがを加えて落としぶたをし、弱めの中火で8～10分煮る。

Memo

・銀だらはタンパク質が少なく、高脂肪のため、カロリーが高く腎臓病食の調理におすすめの食材。

おすすめの組み合わせ

＋カリフラワーのしょうが酢あえ（P103）

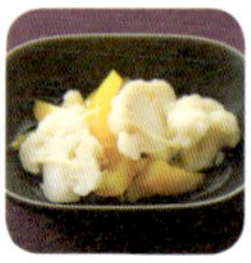

＋ゆでチンゲン菜の中華浸し（P98）

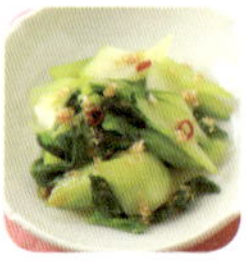

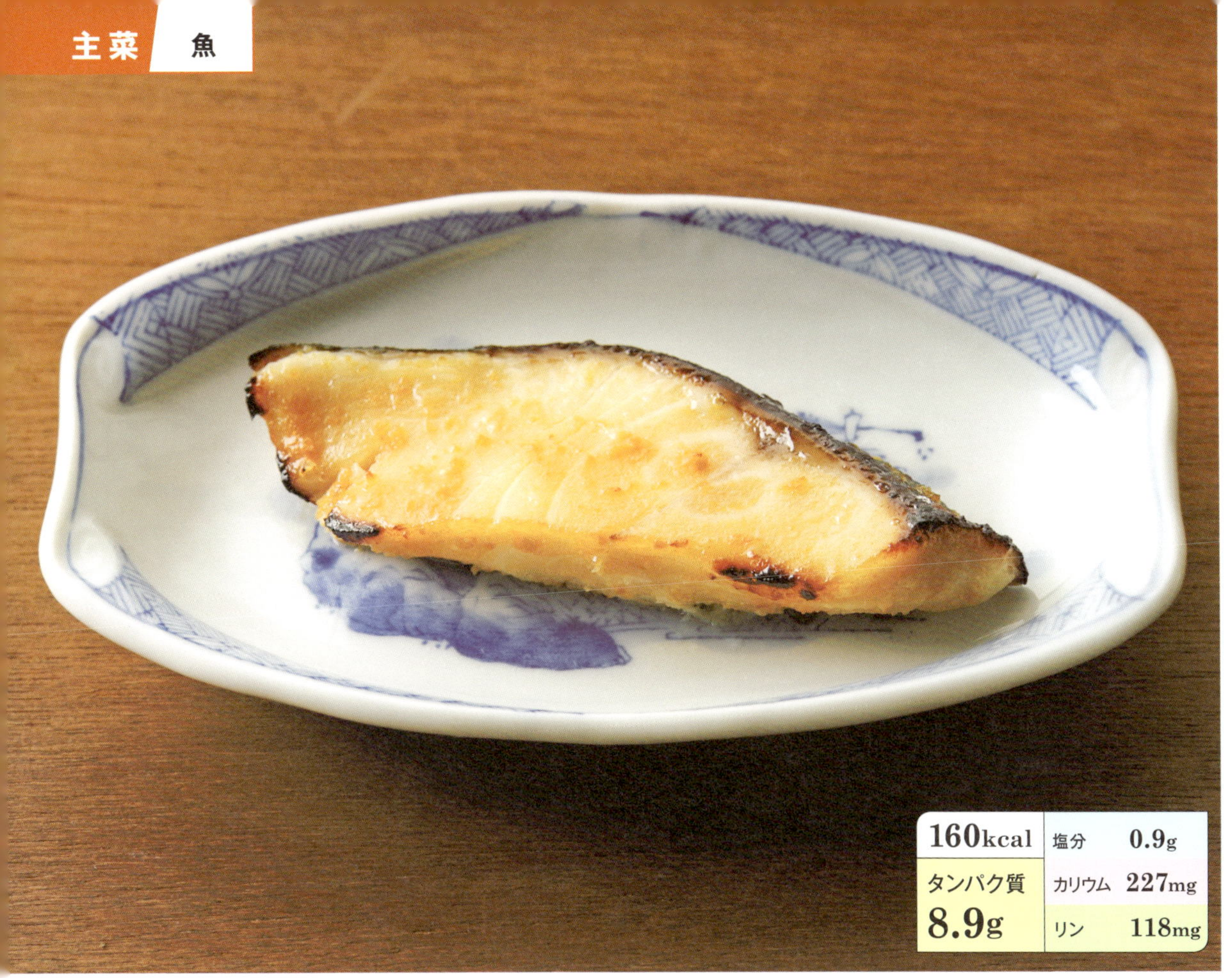

160kcal	塩分	0.9g
タンパク質 8.9g	カリウム	227mg
	リン	118mg

みりんでこっくりとした
甘みを足してまろやかな味わいに

銀だらのみそ漬け焼き

材料（1人分）

銀だら……60g
A みりん……小さじ2/3
　みそ……小さじ1

作り方

1 Aを混ぜ合わせる。

2 ラップを敷き、銀だらの大きさに1を広げる。銀だらをのせて包み、室温で1時間、または冷蔵庫でひと晩おく。

3 ラップをはずし、魚焼きグリルで、弱めの中火で約8分焼く。

Memo

・作り方2でラップに包んだものをそのまま冷凍庫で2週間保存可。
・味もしっかり染み込みお弁当のおかずなどにも最適。

おすすめの組み合わせ

＋にんじんと春菊の白あえ（P20）

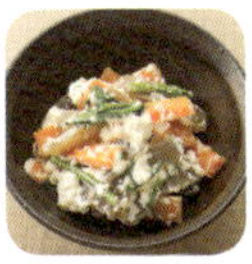

＋かぶのカルパッチョ風サラダ（P128）

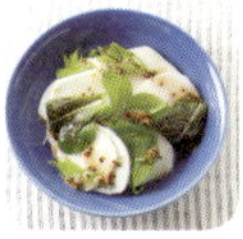

魚介類には、和風以外の味つけもあうので、中華風にしたり、クリーム仕立ての洋風にして、バリエーション豊かにしました。

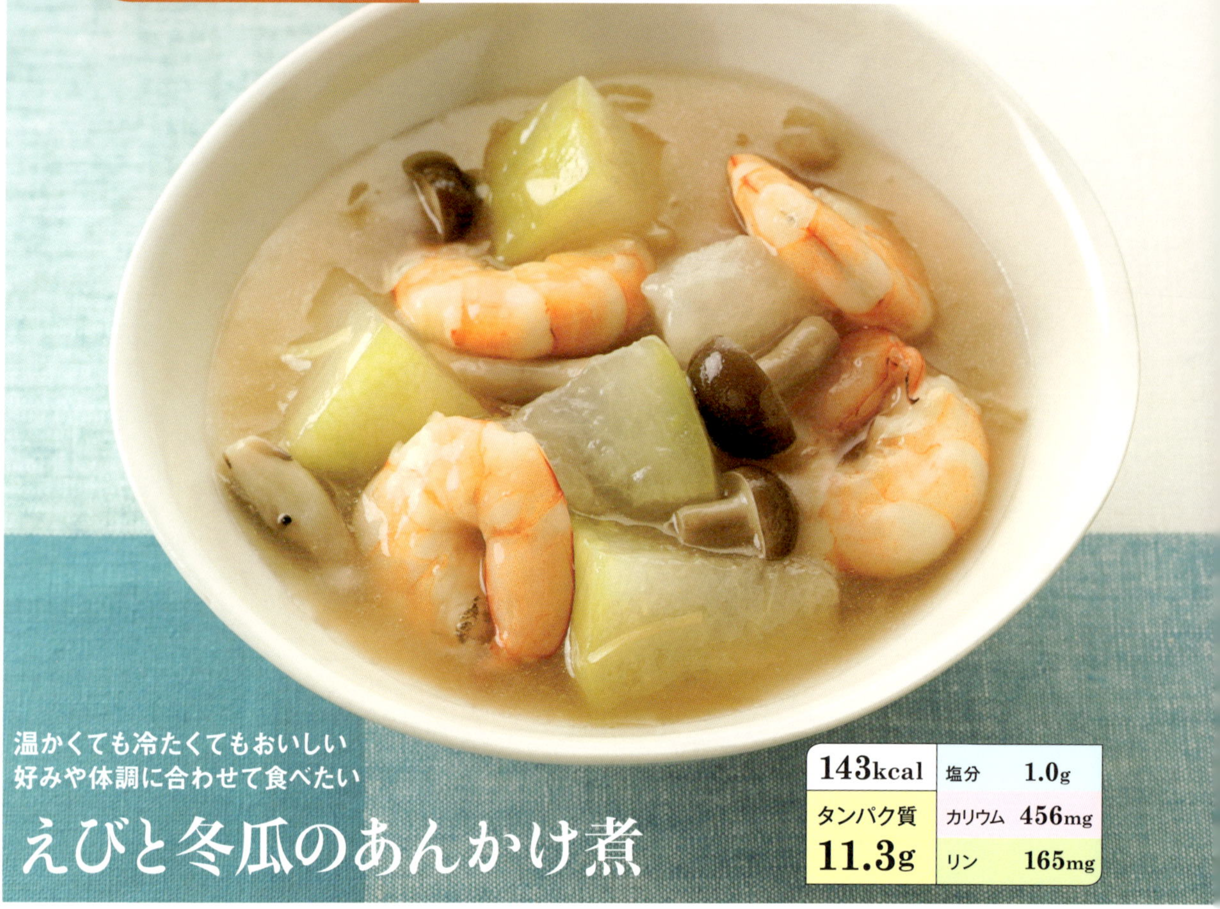

温かくても冷たくてもおいしい
好みや体調に合わせて食べたい

えびと冬瓜のあんかけ煮

143kcal	塩分 1.0g
タンパク質	カリウム 456mg
11.3g	リン 165mg

材料（1人分）

えび（殻をむく）……正味50g
冬瓜……80g
しめじ……20g
しょうが（せん切り）……1/2かけ分
A｜だし汁……100㎖
｜しょうゆ……小さじ1/2
｜酒……小さじ1
｜塩……0.3g
｜砂糖……小さじ1/2
B｜片栗粉……小さじ1
｜水……小さじ2
サラダ油……小さじ1
ごま油……小さじ1/2

作り方

1 えびは背わたをとり、大きければ食べやすい大きさに切る。冬瓜はひと口大に切り、しめじは小房に分ける。

2 鍋にサラダ油を熱し、しょうがと1を炒める。混ぜ合わせたAを加えてふたをし、沸騰したら弱火で約10分煮る。

3 混ぜ合わせたBを加えてひと煮立ちさせ、仕上げにごま油を回しかける。

Memo

・えびは小えびを使うとボリューム感が出る。
・片栗粉でとじることでえびや野菜の旨みをぎゅっととじこめて、冬瓜にも味がしっかりからむ。

おすすめの組み合わせ

＋オクラとキャベツの大葉しょうゆ炒め（P116）

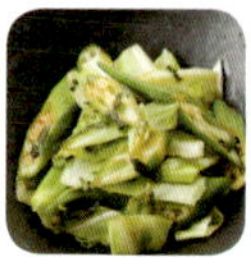

＋かぼちゃサラダ（P124）

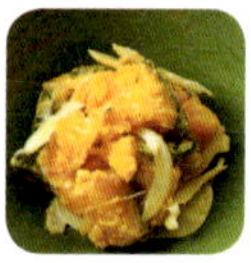

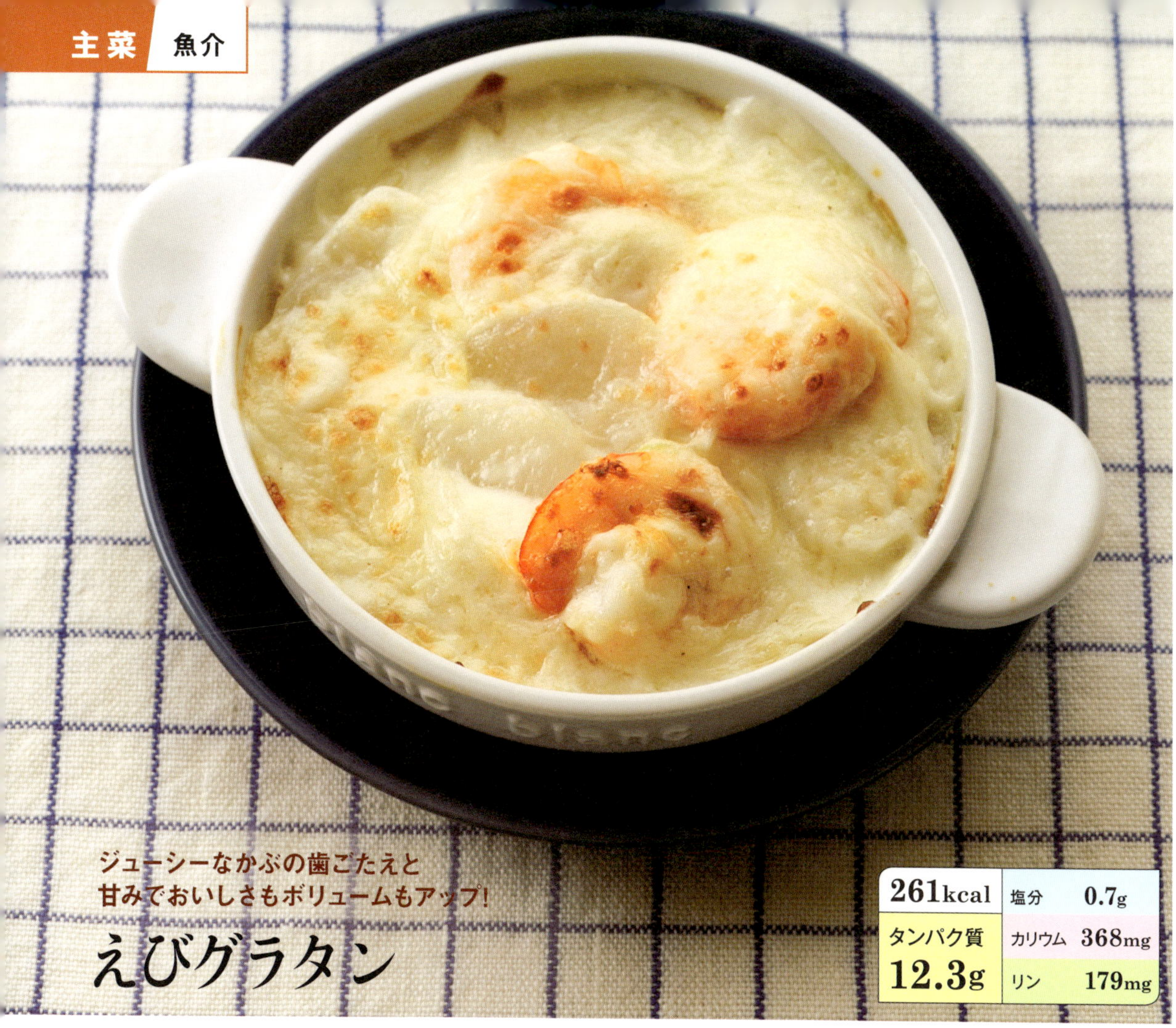

ジューシーなかぶの歯ごたえと
甘みでおいしさもボリュームもアップ!

えびグラタン

261kcal		塩分	0.7g
タンパク質	12.3g	カリウム	368mg
		リン	179mg

材料（1人分）

- えび（殻をむく）……正味50g
- かぶ……1個（60g）
- 玉ねぎ……20g
- 無塩バター……小さじ2
- 薄力粉……小さじ2と1/2
- 黒こしょう……少々
- 塩……0.3g
- パルメザンチーズ……小さじ1/2
- A
  - 水……大さじ3
  - 牛乳……大さじ2
  - 生クリーム……小さじ4
  - スープの素（顆粒）……0.2g

作り方

1. えびは背わたをとり、食べやすい大きさに切る。かぶはくし形に切ってからゆでる。玉ねぎは薄切りにし、黒こしょうをふる。
2. 鍋にバターを熱して溶かし、玉ねぎを炒める。しんなりしたら薄力粉を加え、焦がさないように炒める。
3. 火を止めてAを加えてひと混ぜし、弱火にかけてひと煮立ちさせる。えびとかぶを加え、塩、黒こしょうで味を調える。
4. 耐熱皿に入れてパルメザンチーズをかけ、200℃に予熱したオーブンで8～10分焼く（オーブントースターでも可）。

Memo

・牛乳だけだとカリウムとリンが多くなりすぎるので量を少なくし、生クリームも使ってソースを作るのがポイント。

おすすめの組み合わせ

＋セロリとピーマンのケチャップ炒め
（P114）

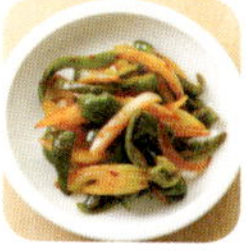

＋焼きしめじと水菜のサラダ
（P129）

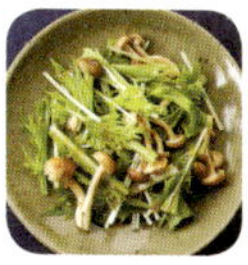

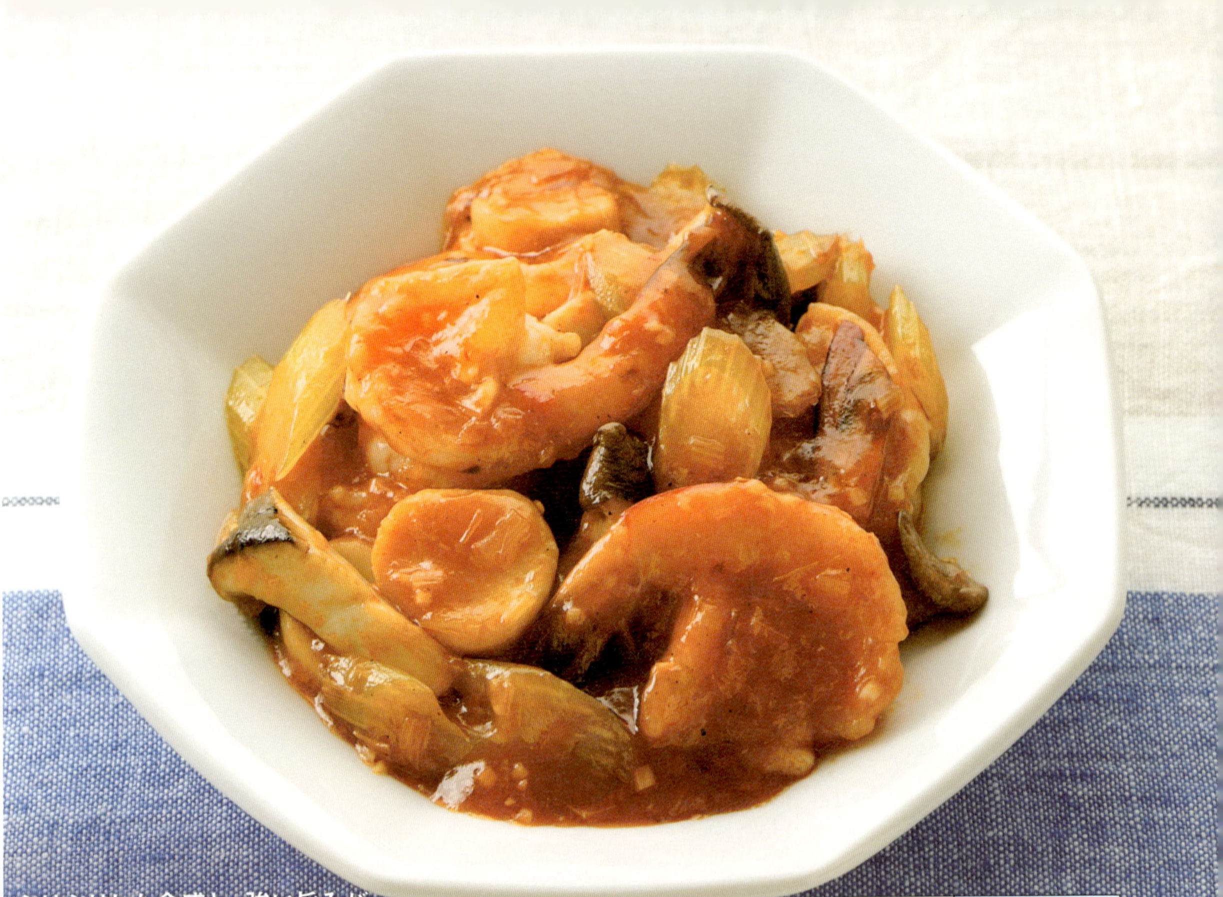

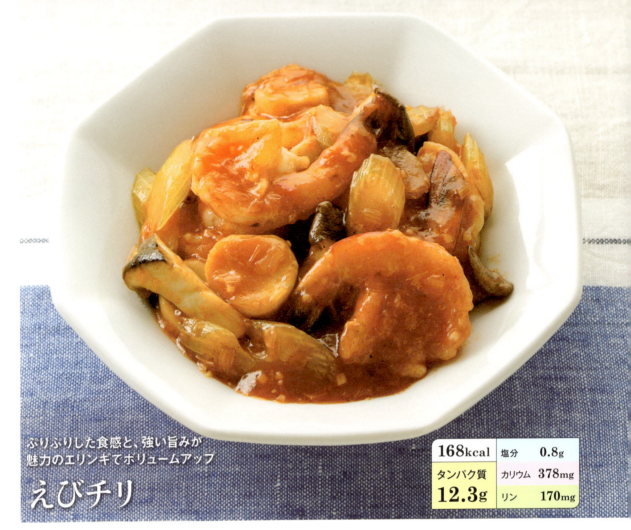

ぷりぷりした食感と、強い旨みが
魅力のエリンギでボリュームアップ

えびチリ

168kcal	塩分	0.8g
タンパク質 12.3g	カリウム	378mg
	リン	170mg

材料（1人分）

えび……60g
A 片栗粉……小さじ1
　しょうがのしぼり汁……小さじ1/4
　酒……小さじ1/2
　黒こしょう……少々
セロリ……20g
エリンギ……30g
長ねぎ……10g
にんにく（薄切り）……1枚
しょうが（薄切り）……1枚
豆板醤……小さじ1/4
B 水……大さじ2
　酢……小さじ1
　黒酢……小さじ1/2
　トマトケチャップ……小さじ1と1/2
　砂糖……小さじ1/2
C 片栗粉……小さじ1/4
　水……小さじ1
サラダ油……小さじ1と1/2
ごま油……小さじ1/2

作り方

1. えびは殻をむいて背開きにし、背わたをとり、混ぜ合わせたAをもみ込む。セロリはすじをとって斜め切りにする。エリンギの軸は輪切り、かさは六つ割りに、長ねぎ、にんにく、しょうがはみじん切りにする。
2. フライパンにサラダ油を熱し、えび、セロリ、エリンギを炒める。長ねぎ、にんにくとしょうが、豆板醤を加えさらに炒める。
3. 香りが出たらBを加えて味つけをする。混ぜ合わせたCでとろみをつけ、ひと煮立ちさせたら、ごま油を回しかける。

Memo

・しょうゆのかわりに黒酢を使ってコクとまろやかさをプラス。
・香り豊かなセロリも欠かせない存在。

おすすめの組み合わせ

＋ ピーマンの炒め煮（P118）

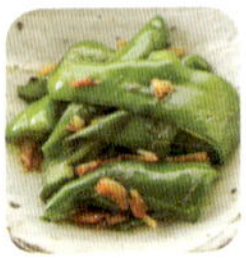

＋ じゃがいもチヂミ（P108）

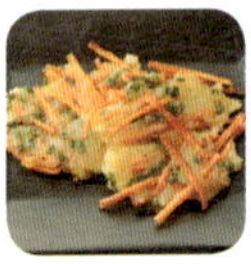

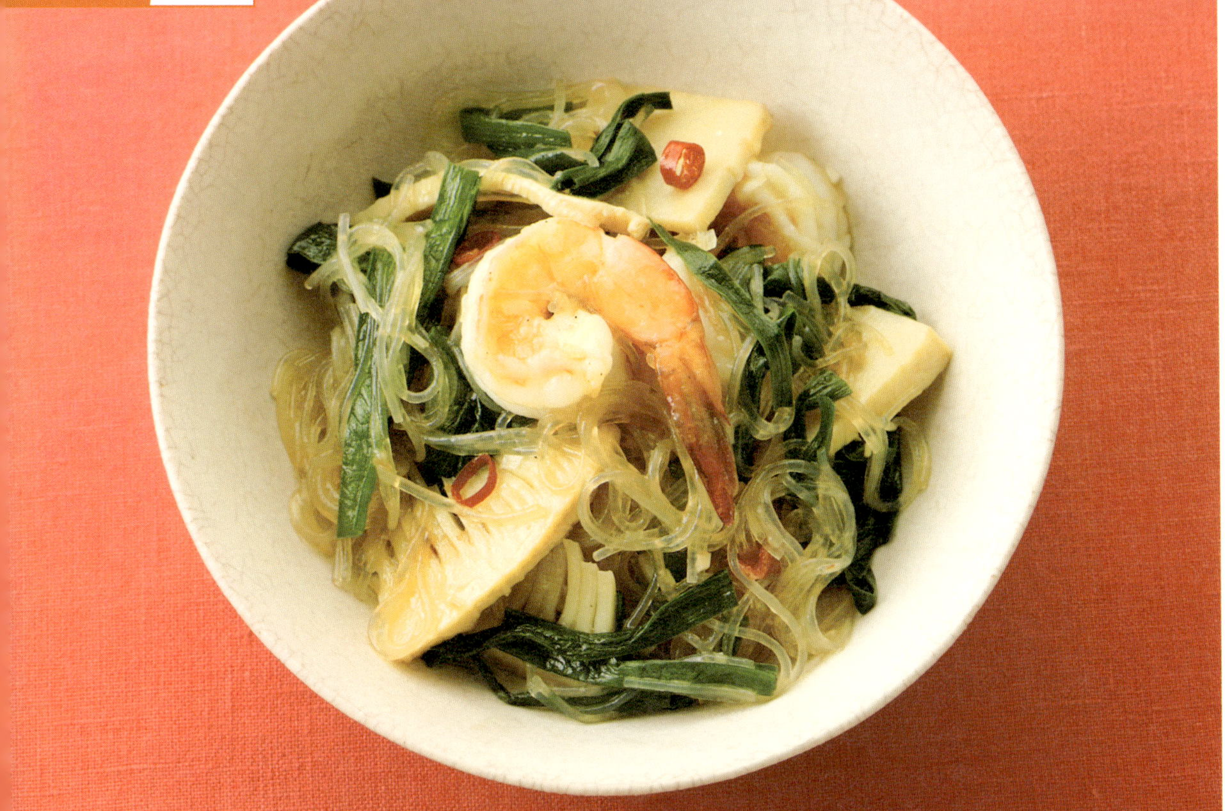

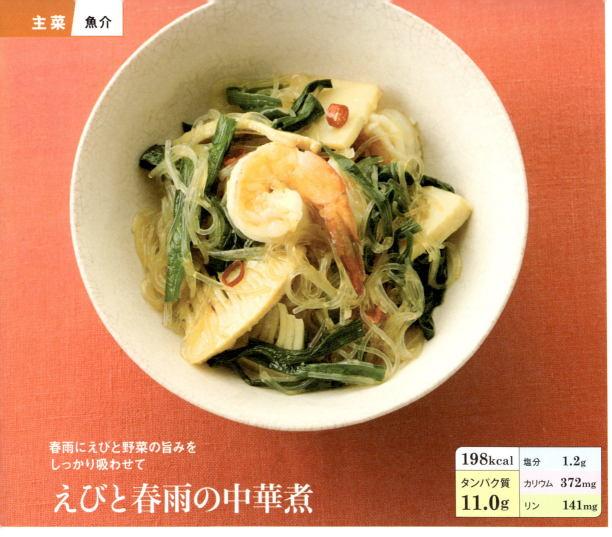

春雨にえびと野菜の旨みを
しっかり吸わせて

えびと春雨の中華煮

198kcal	塩分	1.2g
タンパク質 11.0g	カリウム	372mg
	リン	141mg

材料（1人分）

- えび……50g
- 春雨……15g
- にら……20g
- たけのこ（水煮）……20g
- 長ねぎ……3cm
- にんにく（薄切り）……1枚
- 赤唐辛子（輪切り）……1/4本分
- 片栗粉……小さじ1/2
- 黒こしょう……少々
- A 水……50mℓ
- A しょうゆ……小さじ1
- A 中華スープの素……1つまみ
- B 片栗粉……小さじ1/2
- B 水……小さじ1
- サラダ油……小さじ1と1/2
- ごま油……小さじ1/2

作り方

1 えびは殻をむいて背開きにし、背わたをとる。黒こしょう、片栗粉を合わせ、えびにふる。春雨は熱湯で戻し、食べやすい大きさに切る。

2 にらは4cm長さに切る。たけのこは薄切り、長ねぎ、にんにくはみじん切りにする。

3 フライパンにサラダ油を熱し、えび、にんにく、長ねぎ、にら、たけのこ、赤唐辛子を入れて炒める。

4 Aと1の春雨を加えて煮立てる。混ぜ合わせたBでとろみをつける。ごま油を加え、全体に火を通す。

Memo

・春雨は、カロリー補給の食材としてタンパク質制限のある腎臓病食には最適。味を吸収するので塩少なめの料理でもおいしく食べられるのもいいところ。

おすすめの組み合わせ

＋ごぼうのきんぴら（P113）

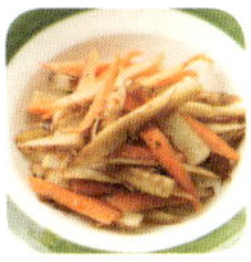

＋大根とりんごのレモンナムル（P102）

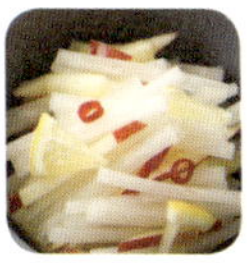

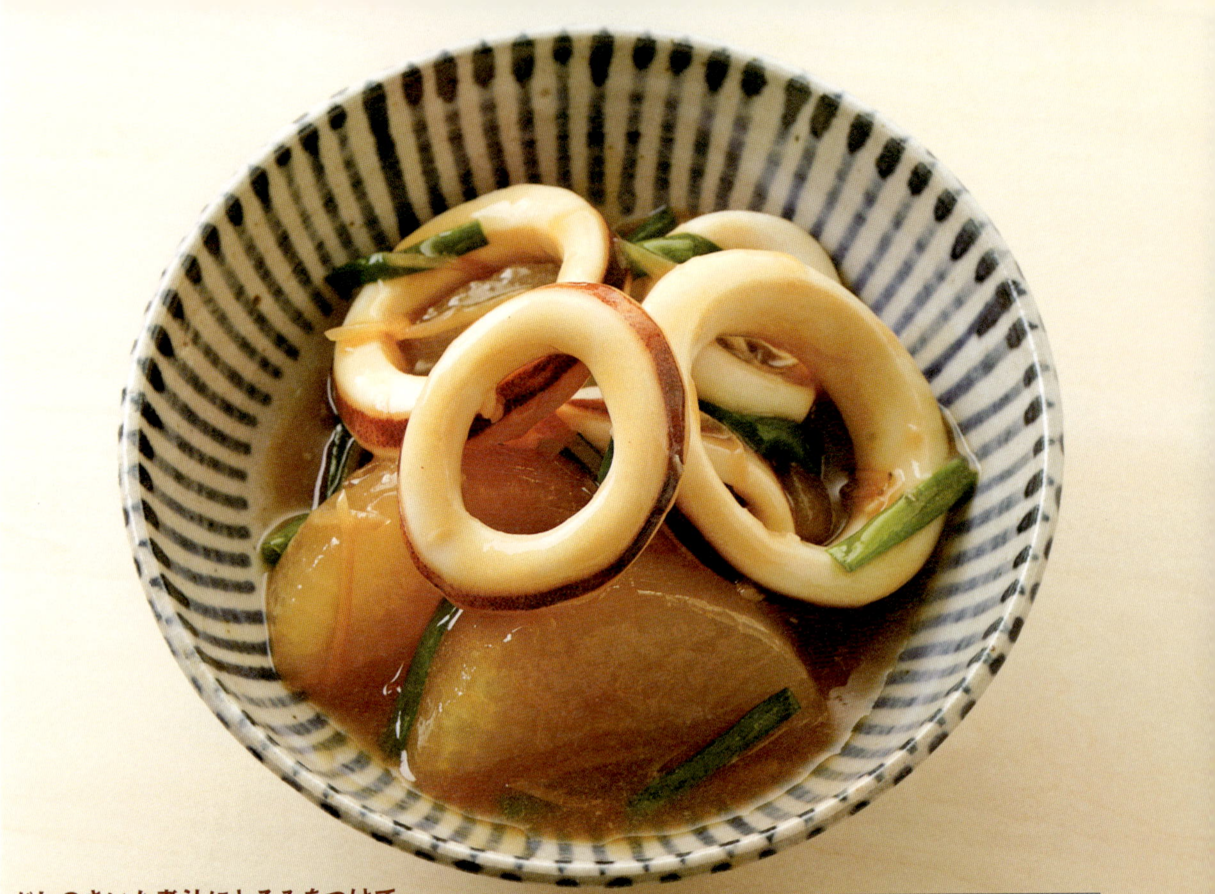

だしのきいた煮汁にとろみをつけて
味をしっかりからめて食べる

いか大根

131kcal	塩分	1.2g
タンパク質	カリウム	443mg
11.8g	リン	183mg

材料（1人分）

いか……60g
大根……80g
細ねぎ……1本
しょうが（せん切り）……1/2かけ分
しょうゆ……小さじ1
A だし汁……50mℓ
　酒……小さじ1
　砂糖……小さじ1
B 片栗粉……小さじ1/2
　水……小さじ1
ごま油……小さじ1

作り方

1 大根は半月切りにしてからゆでる。いかは輪切りにする。

2 鍋にごま油を熱し、1の大根、しょうがを炒める。香りが出たらAを加えてふたをし、沸騰したら弱火にし、5分煮る。

3 いかとしょうゆを加え、さらに5分煮る。混ぜ合わせたBでとろみをつけ、2cmに切った細ねぎを入れて、ひと煮立ちさせる。

Memo

・いかはかたくならないよう仕上げの直前に入れて、加熱しすぎないこと。

おすすめの組み合わせ

＋チンゲン菜のマヨカレー炒め（P115）

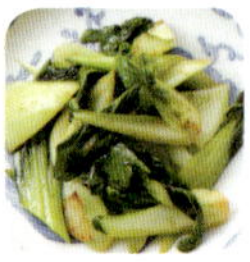

＋じゃがいももち（P109）

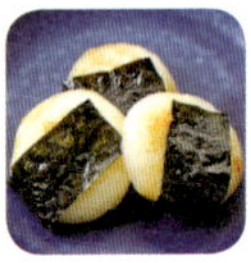

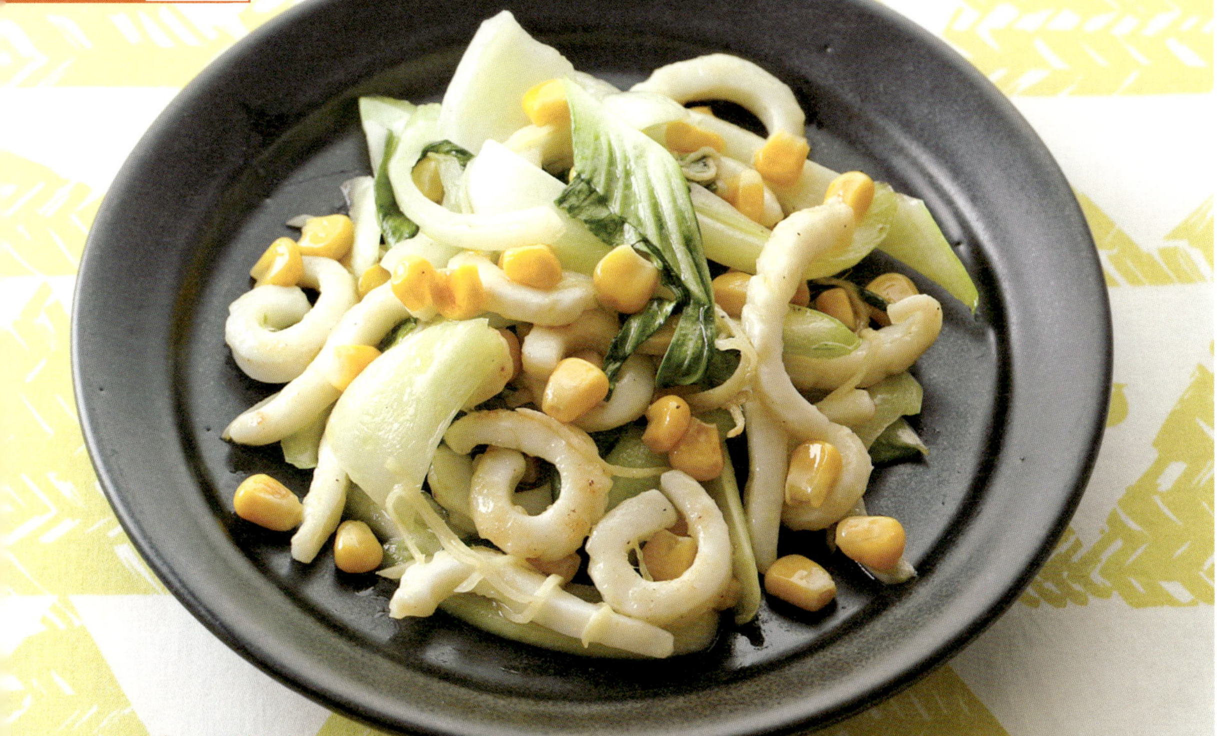

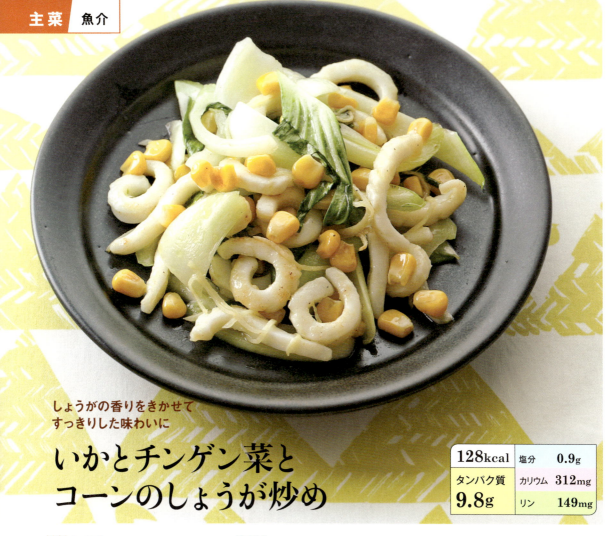

しょうがの香りをきかせて
すっきりした味わいに

いかとチンゲン菜とコーンのしょうが炒め

128kcal	塩分	0.9g
タンパク質 9.8g	カリウム	312mg
	リン	149mg

材料（1人分）

- いか……50g
- チンゲン菜……小1/2枚（50g）
- ホールコーン（缶）……20g
- しょうが（せん切り）……1/4かけ分
- 片栗粉……小さじ1/2
- A
  - 酒……小さじ1
  - 塩……0.5g
  - 黒こしょう……少々
- オリーブ油……小さじ1と1/2

作り方

1. いかは食べやすい大きさに切り、片栗粉をなじませる。チンゲン菜は3㎝長さに切り、コーンは水けをきっておく。
2. フライパンにオリーブ油を熱し、いかとしょうがを炒める。チンゲン菜、コーンを加えて炒める。
3. Aを加えて味を調える。

Memo

・いかに片栗粉をなじませることで食感がよくなり食べごたえもアップ。

おすすめの組み合わせ

＋揚げなすのだし浸し（P101）

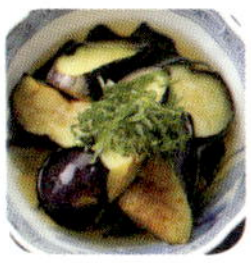

＋ポテトサラダ（P125）

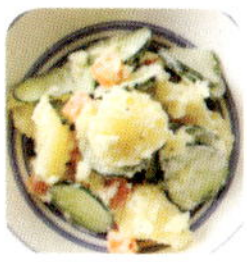

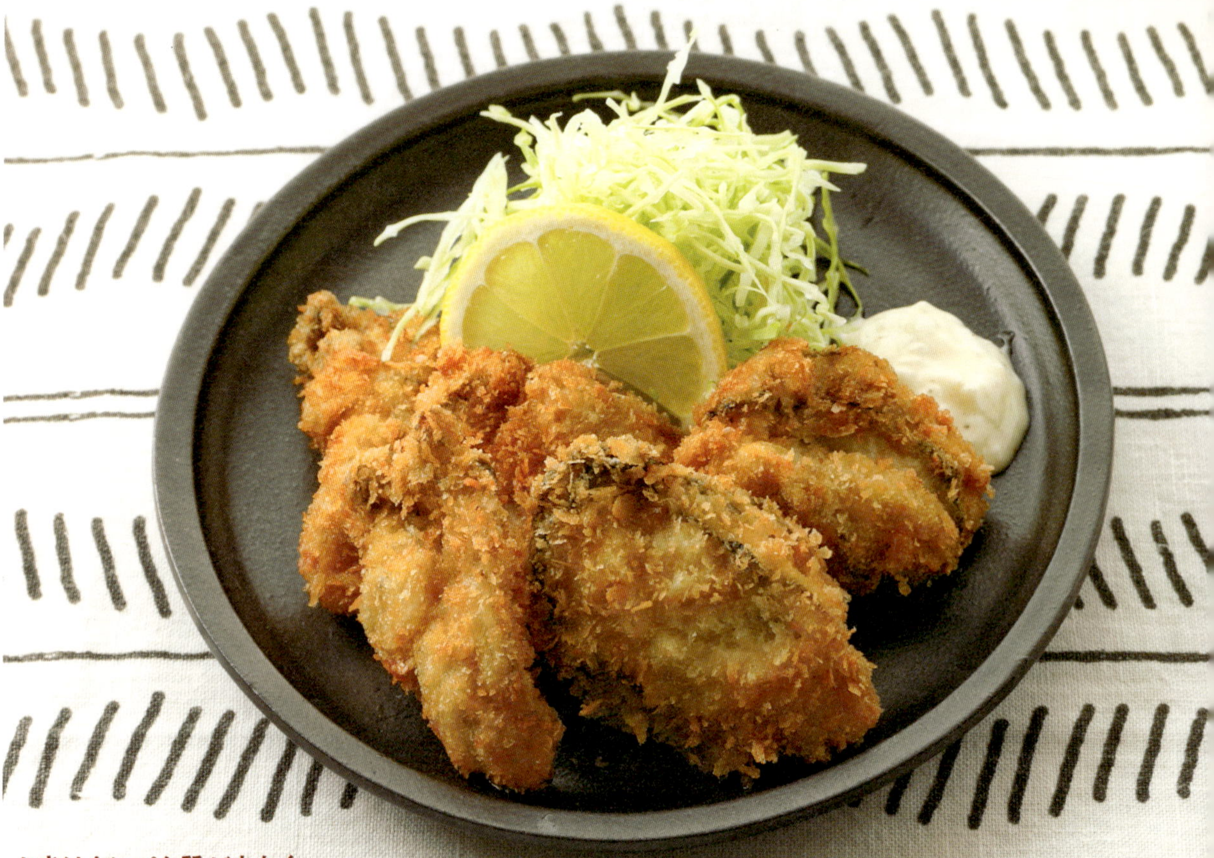

かきはタンパク質が少なく、
おすすめの食材

かきフライ

406kcal	塩分	1.3g
タンパク質 8.8g	カリウム	237mg
	リン	125mg

材料（1人分）

- かき……80g
- キャベツ……20g
- レモン（輪切り）……1切れ
- 黒こしょう……少々
- 薄力粉……小さじ2
- 溶き卵……小さじ2
- パン粉（生）……大さじ3
- 揚げ油……適量
- A
  - 玉ねぎ……5g
  - マヨネーズ……小さじ1と1/2
  - 黒こしょう……少々

作り方

1. かきは塩水（分量外）で洗って水けをしっかりふく。黒こしょうをふり、薄力粉、溶き卵、パン粉の順に衣をつける。
2. 170℃に熱した揚げ油でからりと揚げる。
3. Aの玉ねぎはみじん切りにし、水にさらす。ペーパータオルに包んで、水けをしぼり、マヨネーズ、黒こしょうと混ぜ合わせる。キャベツをせん切りにし、かきとともに盛り合わせ、レモンを添える。

Memo

・高タンパクのタルタルソースの代わりに玉ねぎマヨネーズを添える。
・カキはフライにすることで高カロリーなおかずに。

おすすめの組み合わせ

＋長いものおだし煮（P119）

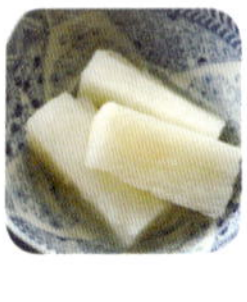

＋大根のおかか梅炒め（P111）

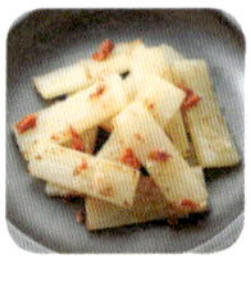

ほたては油で炒めてカロリープラス

ほたてのエスカベーシュ

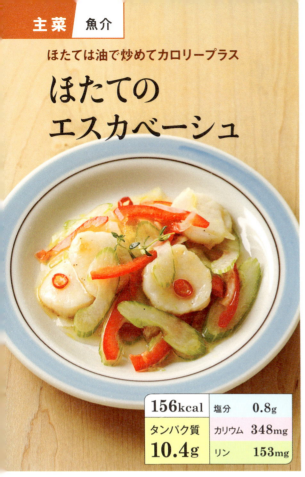

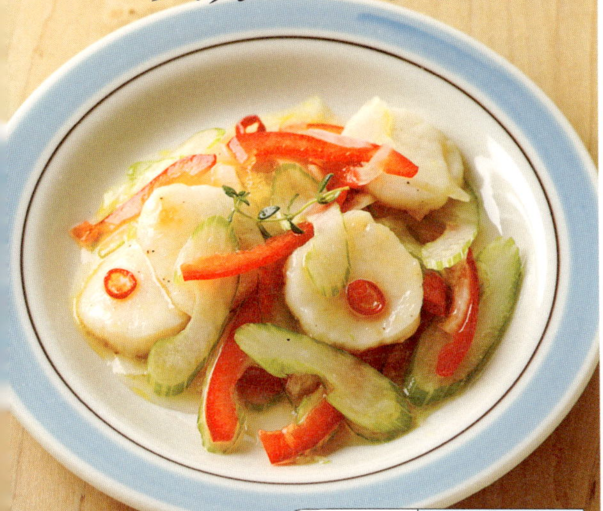

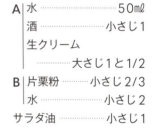

156kcal	塩分	0.8g
タンパク質	カリウム	348mg
10.4g	リン	153mg

材料（1人分）

- ほたて貝柱……60g
- 玉ねぎ……10g
- パプリカ（赤）……10g
- セロリ……20g
- 片栗粉……小さじ1/2
- 黒こしょう……少々
- A
  - タイム、黒こしょう……各少々
  - 赤唐辛子（輪切り）……1/4本分
  - オリーブ油……小さじ1
  - 塩……0.6g
  - 砂糖……小さじ1
  - 酢……小さじ1と1/2
- オリーブ油……小さじ1

作り方

1. ほたて貝柱は厚みが2～3枚になるように切り、片栗粉、黒こしょうをまぶす。玉ねぎは薄切り、パプリカはせん切り、セロリは斜め薄切りにする。
2. フライパンにオリーブ油を熱し、ほたてを焼く。
3. 混ぜ合わせたA、1の玉ねぎ、セロリ、パプリカ、2をボウルに入れて混ぜ、約10分おいて、味をなじませる。

おすすめの組み合わせ

＋かぶのステーキ（P110）

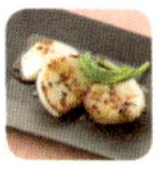

＋彩きんぴら（P113）

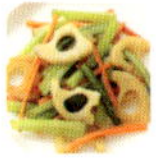

タンパク質の少ない生クリームを使って

ほたてとチンゲン菜のクリーム

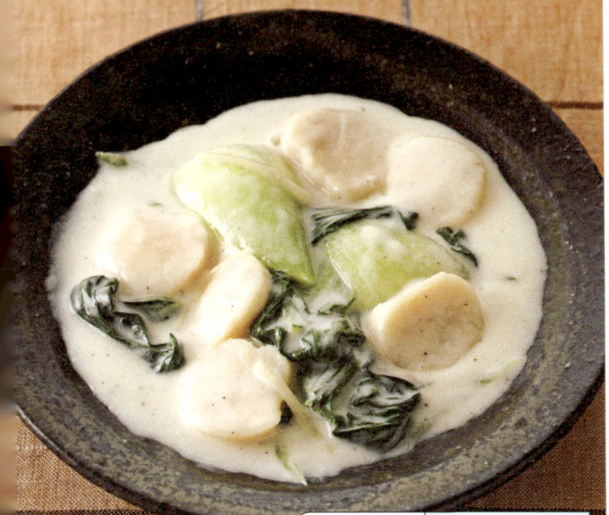

196kcal	塩分	0.8g
タンパク質	カリウム	371mg
9.3g	リン	144mg

材料（1人分）

- ほたて貝柱……50g
- チンゲン菜……1/2株（60g）
- しょうが……1/2かけ
- 塩……0.5g
- 黒こしょう……少々
- A
  - 水……50mℓ
  - 酒……小さじ1
  - 生クリーム……大さじ1と1/2
- B
  - 片栗粉……小さじ2/3
  - 水……小さじ2
- サラダ油……小さじ1

作り方

1. ほたては厚みが2～3枚になるように切り、しょうがはせん切り、チンゲン菜は3cm長さに切る。
2. フライパンにサラダ油を熱し、1を炒める。
3. Aを加えて煮立てる。塩、黒こしょうを加え、味を調える。
4. 混ぜ合わせたBを加えてとろみをつけ、ひと煮立ちさせる。

おすすめの組み合わせ

＋ズッキーニとパプリカのチーズ炒め（P114）

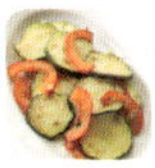

＋キャベツとスナップエンドウのピーナッツあえ（P99）

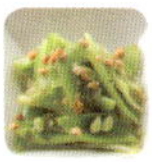

卵

タンパク質制限があるなかで、効率よく摂取するためにも、良質なタンパク質源として、1日に1回は食卓にとり入れたいのが卵。

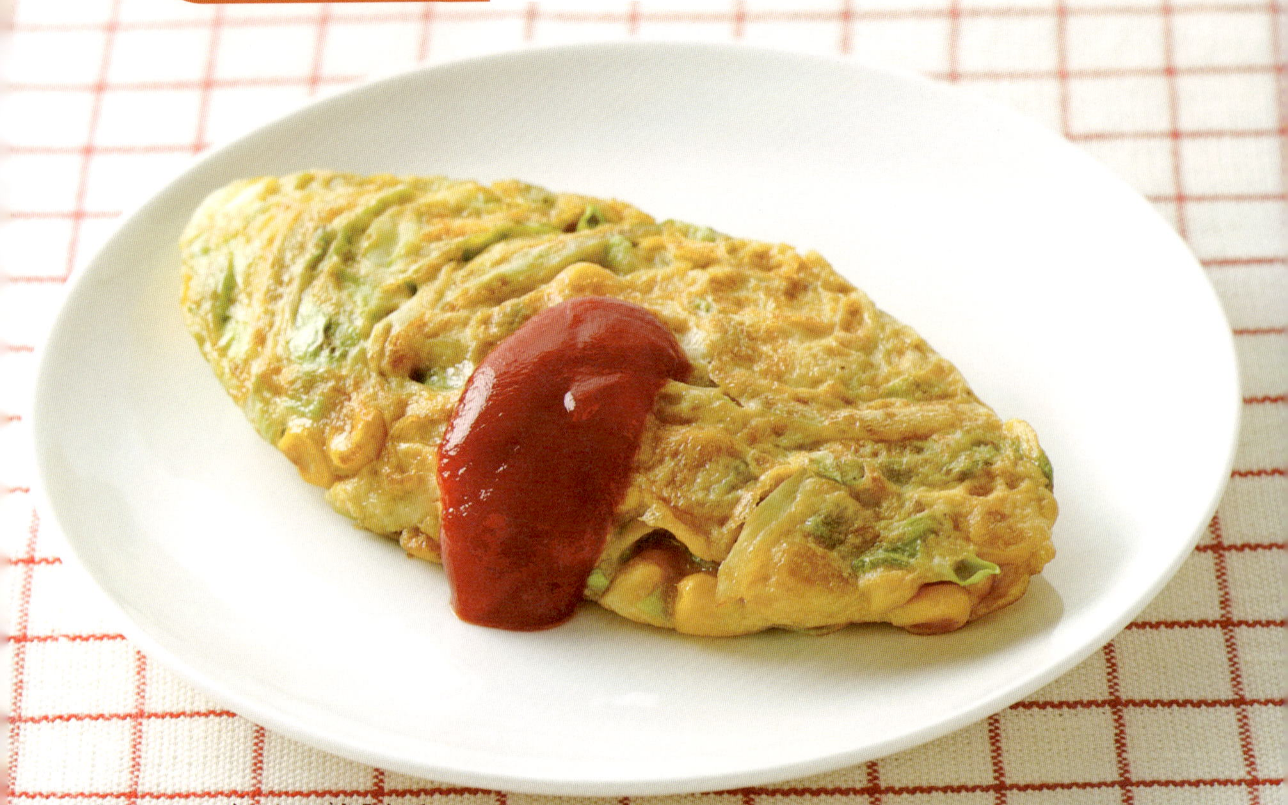

卵にパルメザンチーズを入れて
味に風味と塩けをきかせる

キャベツオムレツ

168kcal	塩分	0.8g
タンパク質	カリウム	191mg
7.6g	リン	120mg

材料（1人分）

- 卵……1個
- キャベツ……30g
- 玉ねぎ……10g
- ホールコーン（缶）……20g
- 塩……0.3g
- 黒こしょう……少々
- パルメザンチーズ……小さじ1/2
- オリーブ油……小さじ1と1/2
- トマトケチャップ……小さじ1

作り方

1. キャベツは太めのせん切り、玉ねぎは薄切りにし、コーンは水けをきっておく。
2. フライパンにオリーブ油小さじ1を熱し、1を炒め、塩、黒こしょうで味を調える。
3. ボウルに2、溶きほぐした卵、パルメザンチーズを入れ、混ぜ合わせる。
4. 小さめのフライパンにオリーブ油小さじ1/2を熱し、3を流し入れる。半熟状になるまで混ぜ、オムレツの形にととのえながら焼く。器に盛り、ケチャップを添える。

Memo

・キャベツや玉ねぎ、コーンを加えてボリュームアップ。

おすすめの組み合わせ

＋にんじんのパセリドレサラダ（P125）

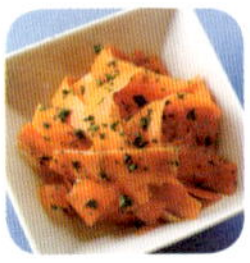

＋ソーセージ1本（P140）

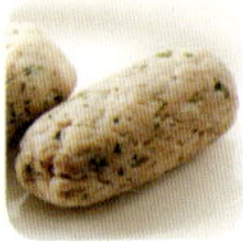

だしをきかせたあんが野菜にからむ

半月焼き卵の野菜あんかけ

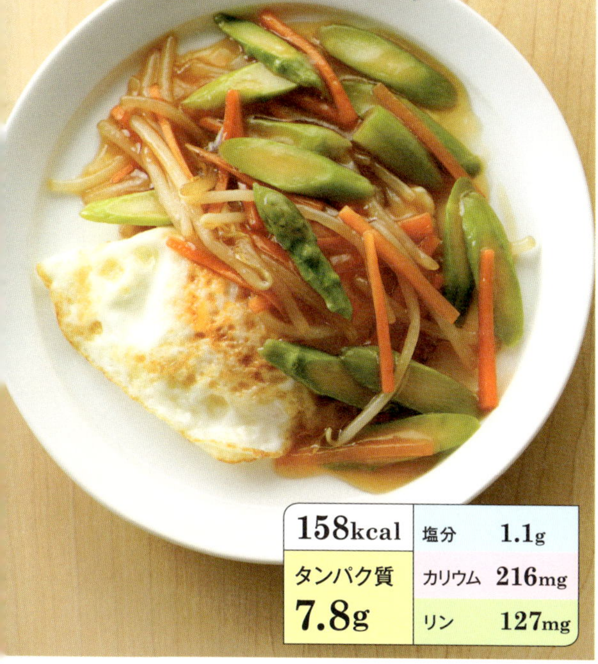

158kcal	塩分	1.1g
タンパク質 7.8g	カリウム	216mg
	リン	127mg

材料（1人分）

- 卵 ……………… 1個
- グリーンアスパラガス ……………… 20g
- にんじん ……………… 10g
- もやし ……………… 20g
- A だし汁 ……………… 50mℓ
- A しょうゆ ……………… 小さじ1
- A 砂糖 ……………… 小さじ1/2
- B 片栗粉 ……………… 小さじ1/2
- B 水 ……………… 小さじ1
- サラダ油 ……………… 小さじ1
- ごま油 ……………… 小さじ1

作り方

1. アスパラガスは斜め切り、にんじんはせん切りにする。
2. フライパンにサラダ油を熱し、卵を割り入れて焼く。白身が半熟状になったら半分に折りたたみ、好みのかたさに焼き上げ、とり出す。
3. 2にごま油を足し、アスパラガスとにんじん、もやしを入れて炒め、しんなりしたらAを加えて煮立てる。
4. 混ぜ合わせたBを加えてとろみをつけ、ひと煮立ちさせる。2の卵を器に盛り、かける。

おすすめの組み合わせ

＋ 白菜とあさりの煮物 （P121）

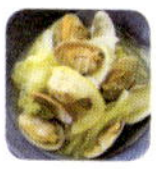

＋ ゆでごぼうののりマヨあえ （P157）

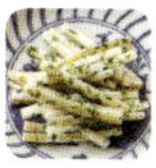

一度冷ますことで味が染みこみ、
減塩でもおいしい

卵入りおでん

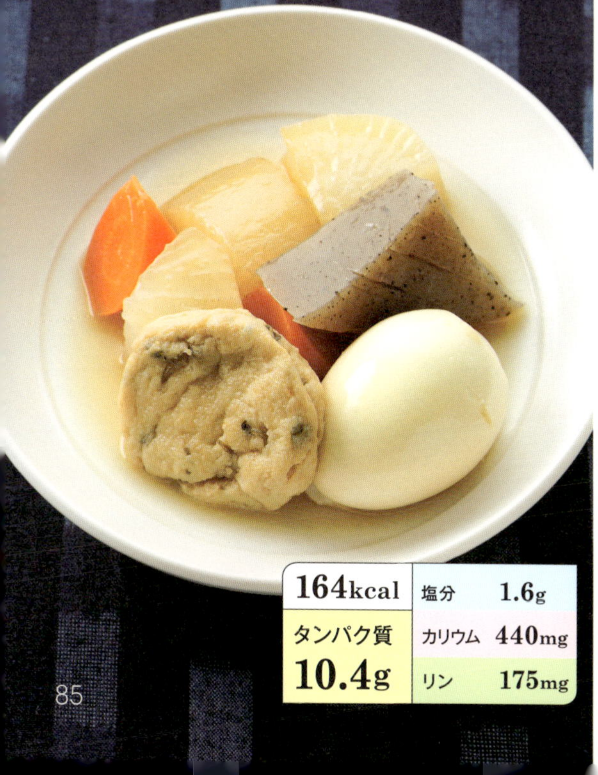

164kcal	塩分	1.6g
タンパク質 10.4g	カリウム	440mg
	リン	175mg

材料（1人分）

- ゆで卵 ……………… 1個
- 大根 ……………… 80g
- こんにゃく ……………… 40g
- にんじん ……………… 20g
- ミニがんも ……………… 1個（20g）
- A だし汁 ……………… 150mℓ
- A みりん ……………… 小さじ1
- A 塩 ……………… 0.8g
- しょうゆ ……………… 小さじ1/2

作り方

1. 大根は食べやすい大きさに切り、こんにゃくは表面に切り目を入れてともにゆでる。にんじんは乱切りにする。ミニがんもは熱湯をかけて油を抜く。
2. 鍋にAを上から順に入れ、1、ゆで卵を入れて火にかけ、ふたをする。沸騰したら弱火で約15分煮込む。
3. しょうゆを加えてひと煮立ちさせ、火を止めて冷ます。再び火にかけてひと煮立ちさせると、より味が含まる。（できたては味が薄い。）

おすすめの組み合わせ

＋ さつまいものきんぴら （P159）

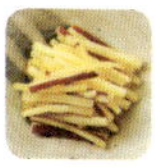

＋ 焼きしめじと水菜のサラダ （P129）

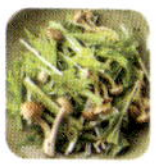

材料（1人分）

卵……1個
キャベツ……2/3枚（40g）
にんじん……10g
えのきだけ……20g
カットわかめ（乾燥）……小さじ1
A だし汁……大さじ2
　しょうゆ……小さじ1
　砂糖……小さじ1/2
サラダ油……小さじ1

作り方

1 キャベツは食べやすい大きさに、にんじんは細切りに、えのきは半分に切る。わかめは水で戻す。

2 鍋にサラダ油を熱し、1のキャベツ、にんじんを炒める。しんなりしたらえのきとわかめを加え、さっと炒める。

3 Aを加えて煮立てる。溶きほぐした卵を回し入れ、ふたをして火を止め、好みのかたさにとじる。

おすすめの組み合わせ

＋ かぼちゃサラダ（P124）

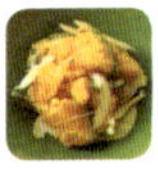

＋ ごまみそ汁（P160）

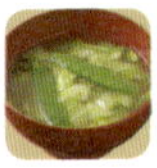

わかめとえのきで旨みを出す

玉子とじ煮

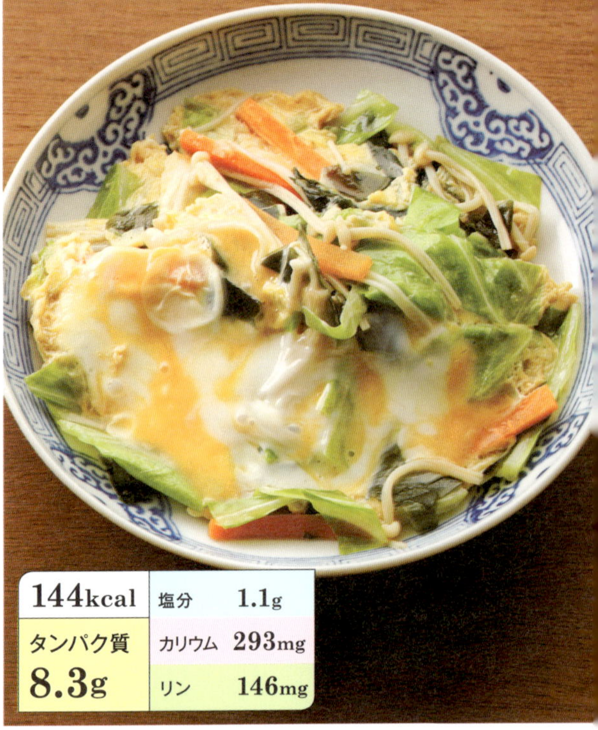

144kcal	塩分	1.1g
タンパク質 8.3g	カリウム	293mg
	リン	146mg

材料（1人分）

卵……1/2個
A だし汁……75mℓ
　しょうゆ……小さじ1/10
　みりん……小さじ1/3
　塩……0.3g
しいたけ……1/4枚（5g）
三つ葉……1本

作り方

1 ボウルに卵を割りほぐし、Aを加えて混ぜ合わせる。しいたけは薄切りに、三つ葉は2cm長さに切る。

2 1の卵液を器に注ぎ、しいたけを加える。

3 蒸気の上がった蒸し器に入れ、強火で2〜3分、表面が白くなるまで蒸す。

4 弱火にし、さらに約10分蒸し上げる。蒸し器から器をとり出し、1の三つ葉を散らす。

おすすめの組み合わせ

＋ チャプチェ（P42）

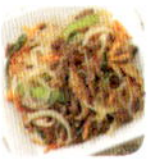

＋ たたききゅうりのわさび酢あえ（P100）

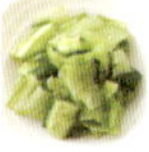

1/2個の卵で十分おいしい！

茶碗蒸し

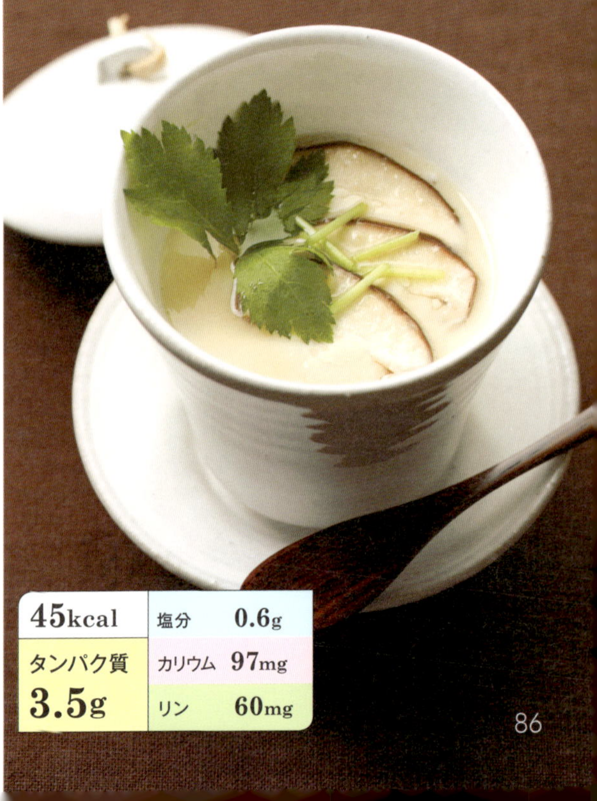

45kcal	塩分	0.6g
タンパク質 3.5g	カリウム	97mg
	リン	60mg

西東社

監修 両角國男
著 岩崎啓子

専門医が教える 組み合わせ自在 腎臓病レシピ

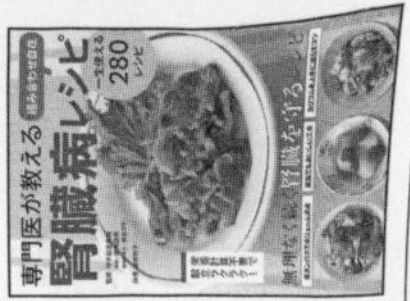

定価1,650円（10%税込）

ISBN978-4-7916-2464-5
C2077 ¥1500E
9784791624645

ご注文お待ちしております

部

部数

貴店名

補充・注文カード

＊この書籍管理用スリップは実用新案第3133757号に登録されています

定価 1,650円（10%税込）

売上実績カード

Seitosha
東京都文京区湯島2-3-13
営業（TEL）:03-5800-3
営業（FAX）:03-5

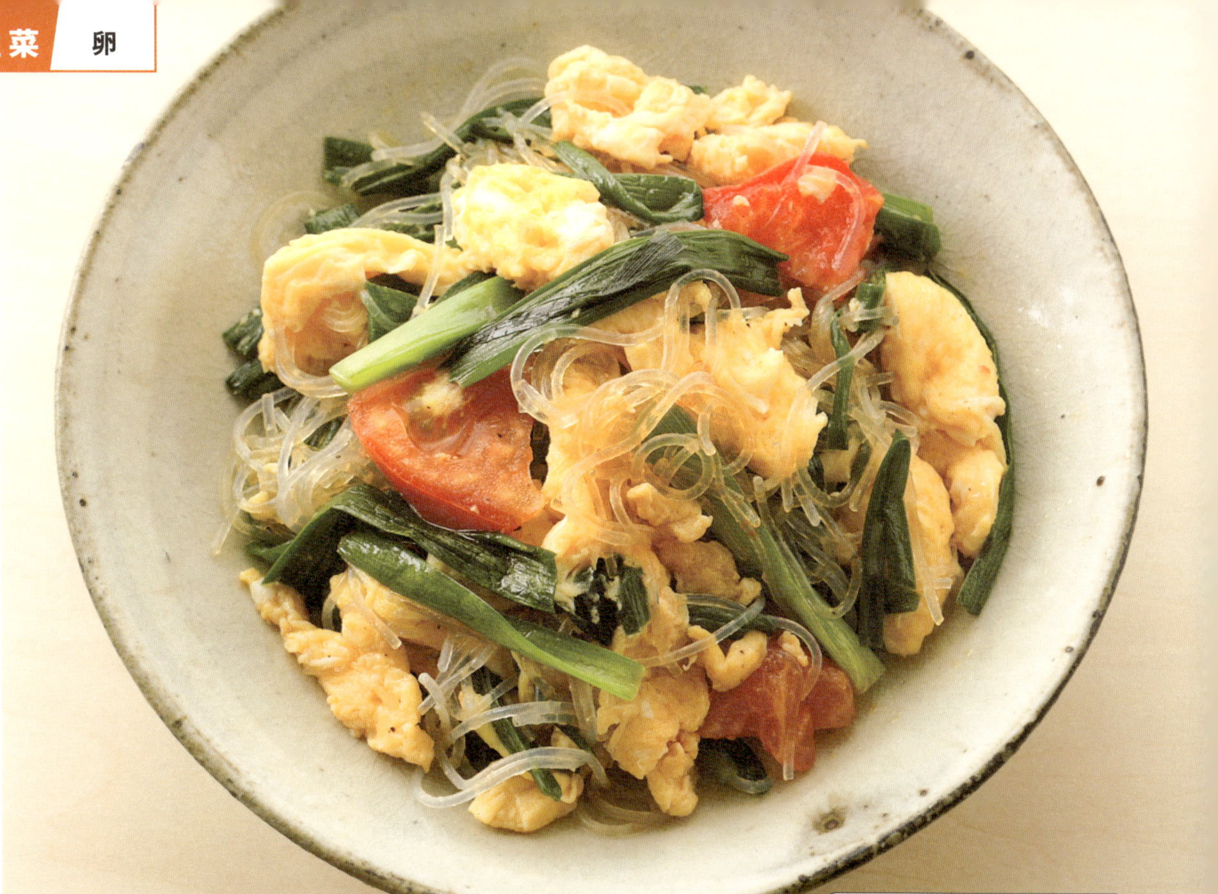

少量のトマトで酸味と甘みをプラス

春雨入りにら玉

204kcal		塩分	0.9g
タンパク質 7.1g		カリウム	295mg
		リン	113mg

材料（1人分）

- 卵 …… 1個
- にら …… 30g
- トマト …… 1/4個（30g）
- 春雨 …… 10g
- 砂糖 …… 小さじ1/2
- ごま油 …… 小さじ1
- A
  - しょうゆ …… 小さじ1/2
  - 酒 …… 小さじ1
  - 塩 …… 0.3g
  - 黒こしょう …… 少々
- サラダ油 …… 小さじ1

作り方

1. 卵はボウルに割りほぐし、砂糖を加えて混ぜる。春雨は熱湯に入れて戻し、食べやすい長さに切る。にらは4㎝長さに、トマトは乱切りにする。
2. フライパンにサラダ油を熱し、1の卵を半熟状になるまで炒め、とり出す。
3. 2のフライパンにごま油を足して再度熱し、1のにら、トマト、春雨を炒める。
4. Aを加えてひと混ぜし、卵を戻し入れて炒める。

おすすめの組み合わせ

＋焼き大根と油揚げの煮物（P26）

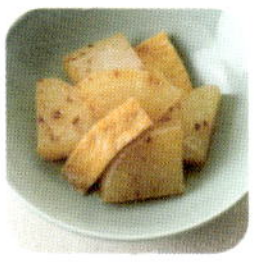

＋たたき長いもともずくの酢の物（P105）

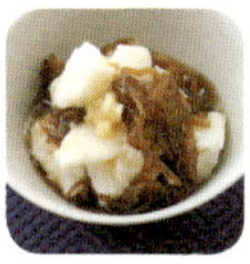

大豆製品

厚揚げや油揚げ、豆腐や納豆などの大豆製品は、それぞれ食感も見た目も風味も違うのでメニューの幅も広がります。

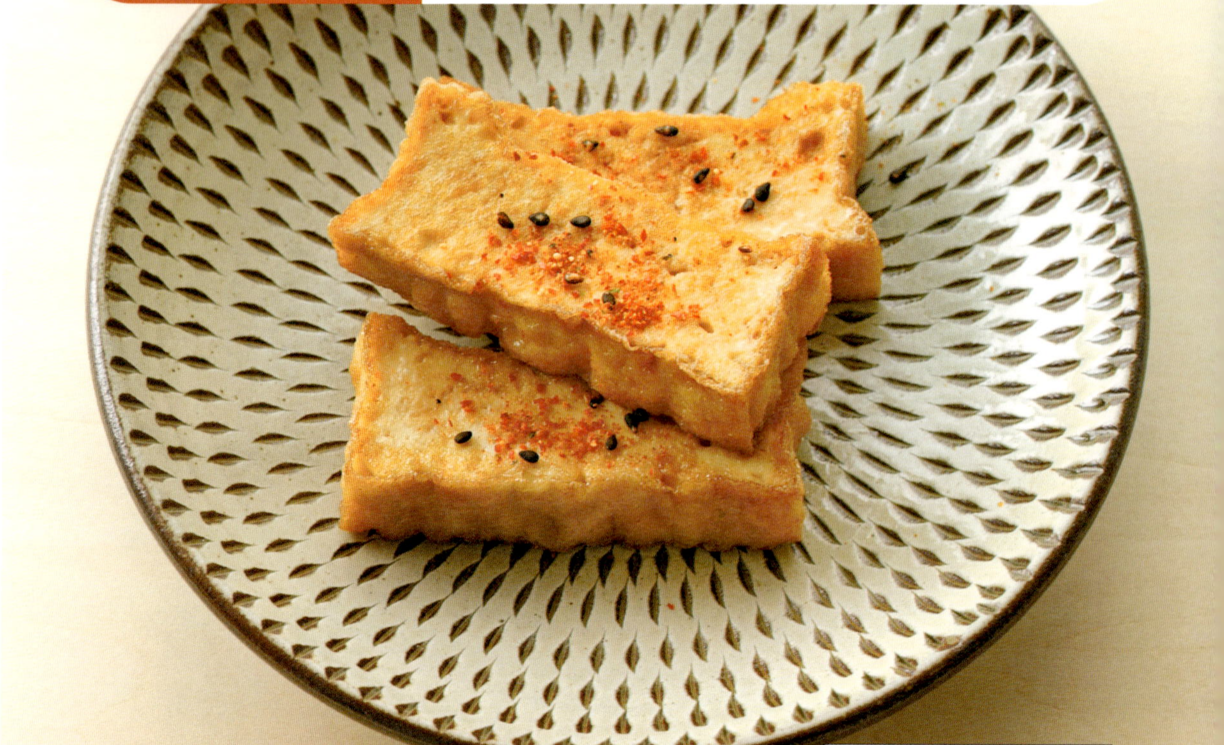

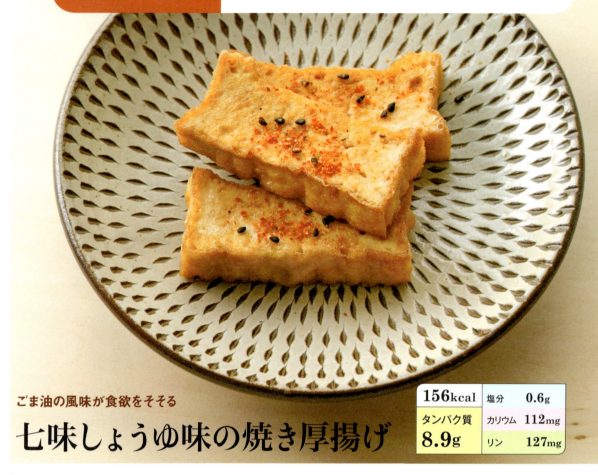

ごま油の風味が食欲をそそる

七味しょうゆ味の焼き厚揚げ

156kcal	塩分	0.6g
タンパク質 8.9g	カリウム	112mg
	リン	127mg

材料（1人分）

厚揚げ……80g
A しょうゆ……小さじ2/3
　みりん……小さじ1
　七味唐辛子……少々
ごま油……小さじ1/2

作り方

1 厚揚げは7～8㎜の薄切りにする。
2 フライパンにごま油を熱し、1を両面焼きつける。
3 火を止めてAを加え、余熱でからめる。

Memo

・厚揚げをごま油でしっかり焼きつけてから、余熱で調味料をからめると焦げずにしっかり味がつく。

おすすめの組み合わせ

＋三つ葉とれんこんのごま炒め(P117)

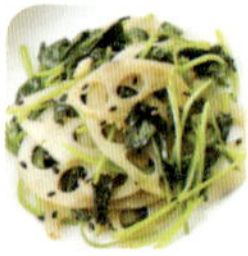

＋かいわれと大根のマヨしょうゆかけ(P125)

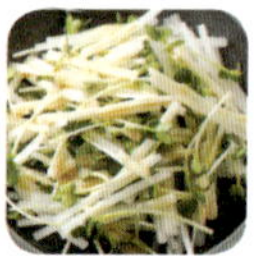

豆腐とれんこんの水けをしっかりきってから混ぜると旨みが強くなる

豆腐の笹かまぼこ風揚げ

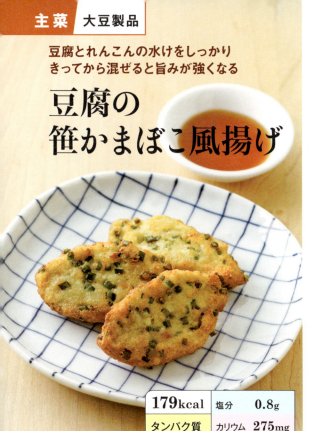

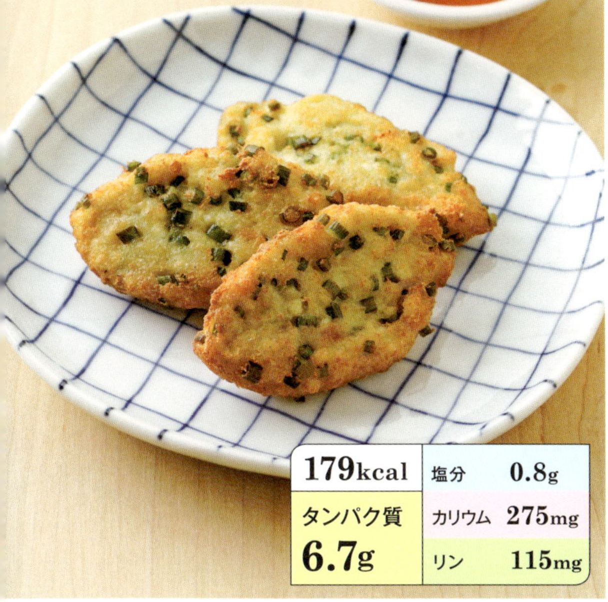

179kcal	塩分 0.8g
タンパク質 6.7g	カリウム 275mg
	リン 115mg

材料（1人分）

- 木綿豆腐……60g
- れんこん……30g
- 細ねぎ……5g
- ツナ（缶）……10g
- 片栗粉……小さじ1
- A だし汁……小さじ1
- A しょうゆ……小さじ2/3
- A 酢……小さじ1/2
- サラダ油……適量

作り方

1. 豆腐はペーパータオルに包んで水けをきり、つぶす。れんこんはすりおろして水けをきる。細ねぎは小口切りにする。ツナは汁けをきる。
2. ボウルに豆腐、れんこんとツナ、片栗粉を入れて混ぜ合わせる。
3. 細ねぎを加えてさらに混ぜ、笹かまぼこ風に形を作る。
4. フライパンにサラダ油を深さ約1cm注いで熱し、3をきつね色になるまで揚げ焼きにする。器に盛り、混ぜ合わせたAを添える。

おすすめの組み合わせ

＋ 豆苗とキャベツのオイスターソース炒め（P112）

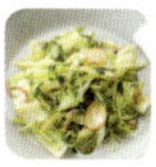

＋ いんげんの山椒風味ごまあえ（P105）

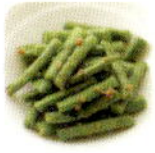

長ねぎは香りが立つまで炒めて

炒り豆腐

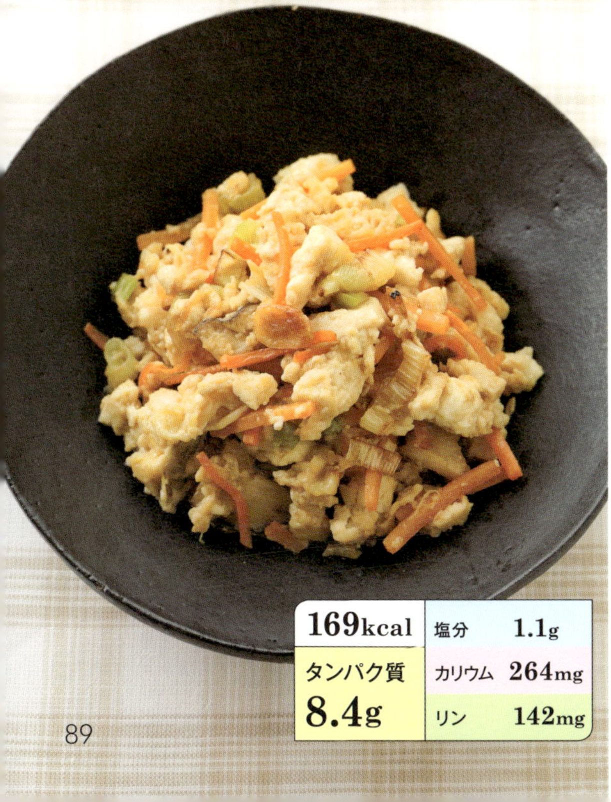

169kcal	塩分 1.1g
タンパク質 8.4g	カリウム 264mg
	リン 142mg

材料（1人分）

- 木綿豆腐……60g
- 長ねぎ……20g
- にんじん……20g
- しいたけ……1/2枚（10g）
- 桜えび……2つまみ
- 溶き卵……1/2個分
- しょうゆ……小さじ1
- 砂糖……小さじ1
- ごま油……小さじ1と1/2

作り方

1. 豆腐はペーパータオルに包んで水けをきる。長ねぎは小口切り、にんじんはせん切り、しいたけは薄切り、桜えびは粗みじんに切る。
2. フライパンにごま油を熱し、1の長ねぎを香ばしい香りが出るまで炒める。
3. にんじん、しいたけ、桜えびを加え、さらに炒める。豆腐をくずしながら加え、しょうゆ、砂糖で味つけし、汁けがなくなるまで加熱する。
4. 溶き卵を回し入れてさっと炒め合わせる。

おすすめの組み合わせ

＋ レタスとブロッコリーのサラダ（P127）

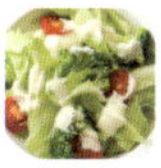

＋ もやしとスナップエンドウのソース炒め（P22）

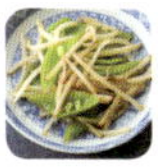

豆腐は揚げてカロリーをとれる一皿に

揚げだし豆腐

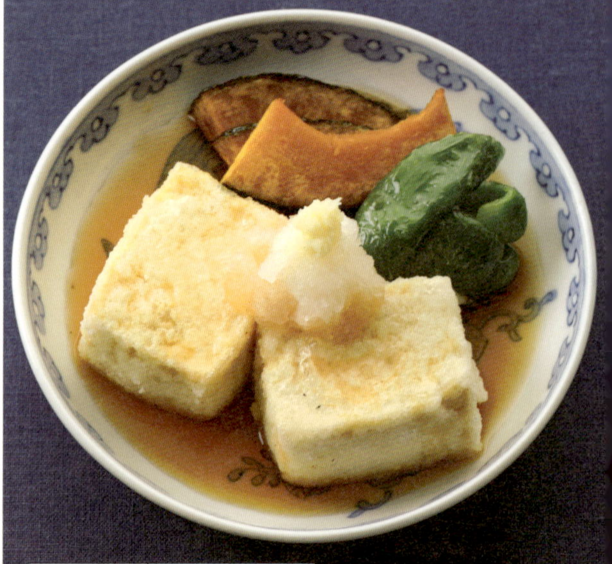

212kcal	塩分 1.0g
タンパク質 8.0g	カリウム 392mg
	リン 147mg

材料（1人分）

- 木綿豆腐……100g
- ピーマン……1/2個（15g）
- かぼちゃ……30g
- 大根……15g
- しょうが……1/2かけ
- 片栗粉……小さじ2
- A だし汁……大さじ2
- A しょうゆ……小さじ1
- A みりん……小さじ1
- 揚げ油……適量

作り方

1. 豆腐は半分に切り、ペーパータオルに包んで水けをきる。ピーマンは乱切り、かぼちゃは大きめの薄切りにする。
2. 揚げ油を170℃に熱し、片栗粉をまぶした1の豆腐を入れて、ふっくらするまで揚げる。ピーマン、かぼちゃは素揚げする。
3. 耐熱容器にAを順に入れ、ラップはせずに、電子レンジで20秒加熱する。
4. 大根はすりおろしてさっと洗い、水けをきる。しょうがはすりおろす。器に2を盛り、3をかけて大根としょうがを添える。

おすすめの組み合わせ

＋ 白菜の甘酢炒め（P116）

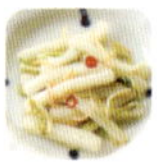

＋ ごぼうのきんぴら（P113）

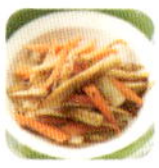

トマトベースのソースで洋風に

豆腐ステーキ

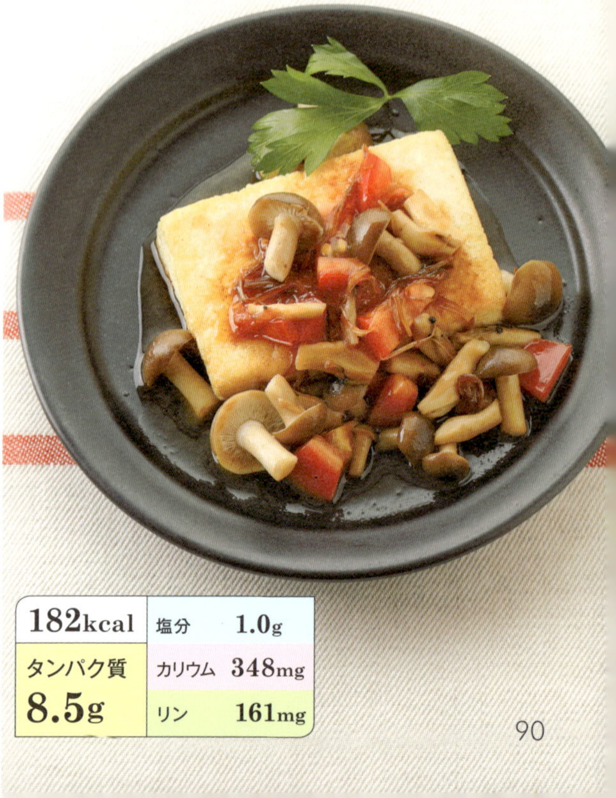

182kcal	塩分 1.0g
タンパク質 8.5g	カリウム 348mg
	リン 161mg

材料（1人分）

- 木綿豆腐……100g
- しめじ……1/6パック（30g）
- トマト……20g
- 長ねぎ……10g
- にんにく（薄切り）……1枚
- （あれば）イタリアンパセリ……少々
- 薄力粉……小さじ1
- A しょうゆ……小さじ1
- A みりん……小さじ1/2
- A 黒こしょう……少々
- オリーブ油……小さじ2

作り方

1. 豆腐は厚みを半分に切り、ペーパータオルで包んで水けをきる。しめじは小房に分ける。トマトは角切り、長ねぎは太めのせん切りにする。
2. フライパンに半量のオリーブ油を中火で熱し、薄力粉をまぶした1の豆腐をきつね色になるまで焼き、とり出して器に盛る。
3. 残りのオリーブ油を足し、にんにくを加え、香りをつけてからとり除く。
4. 1の長ねぎ、しめじをいれて炒め、トマト、Aを加えて味をつける。2にかける。

おすすめの組み合わせ

＋ かぼちゃのごましょうゆ煮（P118）

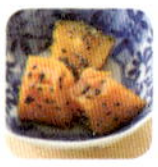

＋ キャベツとスナップエンドウのピーナッツあえ（P99）

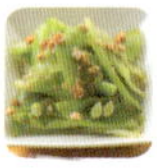

豆腐の水きりをしっかりすると味がしまる

豆腐チャンプルー

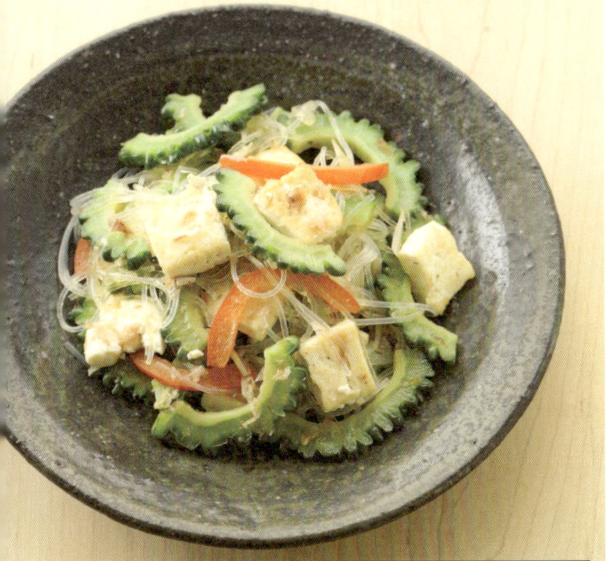

167kcal	塩分	0.9g
タンパク質	カリウム	216mg
4.5g	リン	81mg

材料（1人分）

- 木綿豆腐……50g
- にがうり……40g
- パプリカ（赤）……10g
- 春雨……10g
- にんにく（みじん切り）……少々
- 塩……0.3g
- A しょうゆ……小さじ2/3
- A みりん……小さじ1/2
- A 黒こしょう……少々
- サラダ油……小さじ1
- ごま油……小さじ1
- 削り節……0.5g

作り方

1. 豆腐はペーパータオルに包んで水けをきる。にがうりは縦半分に切って薄切り、パプリカはせん切りにする。春雨は熱湯に入れて戻し、食べやすい長さに切る。
2. フライパンにサラダ油を熱し、1の豆腐をひと口大に割りながら入れ、焼き目をつけて、にがうりとパプリカ、にんにくを加えて炒める。しんなりしたら春雨と塩を加え、Aを順に加えて味を調える。ごま油を加え、混ぜ合わせる。削り節をかける。

おすすめの組み合わせ

＋揚げなすのだし浸し（P101）

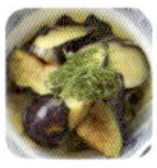

＋ソーセージ1本（P140）

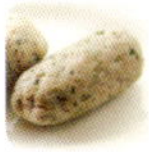

長ねぎを焼きつけて香ばしく

肉豆腐

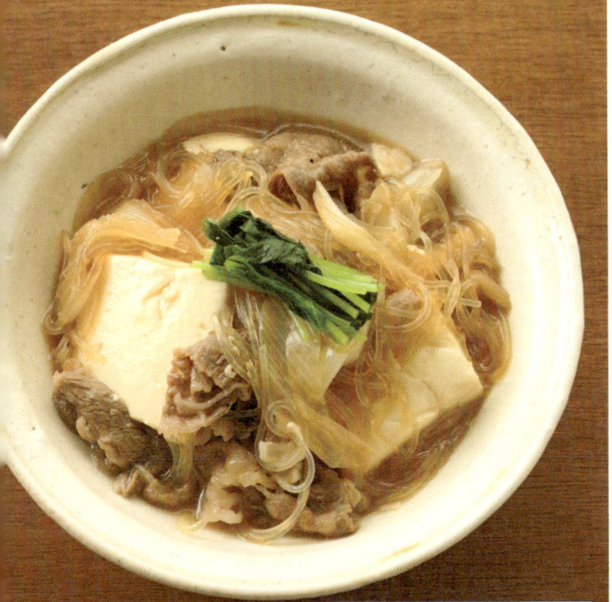

258kcal	塩分	1.2g
タンパク質	カリウム	386mg
11.2g	リン	160mg

材料（1人分）

- 絹ごし豆腐……100g
- 牛肉（しゃぶしゃぶ用）……30g
- 長ねぎ……30g
- 三つ葉……5g
- 春雨……10g
- A だし汁……50mℓ
- A しょうゆ……小さじ1と1/3
- A 酒……小さじ1
- A 砂糖……小さじ1
- サラダ油……小さじ1と1/2

作り方

1. 牛肉はひと口大に、長ねぎは斜めに、豆腐は3cm角に切る。春雨は熱湯に入れて戻し、食べやすい長さに切る。
2. 鍋にサラダ油を熱し、長ねぎを焼く。香りが立ったら火を止め、Aを加えて煮立てる。
3. 豆腐、春雨、牛肉は広げて加え、ふたをして沸騰したら弱火で7～8分煮る。3cm長さに切った三つ葉を加え、すぐ火を止める。

おすすめの組み合わせ

＋焼きなす（P101）

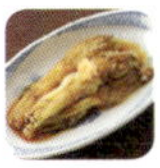

＋刻み大根のわさびしょうゆ漬け（P132）

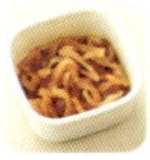

弱火でことこと味をじっくり煮含めて

宝袋煮

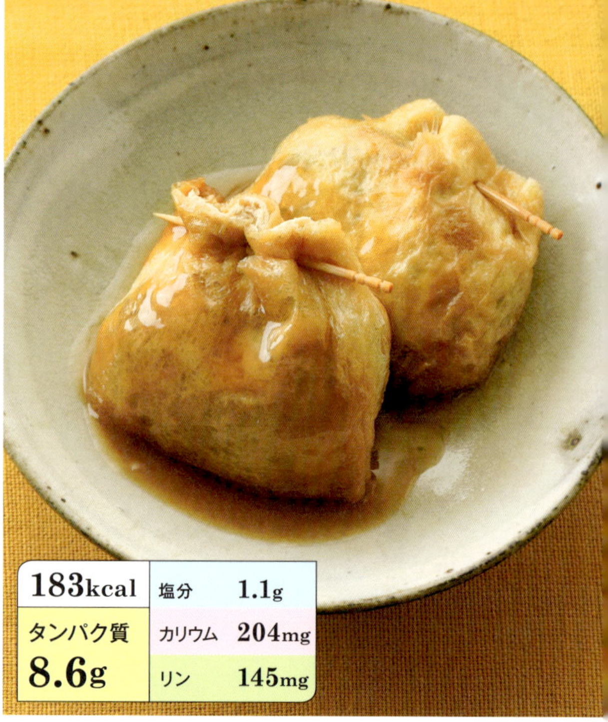

183kcal	塩分	1.1g
タンパク質	カリウム	204mg
8.6g	リン	145mg

材料（1人分）

- 油揚げ……1枚
- キャベツ……小1/2枚（20g）
- 干ししいたけ……1/2枚
- ホールコーン（缶）……20g
- 春雨……5g
- A だし汁……100mℓ
- A しょうゆ……小さじ1
- A 砂糖……小さじ1
- B 片栗粉……小さじ1/6
- B 水……小さじ1

作り方

1 油揚げは半分に切って口を広げ、袋状にする。熱湯をかけて油を抜き、水けをしぼる。

2 キャベツは短冊切り、干ししいたけは戻してせん切りにする。春雨は熱湯で戻し、食べやすい長さに切る。コーンは汁けをきる。

3 2を混ぜ合わせ、油揚げに詰めて楊枝で口をとめる。

4 小さめの鍋にAを入れて火にかけ、煮立てる。3を並べ入れてふたをし、沸騰したら弱火で約10分煮る。器に盛り、残った煮汁は混ぜ合わせたBでとろみをつけ、ひと煮立ちさせてからかける。

おすすめの組み合わせ

＋ ブロッコリーのしょうがじょうゆあえ（P103）

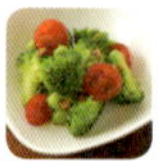

＋ かぼちゃのオイル焼き（P109）

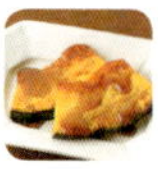

豆腐が茶色くなるまで煮ると味が染み込む

あんかけ豆腐

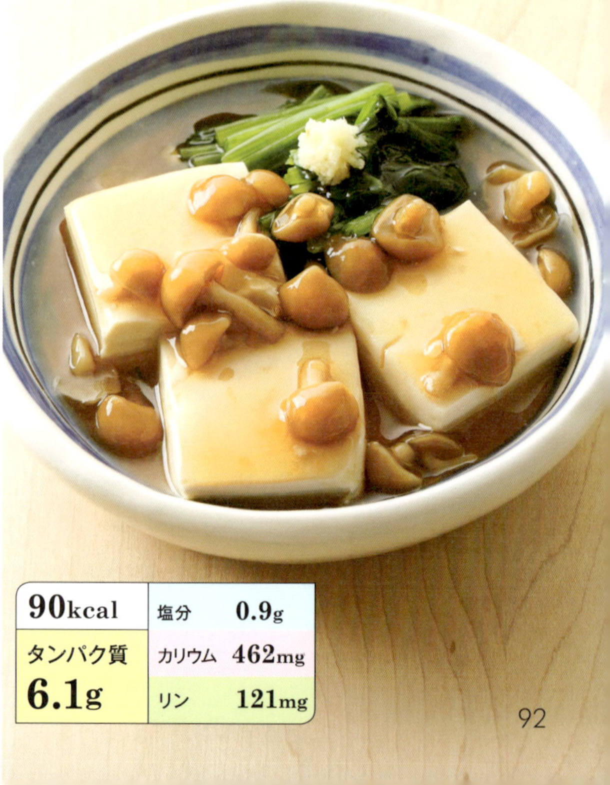

90kcal	塩分	0.9g
タンパク質	カリウム	462mg
6.1g	リン	121mg

材料（1人分）

- 絹ごし豆腐……90g
- ほうれん草……1茎（30g）
- なめこ……20g
- しょうが……1/2かけ
- A だし汁……70mℓ
- A しょうゆ……小さじ1
- A みりん……小さじ1
- B 片栗粉……小さじ2/3
- B 水……小さじ2

作り方

1 豆腐は食べやすい大きさに、ほうれん草はゆでて2cm長さに切る。なめこはさっと洗う。

2 鍋にAを入れて火にかけ、煮立てる。豆腐を加えてふたをし、4～5分煮て、器に盛る。

3 残った煮汁になめこ、ほうれん草を加える。沸騰したら、混ぜ合わせたBでとろみをつけ、ひと煮立ちさせる。2の豆腐にかけ、すりおろしたしょうがを添える。

おすすめの組み合わせ

＋ かき揚げ（P123）

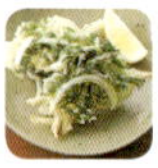

＋ 大根とパプリカのごま酢あえ（P102）

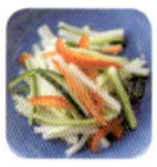

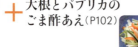

納豆をソースがわりに野菜を食べる

納豆サラダ

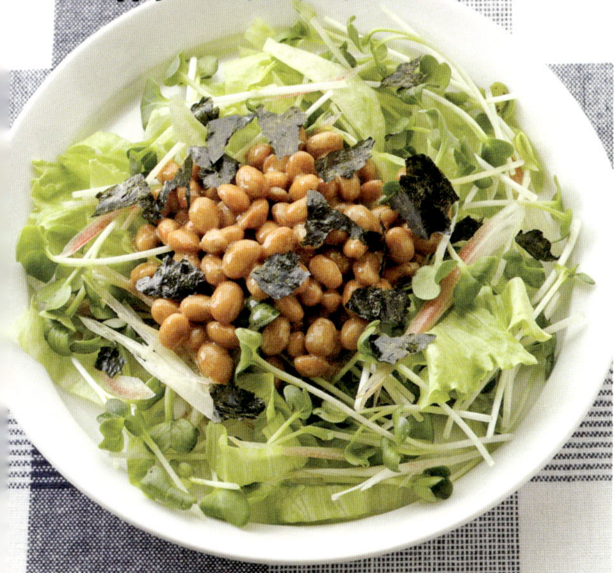

130kcal	塩分 0.9g
タンパク質 6.2g	カリウム 313mg
	リン 88mg

材料（1人分）

納豆……30g
レタス……1枚（20g）
かいわれ……20g
みょうが……10g
焼きのり……1/8枚

A しょうゆ……小さじ1
酢……小さじ1
オリーブ油……小さじ1と1/2

作り方

1 レタスは食べやすい大きさに、かいわれは半分の長さに切る。みょうがは薄切りにする。

2 器に混ぜ合わせた1を盛る。納豆とAを合わせてかけ、焼きのりをちぎってのせる。

おすすめの組み合わせ

＋ 玉ねぎリングフライ（P123）

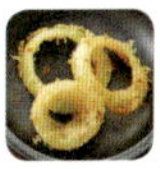

＋ キャベツとブロッコリーの煮浸し（P120）

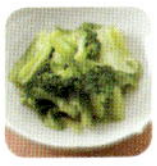

梅干し風味の冷奴をおかずに

豆腐サラダ

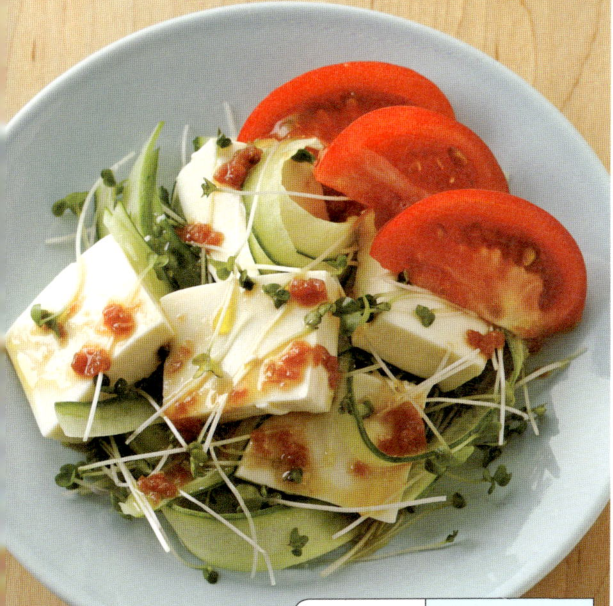

126kcal	塩分 0.7g
タンパク質 5.7g	カリウム 277mg
	リン 105mg

材料（1人分）

絹ごし豆腐……100g
トマト……30g
きゅうり……1/5本（20g）
スプラウト……5g
梅干し……1/4個（2g）

A 酢……小さじ1
サラダ油……小さじ1と1/2
しょうゆ……小さじ1/3

作り方

1 豆腐は軽く水けをきって食べやすい大きさに切る。きゅうりは薄い短冊切りにする。トマトはくし形切り、スプラウトとともに混ぜ合わせ、トマトとともに器に盛る。細かくたたいた梅干しとAを混ぜ合わせ、回しかける。

おすすめの組み合わせ

＋ なすとピーマンの辛みそ炒め（P111）

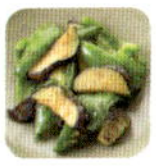

＋ さつまいものバター煮（P24）

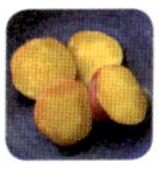

食事のコツ 1

減塩レシピをおいしく食べるポイント

減塩でも満足のいく料理を作る6つのポイント

濃い味が好きだった人が急に減塩すると、味がぼやけて物足りなく感じ、日々の食事がつまらなくなったり、おいしく感じられず食欲が減退し、結果エネルギー不足になり体調をくずしてしまうことも多いようです。そこで、減塩しても味にメリハリがつくコツをご紹介します。

1 酸味を利用して味をひきしめる。

2 香味野菜やスパイスで風味づけする。

3 辛みをつけて味にインパクトを加える。

4 きつね色に焦げ目をつけることで香ばしい風味をつける。

5 野菜はしっかり水けをふきとってから調理する（a）。

6 野菜と調味料をポリ袋に入れて密閉する（b）。

本書には、これらのポイントが料理にはちりばめられています。ときに、見慣れない、使い慣れない食材や調理法もあるかもしれませんが、レシピ通りの食材で作ってみてください。

ひと手間で塩をしっかり吸収させる

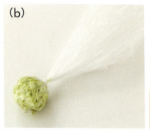

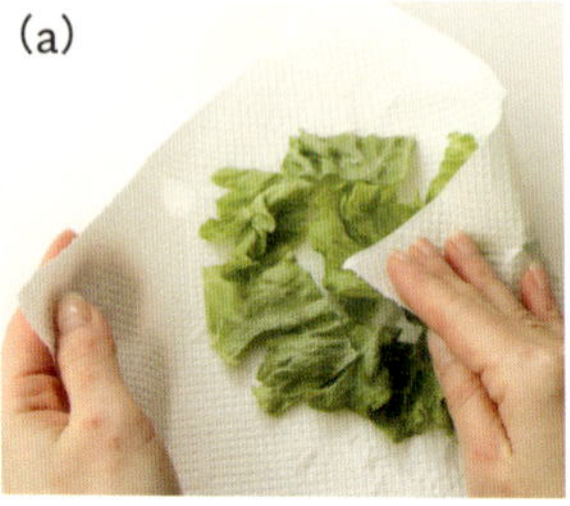

酸味で味をひきしめるのに役立つ食材

酢もさっぱりした米酢、甘みがありとろりとした黒酢、そしてぶどう由来の果実酢であるバルサミコ酢と3種を使い分けることで、味にぐっと奥行きが出るのでぜひ常備してください。

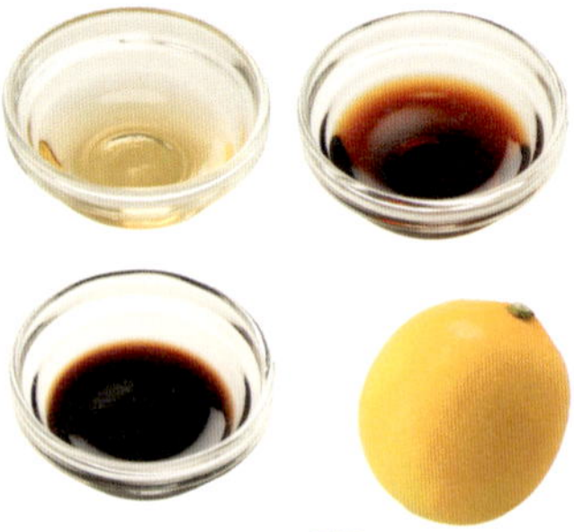

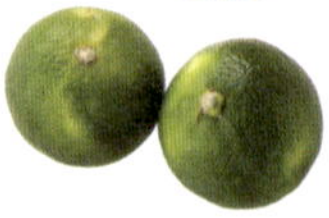

レモンやかぼす、ゆず、ライムなどの柑橘系の食材を多用すると、薄味でも味がひきしまります。

辛みで味にインパクトを出す！

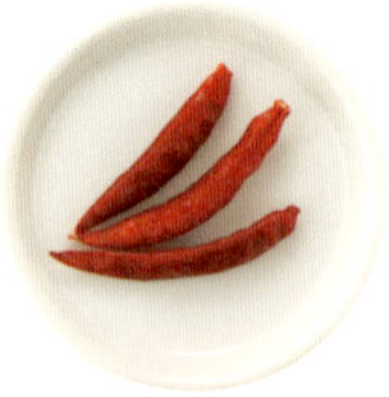

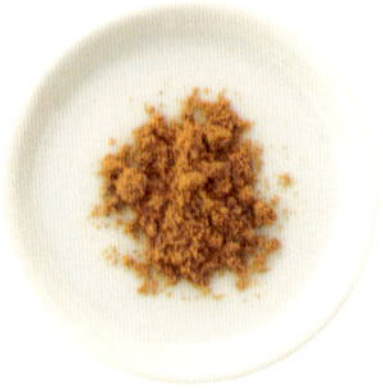

赤唐辛子、練りわさび、練り辛子、マスタード、粒マスタード、柚子こしょう、黒こしょう、カレー粉などさまざまな辛み調味料も減塩レシピには欠かせません。辛いものが苦手という方も、量を調節しながら少し入れてみてください。減塩でぼやけがちな味が、ピリッとひきしまります。

香りで味に広がりを出す

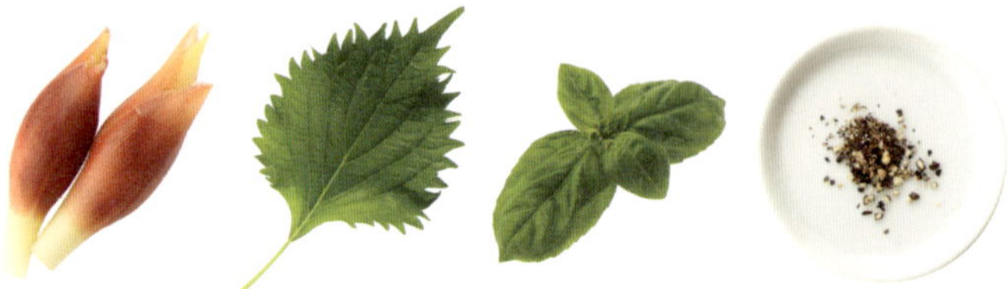

みょうがやにんにく、大葉、パセリ、三つ葉、バジルやローズマリー、ローレルなど、香味野菜や香り豊かな野菜は、料理の味に広がりを持たせるのに最適です。

Part 2

副菜

簡単にすぐに作れるあえものや
炒めものから、食べごたえのある揚げ物、
自家製ドレッシングで作れるサラダまで
毎日のごはん作りに重宝する
副菜を紹介します。

食材の組み合わせを楽しむ1皿や、
野菜1種類で作れるものもあり
種類も豊富ですから、
冷蔵庫にあるもので、
さっとまかなえるのもポイントです。

あえもの

どれも、野菜を一度ゆでてカリウムを減らすので、低カリウムを心がける「腎臓にやさしい食事」にぴったりです。

みそにごまを混ぜてコク出し、減塩に

ほうれん草のごまみそあえ

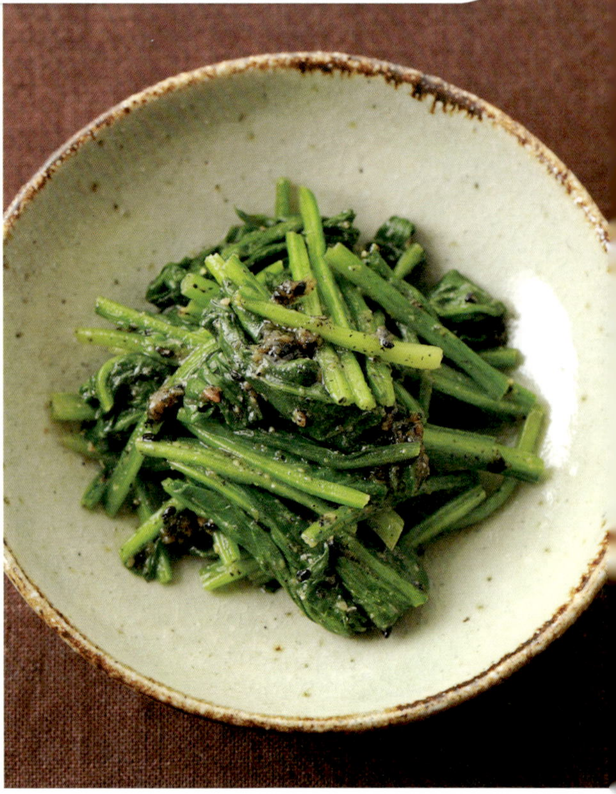

材料（1人分）

ほうれん草……50g
A 黒すりごま……小さじ1/2
砂糖……小さじ1/4
みそ……小さじ1/2
ごま油……小さじ1/2

作り方

1 ほうれん草は5cm長さに切ってゆで、水にとって冷まし、水けをしぼる。

2 ボウルにAを入れて混ぜ合わせ、1とあえる。

46kcal	塩分	0.4g
タンパク質 1.8g	カリウム	363mg
	リン	37mg

削り節とだし汁で旨みをアップ

ほうれん草のおかかあえ

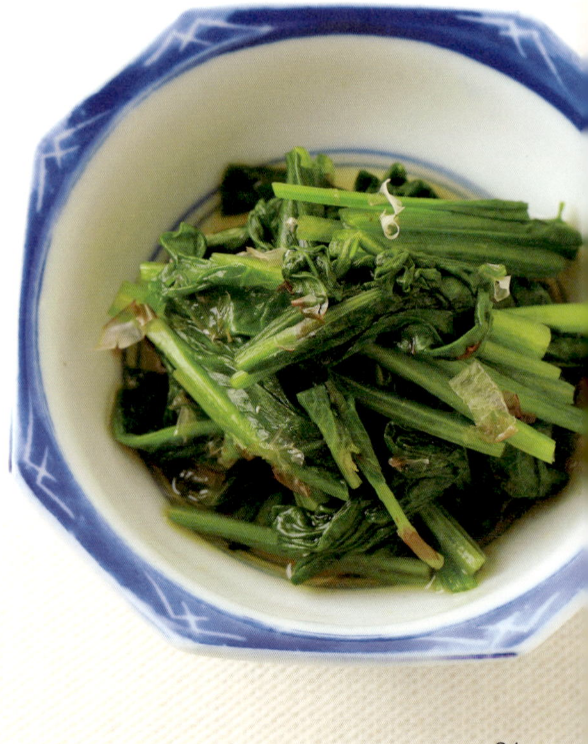

材料（1人分）

ほうれん草……50g
A だし汁……小さじ1と1/2
しょうゆ……小さじ1/3
削り節……1/10袋（0.4g）

作り方

1 ほうれん草は5cm長さに切ってゆで、水にとって冷まし、水けをしぼる。

2 ボウルにAを入れて混ぜ合わせ、1とあえる。

13kcal	塩分	0.3g
タンパク質 1.6g	カリウム	361mg
	リン	30mg

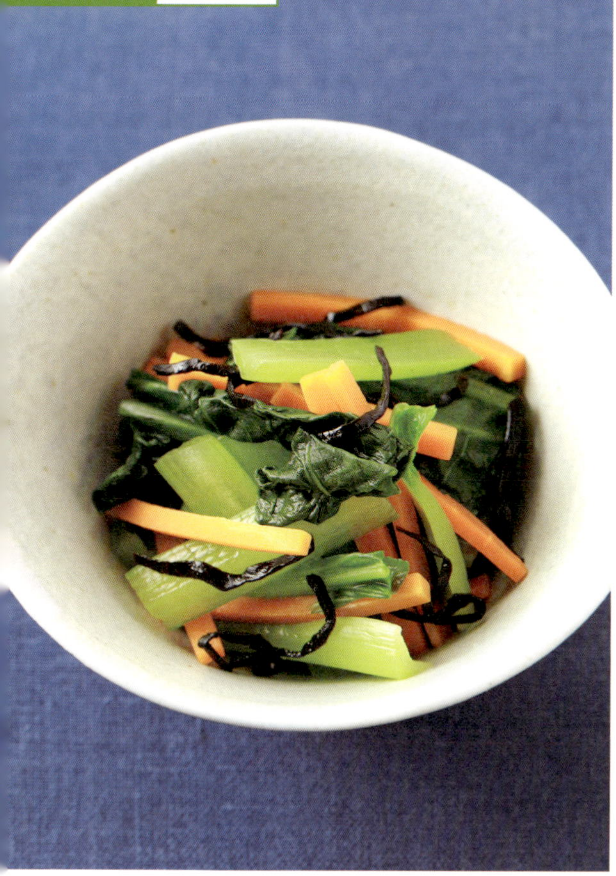

塩昆布の塩分と旨みで味つけ

小松菜とにんじんの塩昆布あえ

材料（1人分）

- 小松菜……40g
- にんじん……10g
- 塩昆布……2つまみ
- 塩……0.3g

作り方

1. 小松菜は4cm長さに切り、にんじんはせん切りにしてゆでる。水にとって冷まし、水けをしぼる。
2. ポリ袋に短く切った塩昆布、塩、1を入れて混ぜ合わせる。空気を抜くように袋を閉じ、約5分おく。

9kcal	塩分	0.3g
タンパク質 0.7g	カリウム	231mg
	リン	21mg

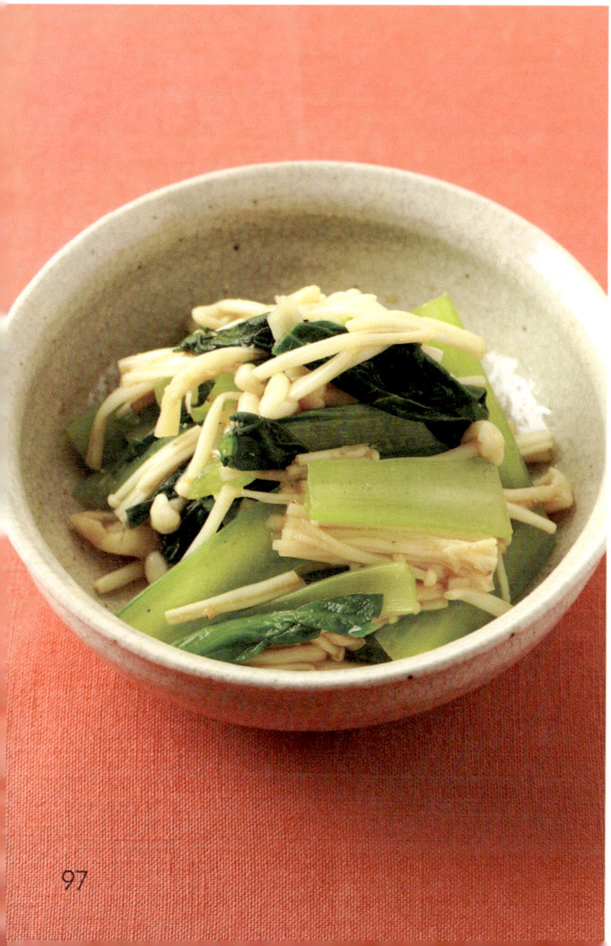

ピリッと辛子のきいた酢じょうゆで

小松菜とえのきの辛子あえ

材料（1人分）

- 小松菜……40g
- えのきだけ……20g
- A
  - 練り辛子……少々
  - しょうゆ……小さじ1/2
  - 酢……小さじ1/2

作り方

1. 小松菜は3cm長さに、えのきは半分に切ってゆで、水にとって冷まし、水けをしぼる。
2. ボウルに混ぜ合わせたAを入れ、1とあえる。

14kcal	塩分	0.4g
タンパク質 1.4g	カリウム	280mg
	リン	45mg

中華だれでパンチをきかせて

ゆでチンゲン菜の中華浸し

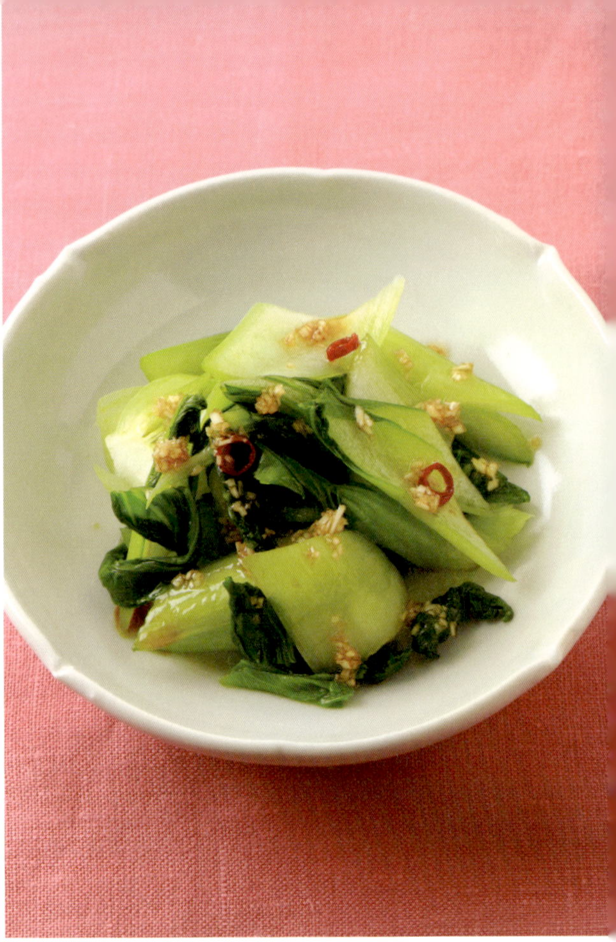

材料（1人分）

チンゲン菜 …… 60g

A
- 長ねぎ（みじん切り） …… 小さじ1/4
- 赤唐辛子（輪切り） …… 1/4本分
- しょうゆ …… 小さじ1/2
- 酢 …… 小さじ1/4
- ごま油 …… 小さじ1/2

作り方

1 チンゲン菜は3cm長さに切ってゆで、水にとって冷まし、水けをしぼる。

2 ボウルにAを入れて混ぜ合わせ、1とあえる。

27kcal	塩分	0.5g
タンパク質	カリウム	171mg
0.6g	リン	22mg

春菊の香りとごぼうの食感を楽しんで

春菊とごぼうのくるみあえ

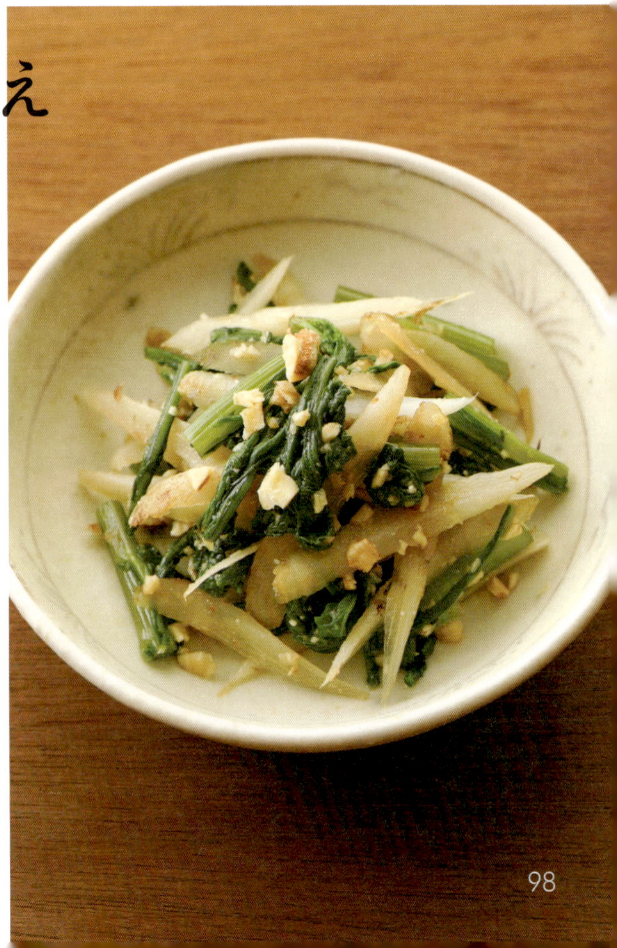

材料（1人分）

春菊 …… 30g

ごぼう …… 20g

くるみ（無塩、ロースト） …… 5g

しょうゆ …… 小さじ1/3

砂糖 …… 小さじ1/2

作り方

1 春菊はゆで、水にとって冷まし、3cm長さに切ってから水けをしぼる。ごぼうはささがきにして水にさらし、ゆでて冷ます。くるみはみじん切りにする。

2 ボウルにくるみ、しょうゆ、砂糖を入れて混ぜ合わせ、春菊、ごぼうとあえる。

60kcal	塩分	0.4g
タンパク質	カリウム	237mg
1.9g	リン	27mg

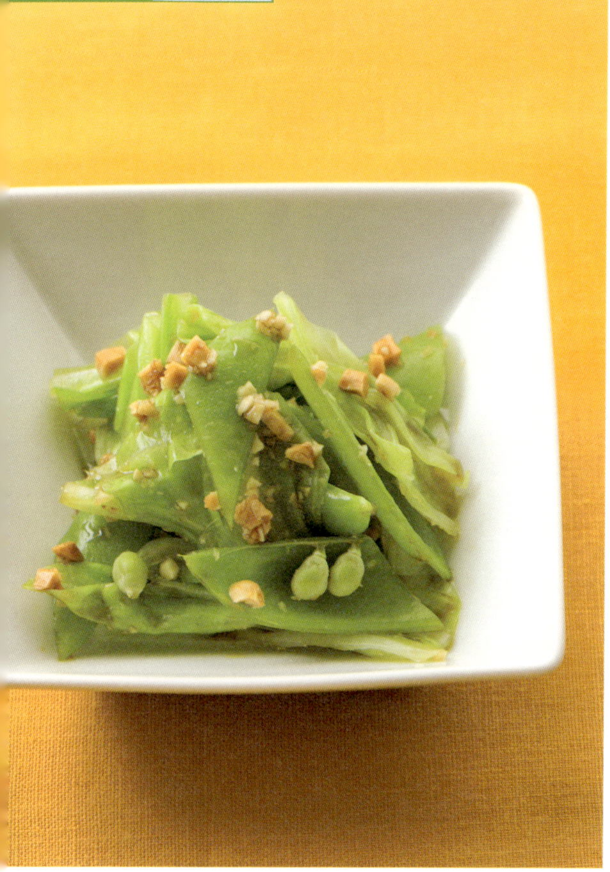

炒ったピーナッツの香ばしさがポイント

キャベツとスナップエンドウのピーナッツあえ

材料（1人分）

キャベツ……大1/2枚（40g）
スナップエンドウ……3本（20g）
ピーナッツ（無塩）……5g
しょうゆ……小さじ1/2
砂糖……小さじ1/4

作り方

1. キャベツ、すじをとったスナップエンドウはゆで、水にとって冷まし、水けをきって食べやすい大きさに切る。ピーナッツはみじん切りにする。
2. ボウルにピーナッツ、しょうゆ、砂糖を入れて混ぜ合わせ、キャベツ、スナップエンドウとあえる。

51kcal	塩分	0.4g
タンパク質 2.6g	カリウム	161mg
	リン	47mg

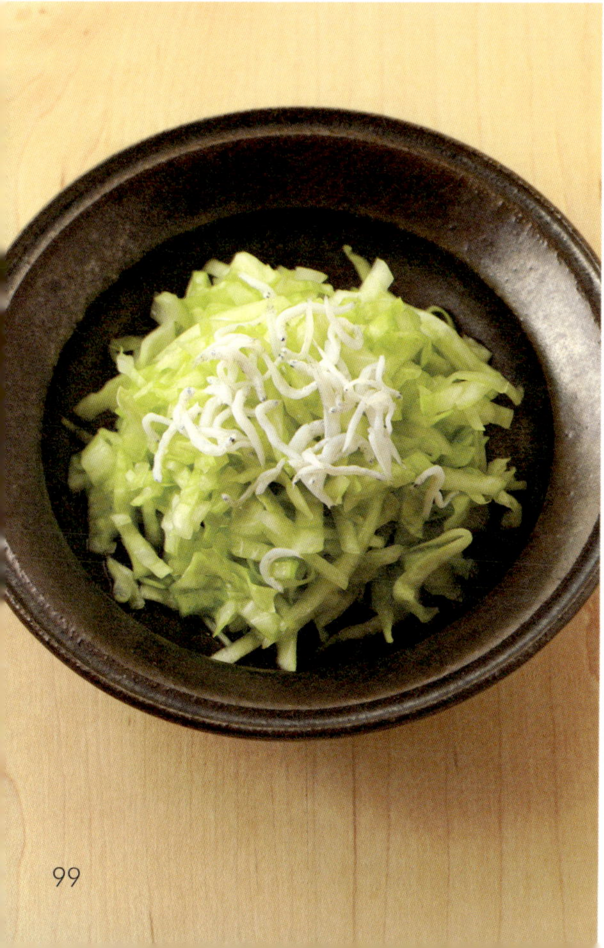

柚子こしょうの香りと辛みで

キャベツとしらすの柚子こしょう酢あえ

材料（1人分）

キャベツ……50g
しらす干し……小さじ1（4g）
A 酢……小さじ2
　砂糖……小さじ1/6
　柚子こしょう……少々

作り方

1. キャベツはせん切りにし、しらす干しは熱湯をかけて水けをきる。
2. ポリ袋にAとキャベツを入れてなじませる。空気を抜くように閉じ、約5分おき、しらすをのせる。

23kcal	塩分	0.3g
タンパク質 1.6g	カリウム	111mg
	リン	34mg

春雨でボリュームアップ

きゅうりとわかめと春雨の酢の物

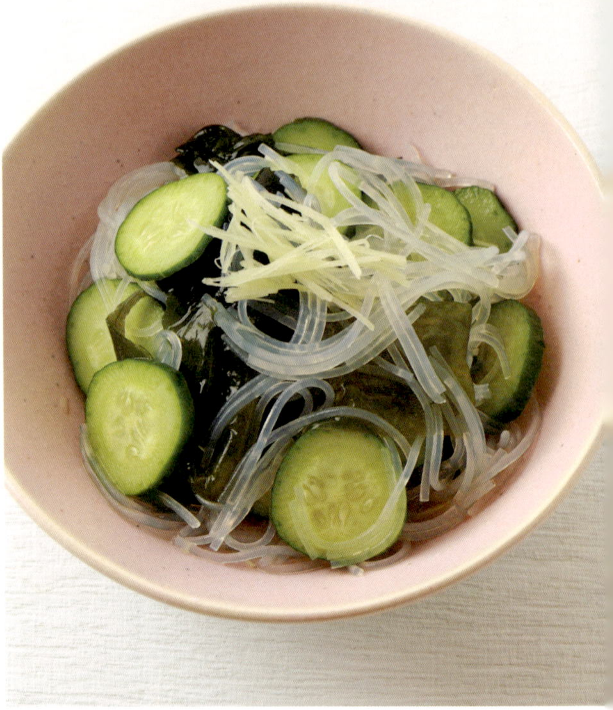

材料（1人分）

- きゅうり……1/4本（30g）
- カットわかめ（乾燥）……0.5g
- 春雨……8g
- しょうが（薄切り）……1枚
- A
  - だし汁……小さじ1
  - しょうゆ……小さじ1/3
  - 酢……小さじ2
  - 砂糖……小さじ1/4

作り方

1. わかめは水で戻してからさっとゆで、水にとって冷まし、水けをきる。春雨は熱湯で戻し、食べやすい長さに切ってから水けをきる。きゅうりは輪切り、しょうがはせん切りにする。
2. ボウルにAを入れて混ぜ合わせ、1とあえる。

43kcal	塩分	0.4g
タンパク質 0.6g	カリウム	77mg
	リン	19mg

わさびの辛みと香りでさっぱりと

たたききゅうりのわさび酢あえ

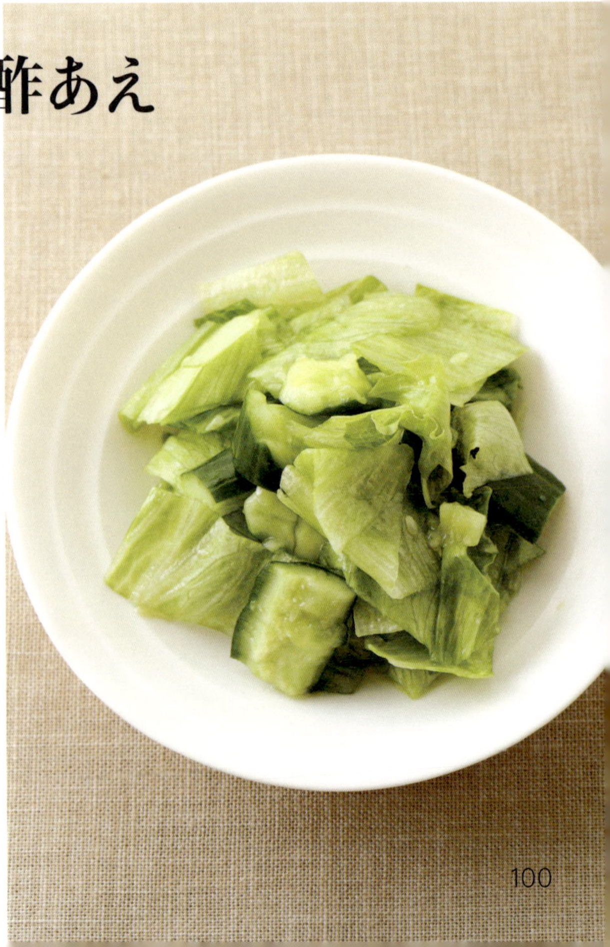

材料（1人分）

- きゅうり……1/4本（30g）
- レタス……1枚（20g）
- A
  - 練りわさび……少々（0.3g）
  - 酢……小さじ2
  - 塩……0.3g
  - 砂糖……小さじ1/6

作り方

1. きゅうりはめん棒などでたたき、ひと口大に割る。レタスは食べやすい大きさにちぎる。
2. ポリ袋にAと1を入れてなじませる。空気を抜くように閉じ、約5分おく。

14kcal	塩分	0.3g
タンパク質 0.4g	カリウム	103mg
	リン	17mg

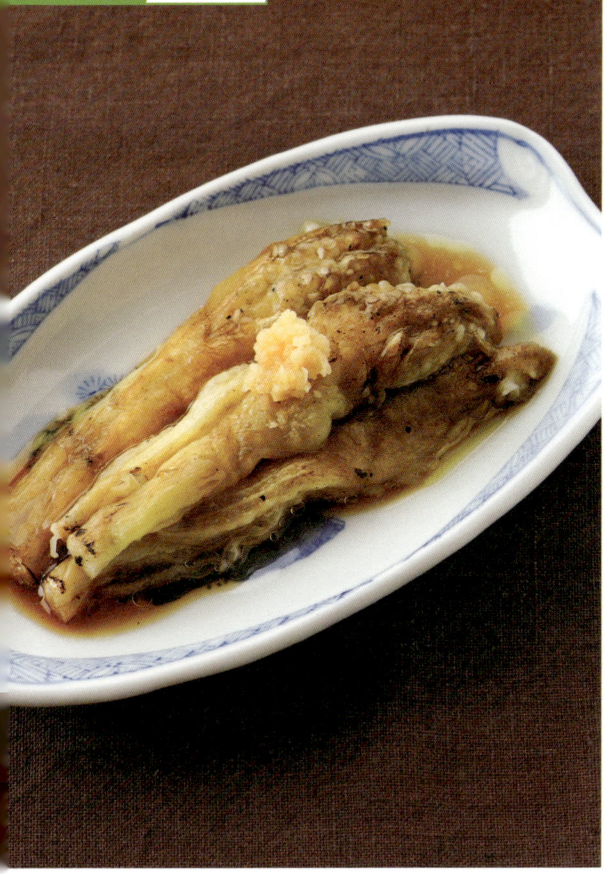

黒酢とオリーブ油でコクを出す

焼きなす

材料（1人分）

なす……小1本（70g）
しょうが（すりおろし）……小さじ1/4
A だし汁……小さじ1
　しょうゆ……小さじ1/3
　黒酢……小さじ1/2
　オリーブ油……小さじ1/2

作り方

1. なすはへたを切り、魚焼き器で約8～10分、全体を焼く。
2. 熱いうちに皮をむいて食べやすい大きさに裂き、器に盛る。混ぜ合わせたAをかけ、しょうがを添える。

37kcal	塩分	0.3g
タンパク質 1.0g	カリウム	169mg
	リン	26mg

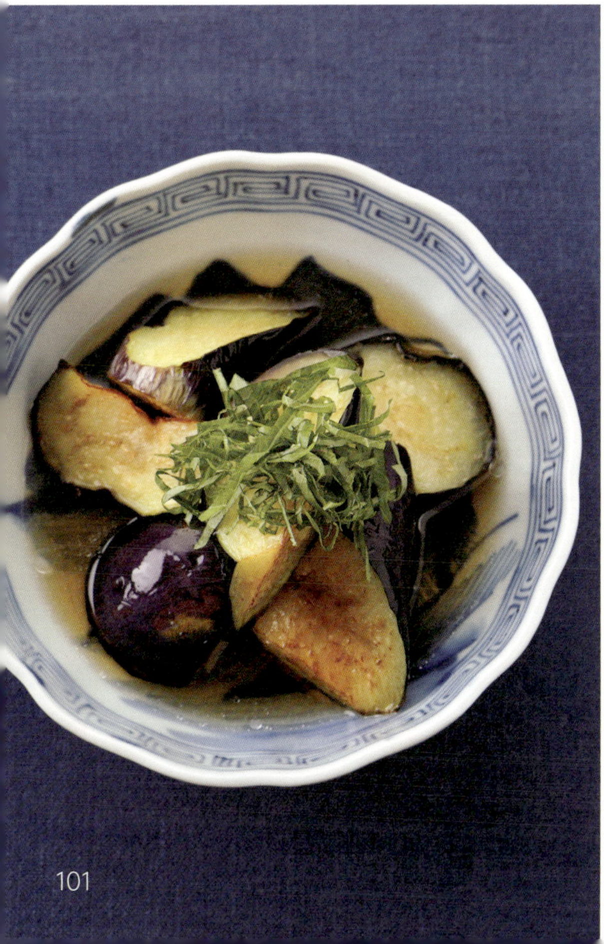

なすにしっかり油を吸わせてこっくりと

揚げなすのだし浸し

材料（1人分）

なす……小1本（70g）
大葉……1枚
A だし汁……小さじ2
　しょうゆ……小さじ1/2
　みりん……小さじ1
揚げ油……適量

作り方

1. なすはへたを切って乱切りにし、180℃に熱した揚げ油でからりと揚げる。
2. 器に盛り、混ぜ合わせたAをかけ、せん切りにした大葉を添える。

64kcal	塩分	0.4g
タンパク質 1.0g	カリウム	172mg
	リン	28mg

せん切り野菜の歯ごたえを生かす

大根とパプリカのごま酢あえ

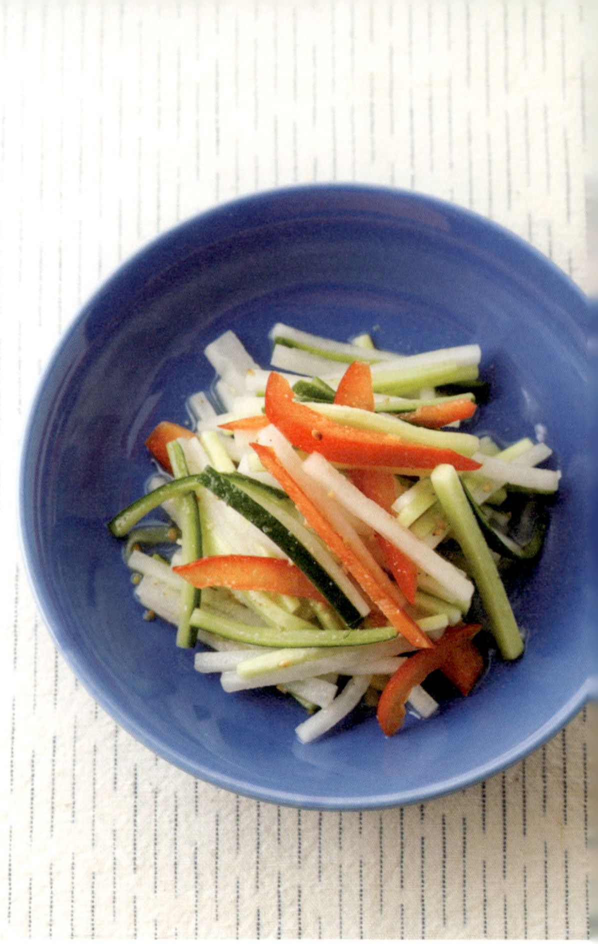

材料（1人分）

大根……30g
パプリカ（赤）……10g
きゅうり……1/5本（20g）

A 白すりごま……小さじ1/2
酢……小さじ2
砂糖……小さじ1/4
塩……0.4g
ごま油……2～3滴

作り方

1 大根、パプリカ、きゅうりはせん切りにする。

2 ポリ袋にAと1を入れてなじませる。空気を抜くように閉じ、約5分おく。

41kcal	塩分	0.4g
タンパク質 0.7g	カリウム	138mg
	リン	24mg

カリウム少なめのりんごの甘みをきかせて

大根とりんごのレモンナムル

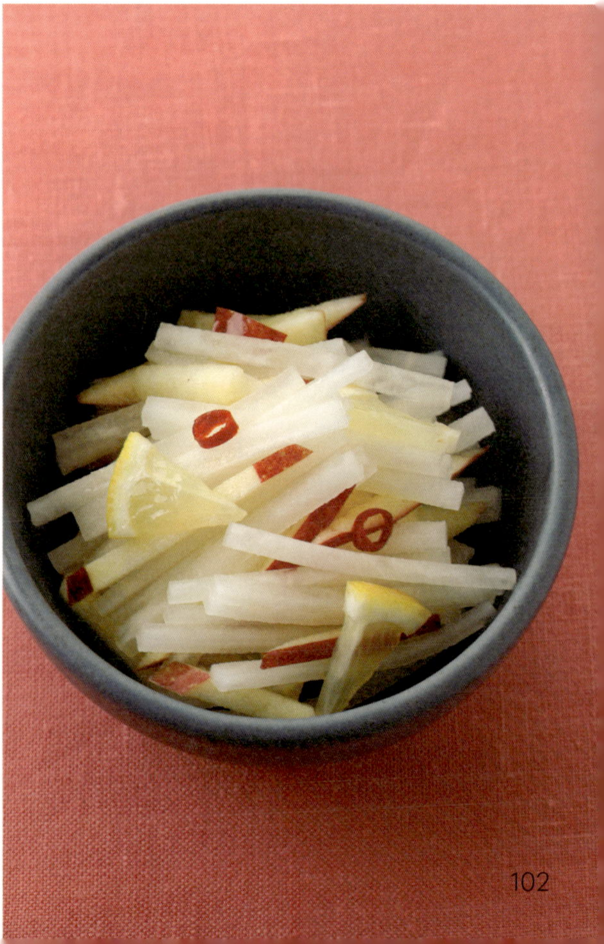

材料（1人分）

大根……50g
りんご……20g
レモン（輪切り）……1/2枚

A 赤唐辛子（輪切り）……1/8本分
塩……0.3g
ごま油……小さじ1/2

作り方

1 大根、りんごはせん切りにする。レモンはいちょう切りにする。

2 ボウルにAを入れて混ぜ合わせ、1とあえる。

41kcal	塩分	0.3g
タンパク質 0.3g	カリウム	142mg
	リン	11mg

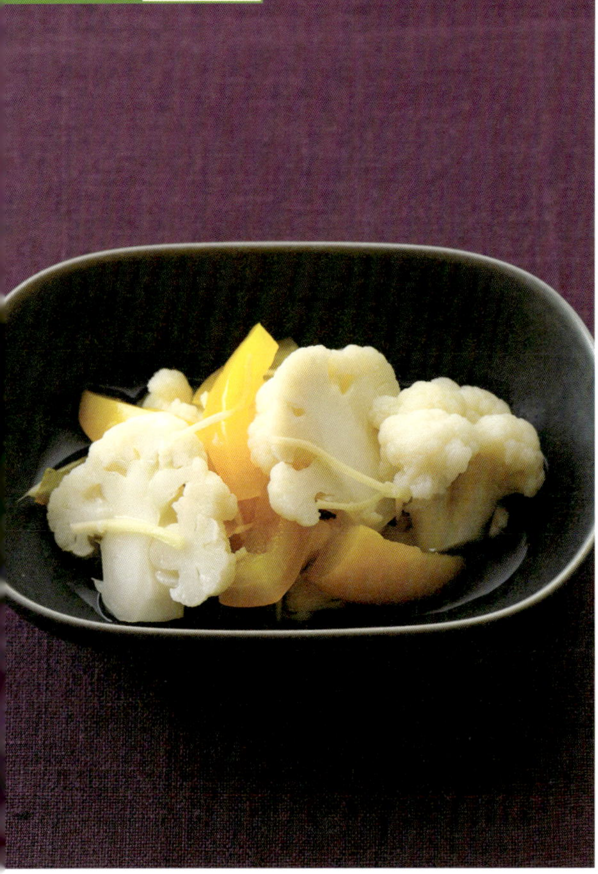

しょうがの風味で減塩でもおいしく

カリフラワーのしょうが酢あえ

材料（1人分）

- カリフラワー……30g
- パプリカ（黄）……1/9個（20g）
- A
  - しょうが（薄切り）……2枚
  - 酢……小さじ1と1/2
  - 砂糖……小さじ1/2
  - 塩……0.3g

作り方

1. カリフラワーは小房に分け、パプリカは乱切りにして、それぞれ1～2分ゆでてざるにあげる。
2. 混ぜ合わせたAに1を約5分つける。

23kcal	塩分	0.3g
タンパク質 1.1g	カリウム	165mg
	リン	26mg

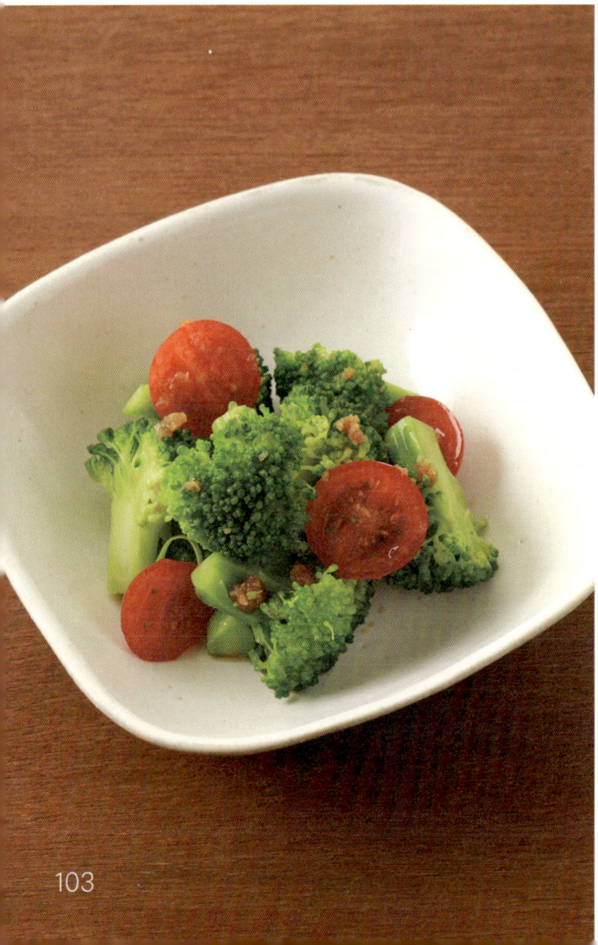

トマトの酸味と甘みがアクセント

ブロッコリーのしょうがじょうゆあえ

材料（1人分）

- ブロッコリー……40g
- プチトマト……1個（15g）
- しょうが（すりおろし）……小さじ1/5
- しょうゆ……小さじ1/3

作り方

1. ブロッコリーは小房に分け、ゆでて冷ます。プチトマトはへたをとって輪切りにする。
2. ボウルにしょうが、しょうゆを入れて混ぜ合わせ、1とあえる。

19kcal	塩分	0.3g
タンパク質 2.0g	カリウム	198mg
	リン	43mg

油をしっかりとれるナムルはおすすめ

にんじんとセロリのナムル

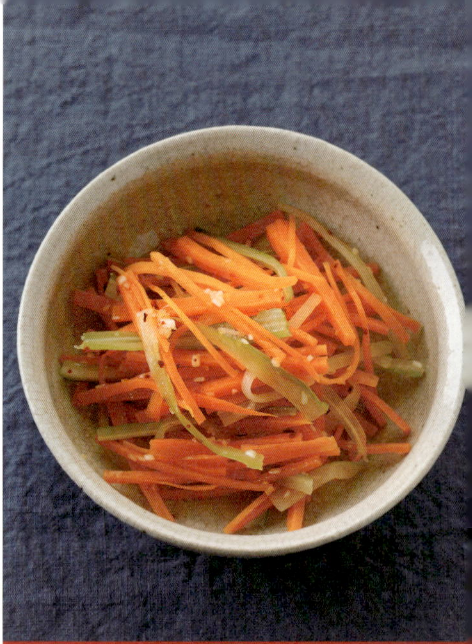

材料（1人分）

にんじん……30g
セロリ……20g
A｜長ねぎ、にんにく
　（各みじん切り）……各少々
　粉唐辛子……少々
　塩……0.3g
　ごま油……小さじ1/2

作り方

1. にんじんはせん切りにしてさっとゆでて冷まし、水けをしぼる。セロリはをすじをとり、せん切りにする。
2. ボウルにAを入れて混ぜ合わせ、1とあえる。

33kcal	タンパク質 0.3g	塩分 0.3g	カリウム 165mg	リン 16mg

ザーサイの塩けと食感をきかせた、変わりだねあえもの

もやしとにんじんのザーサイあえ

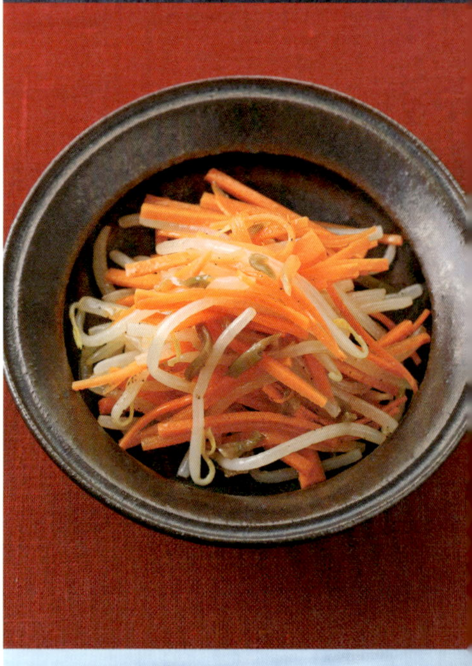

材料（1人分）

にんじん……20g
もやし……40g
ザーサイ（味つき）……5g
A｜塩……0.2g
　黒こしょう……少々
　ごま油……小さじ1

作り方

1. にんじんはせん切りにし、もやしとともにゆで、冷ます。ザーサイはせん切りにする。
2. ボウルにAを入れて混ぜ合わせ、1とあえる。

53kcal	タンパク質 1.1g	塩分 0.5g	カリウム 82mg	リン 16mg

にんじんとかぶの食感の違いを味わう

にんじんとかぶの辛子酢あえ

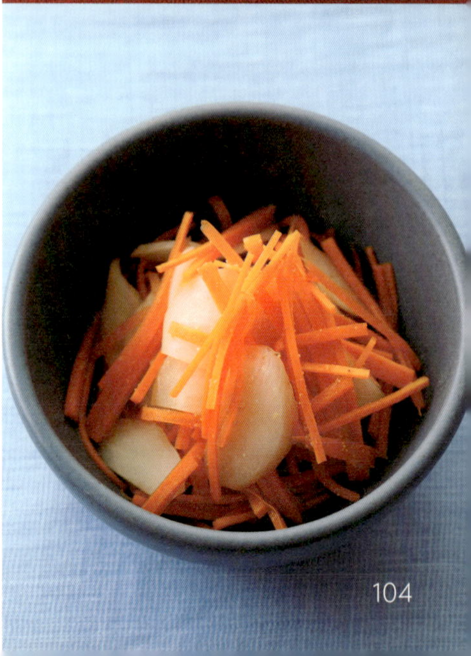

材料（1人分）

にんじん……30g
かぶ……1/3個（20g）
A｜しょうゆ……小さじ1/2
　酢……小さじ2
　練り辛子……少々

作り方

1. にんじんはせん切りにする。かぶは半分に切って水にさらしてから、薄切りにする。
2. ポリ袋にAと1を入れてなじませる。空気を抜くように閉じ、約5分おく。

23kcal	タンパク質 0.6g	塩分 0.5g	カリウム 145mg	リン 19mg

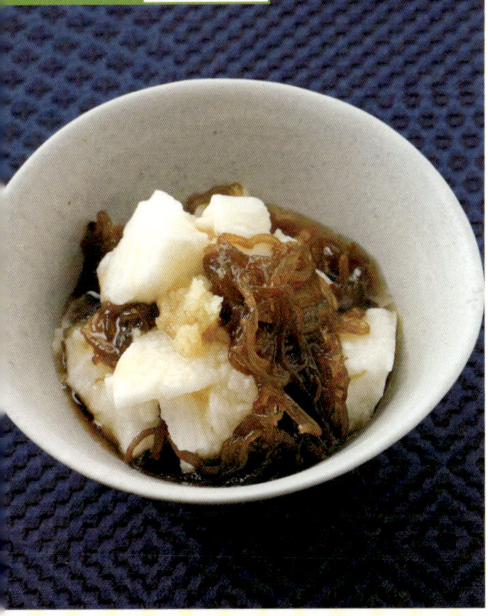

カリウムの少ない海藻、もずくで作る

たたき長いもともずくの酢の物

材料（1人分）

- 長いも……40g
- もずく……40g
- しょうが（すりおろし）……少々
- A だし汁……小さじ1
- 　しょうゆ……小さじ1/3
- 　酢……小さじ2
- 　塩……0.2g
- 　砂糖……小さじ1/4

作り方

1. 長いもは袋に入れてめん棒などで粗めにたたく。もずくは食べやすい大きさに切る。
2. 1を合わせて器に盛り、混ぜ合わせたAをかけ、しょうがを添える。

		塩分	カリウム	リン
37kcal	タンパク質 1.2g	0.4g	188mg	17mg

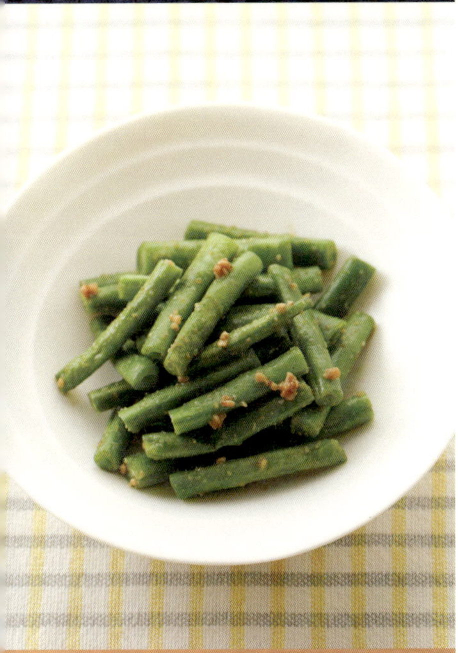

山椒の香りをきかせ、すりごまでこっくり仕上げる

いんげんの山椒風味ごまあえ

材料（1人分）

- さやいんげん……40g
- A しょうゆ……小さじ1/3
- 　砂糖……小さじ1/8
- 　ごま油……小さじ1/2
- 白すりごま……小さじ1/2
- 粉山椒……少々

作り方

1. さやいんげんはゆで、ざるにあげて冷まし、3cm長さに切る。
2. ボウルにAを入れて混ぜ合わせ、1とあえる。すりごまと粉山椒を加えて混ぜ合わせる。

		塩分	カリウム	リン
40kcal	タンパク質 1.2g	0.3g	118mg	28mg

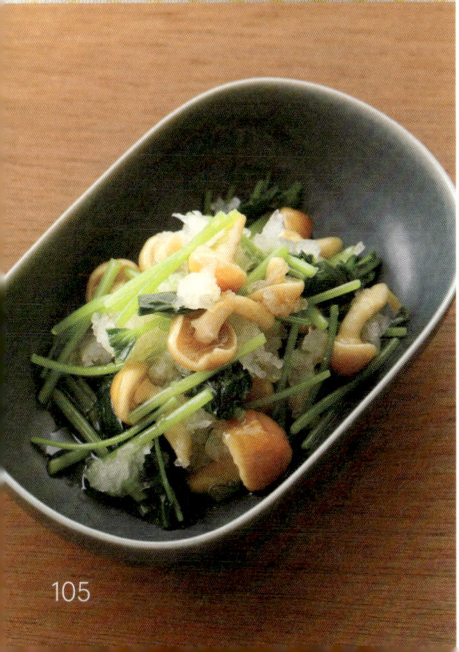

油っぽい料理に合わせたいさっぱりした一品

三つ葉となめこのおろしあえ

材料（1人分）

- 三つ葉……20g
- なめこ……20g
- 大根……40g
- A しょうゆ……小さじ1/3
- 　酢……小さじ2

作り方

1. 三つ葉はゆで、水にとって冷まし、水けをきって3cm長さに切る。なめこはさっとゆで、ざるにあげて冷ます。大根はおろしてさっと洗い、水けをしぼる。
2. 混ぜ合わせた1を器に盛り、混ぜ合わせたAをかける。

		塩分	カリウム	リン
19kcal	タンパク質 0.9g	0.3g	240mg	25mg

こんがり香ばしい焼き油揚げとにがうりの苦みが合う

にがうりと焼き油揚げの二杯酢あえ

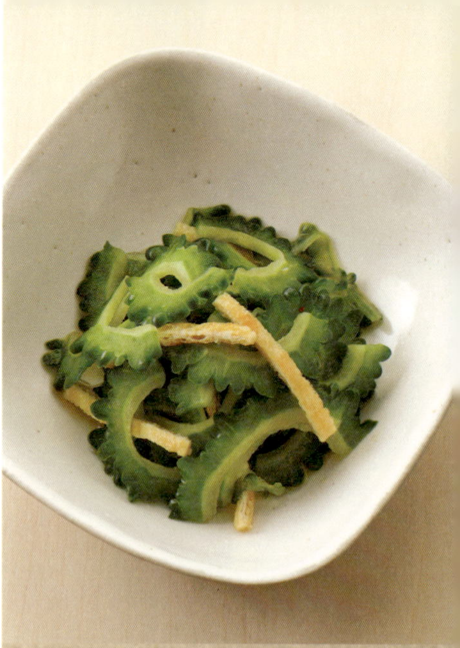

材料（1人分）

- にがうり……50g
- 油揚げ……5g
- A
  - だし汁……小さじ1
  - 酢……小さじ1と1/2
  - しょうゆ……小さじ1/3

作り方

1. にがうりは薄切りにし、水にさらす。熱湯で約10秒ゆでて冷水にとり、水けをしぼる。
2. 油揚げは魚焼きグリルで両面を焼き、せん切りにし、1、Aと混ぜ合わせる。

37kcal	タンパク質 1.9g	塩分 0.3g	カリウム 146mg	リン 38mg

身近な野菜を組み合わせて

ピーマンとキャベツのナムル

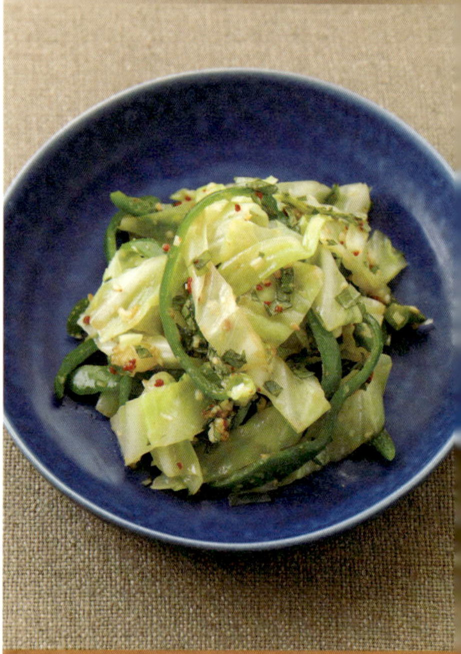

材料（1人分）

- キャベツ……40g
- ピーマン……1/2個（15g）
- 大葉……2枚
- A
  - にんにく（みじん切り）……少々
  - 長ねぎ（みじん切り）……小さじ1/4
  - 白すりごま……小さじ1/4
  - ごま油……小さじ1/2
  - しょうゆ……小さじ1/3
  - 粉唐辛子……少々

作り方

1. キャベツは太めのせん切りに、ピーマンはせん切りにし、約30秒ゆでる。水にとって、冷まして水けをしっかりしぼる。
2. 大葉はせん切りにし、Aと混ぜ合わせ、1とあえる。

38kcal	タンパク質 1.0g	塩分 0.3g	カリウム 123mg	リン 22mg

山椒をきかせた変わり中華風あえもの

もやしのねぎ塩あえ

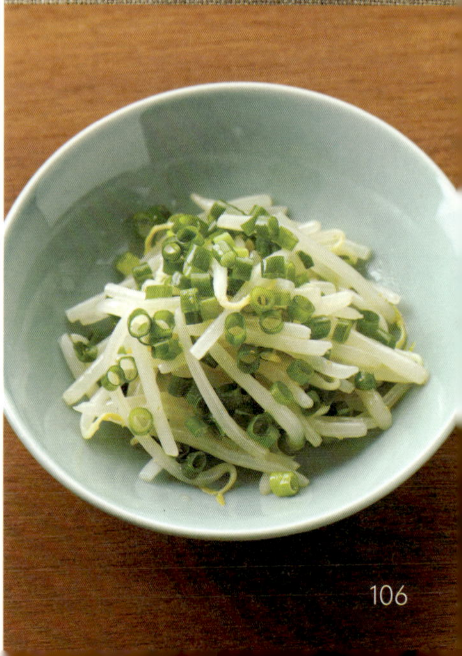

材料（1人分）

- もやし……50g
- 細ねぎ……5g
- A
  - ごま油……小さじ1
  - 塩……0.3g
  - 粉山椒……少々

作り方

1. もやしはさっとゆで、細ねぎは小口切りにし、Aと混ぜ合わせる。

45kcal	タンパク質 1.1g	塩分 0.3g	カリウム 52mg	リン 16mg

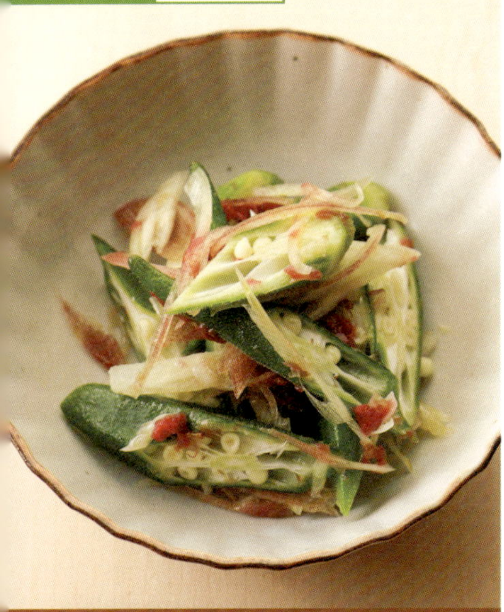

オクラとみょうがに梅の酸味をまとわせて

オクラとみょうがの梅おかかあえ

材料（1人分）

オクラ	2本（30g）
みょうが	1/2個（5g）
梅干し	1/4個（2g）
オリーブ油	小さじ1/2
削り節	2つまみ

作り方

1. オクラはがくをむき、さっとゆでて、食べやすい大きさに切る。みょうがはせん切りにする。
2. 梅干しは種をとってたたき、オリーブ油と削り節と1を混ぜ合わせる。

29kcal	タンパク質 0.8g	塩分 0.4g	カリウム 99mg	リン 20mg

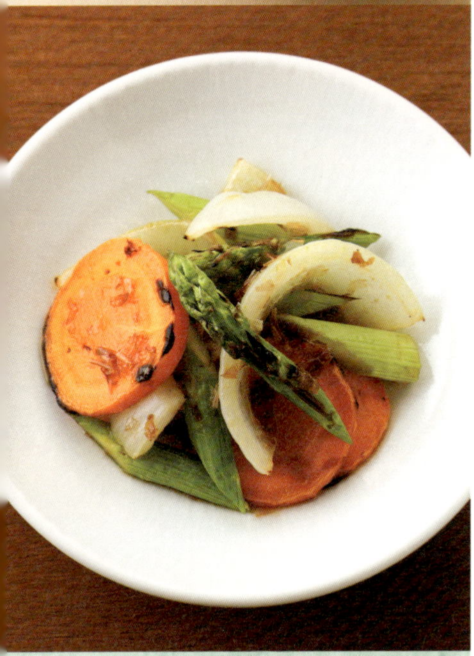

じっくり焼いて野菜の甘みを引き出すのがおいしさのコツ

焼き野菜の土佐あえ

材料（1人分）

	玉ねぎ	20g
	にんじん	20g
	グリーンアスパラガス	20g
A	みりん	小さじ1/2
	しょうゆ	小さじ1/2
	酢	小さじ1/2
	削り節	ひとつまみ

作り方

1. 玉ねぎはくし形切り、にんじんは薄い輪切り、アスパラガスははかまをそぐ。これらを魚焼きグリルで約5分焼く。
2. アスパラガスは3cm長さの斜め切りにし、玉ねぎ、にんじんとともに混ぜ合わせたA、削り節とあえる。

30kcal	タンパク質 1.3g	塩分 0.5g	カリウム 152mg	リン 30mg

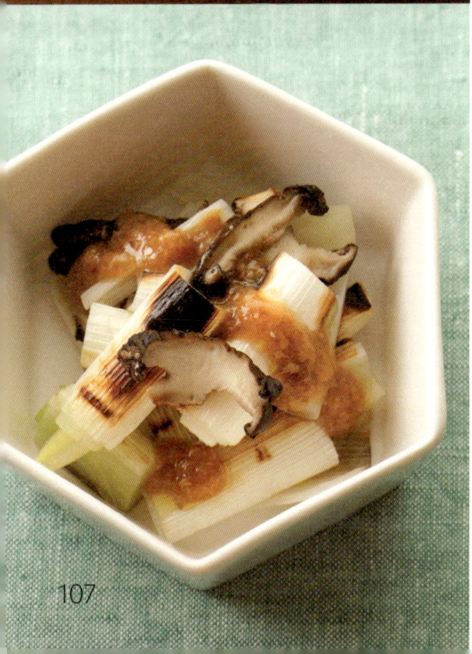

辛子をピリッときかせた酢みそで、香ばしい野菜をいただく

焼きねぎとしいたけの酢みそかけ

材料（1人分）

	長ねぎ	40g
	しいたけ	1/2枚（10g）
A	みそ	小さじ1/3
	オリーブ油	小さじ1/2
	酢	小さじ1/2
	練り辛子	少々
	砂糖	小さじ1/10

作り方

1. 長ねぎとしいたけを魚焼きグリルで焼き、食べやすく切って器に盛る。混ぜ合わせたAをかける。

41kcal	タンパク質 1.1g	塩分 0.3g	カリウム 117mg	リン 27mg

焼きもの、炒めもの

食材に対して、やや多めの油で焼きつけることで、淡白になりがちな野菜料理にもコクが加わり食べごたえが出やすくなります。

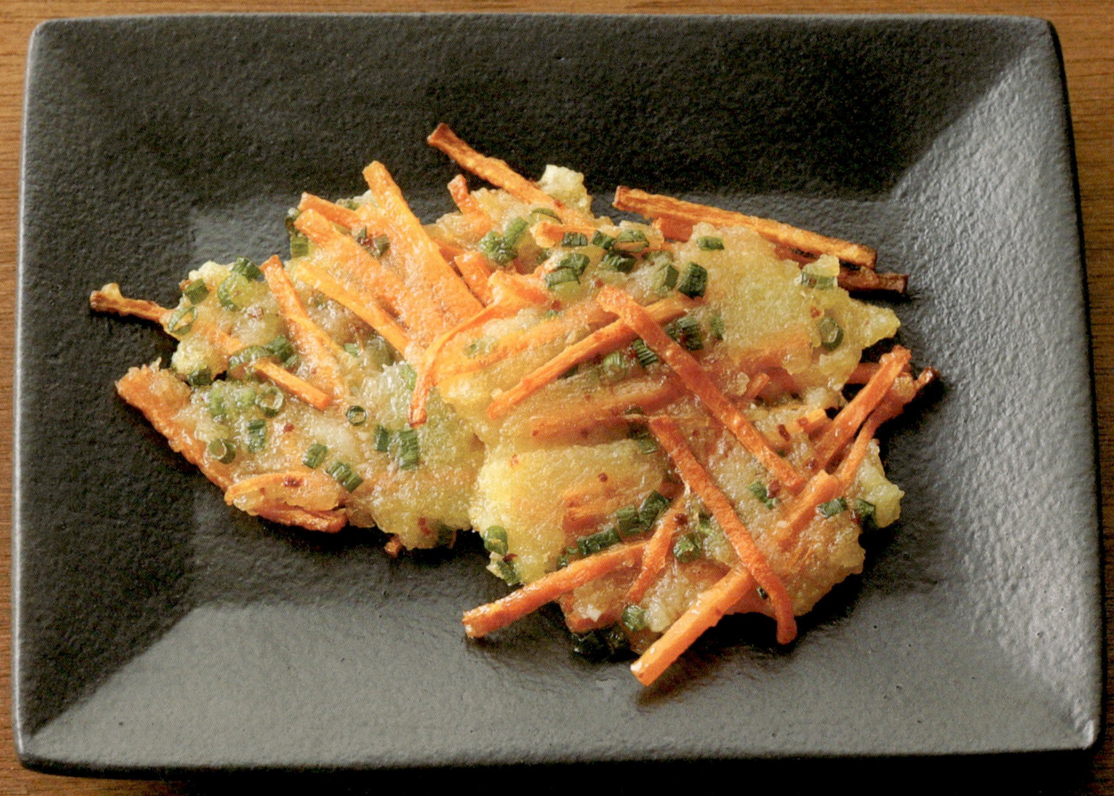

もちもちした副菜で献立のボリュームアップ
にんにくをきかせた韓国風の味

じゃがいもチヂミ

109kcal	塩分	0.3g
タンパク質 1.0g	カリウム	256mg
	リン	26mg

材料（1人分）

- じゃがいも……50g
- にんじん……15g
- 細ねぎ……3g
- A にんにく（みじん切り）……少々
- A 粉唐辛子……少々
- A 片栗粉……小さじ1
- A 塩……0.3g
- ごま油……小さじ1と1/2

作り方

1. じゃがいもはすりおろし、水けをきる。にんじんはせん切り、細ねぎは小口切りにする。
2. ボウルにじゃがいものすりおろしとAを入れ、混ぜ合わせる。
3. 1のにんじんと細ねぎを加え、さっくり混ぜる。
4. フライパンにごま油を熱し、3等分にした3を丸く平らな形にして並べ入れ、弱火から中火で両面を焼く。

Memo

・じゃがいもをすりおろし水けをきって使うことでカリウムを減らす。

かぼちゃをじっくり焼いて甘みを引き出す

かぼちゃのオイル焼き

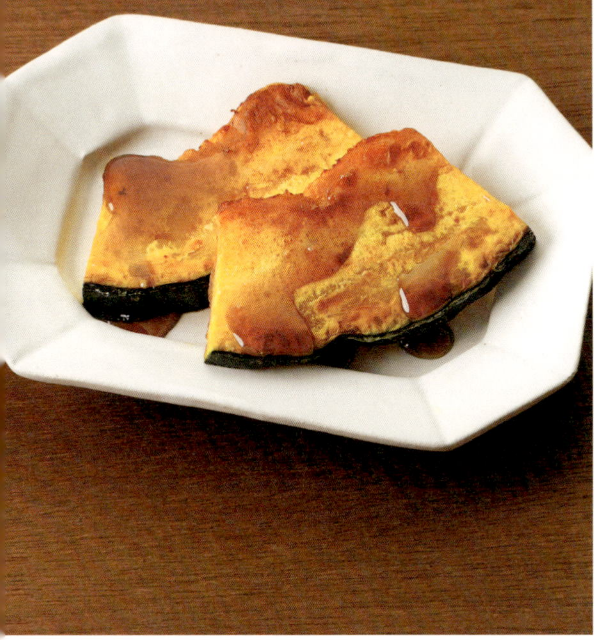

材料（1人分）

かぼちゃ……50g
にんにく（薄切り）……1枚
A バルサミコ酢……小さじ1/4
　 はちみつ……小さじ1/2
オリーブ油……小さじ1と1/2

作り方

1. かぼちゃは大きめのいちょう切りにする。
2. フライパンににんにく、オリーブ油を熱し、香りが出たら、かぼちゃを入れて弱めの中火で焼く。器に盛り、混ぜ合わせたAをかける。

114kcal	塩分	0g
タンパク質	カリウム	233mg
1.0g	リン	24mg

副菜にも、おやつにもぴったり

じゃがいももち

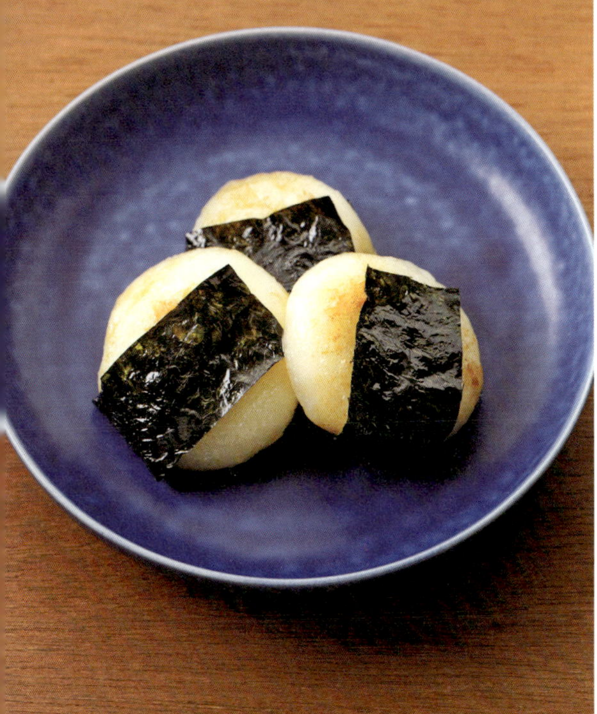

材料（1人分）

じゃがいも……50g
A 片栗粉……小さじ2
　 無塩バター……小さじ1/2
焼きのり……1/8枚
B しょうゆ……小さじ1/3
　 みりん……小さじ1/3
サラダ油……小さじ1

作り方

1. じゃがいもはひと口大に切って水にさらし、ゆでる。熱いうちにつぶしておく。
2. ボウルに1とAを混ぜ合わせ、3等分にして丸く平らな形にととのえる。
3. フライパンにサラダ油を熱し、2を並べ、ふたをして弱めの中火で焼く。きつね色に焼けたら、裏に返してふたをし同様に焼く。
4. 混ぜ合わせたBを加えてからめる。帯状に切ったのりを巻く。

117kcal	塩分	0.3g
タンパク質	カリウム	225mg
1.1g	リン	29mg

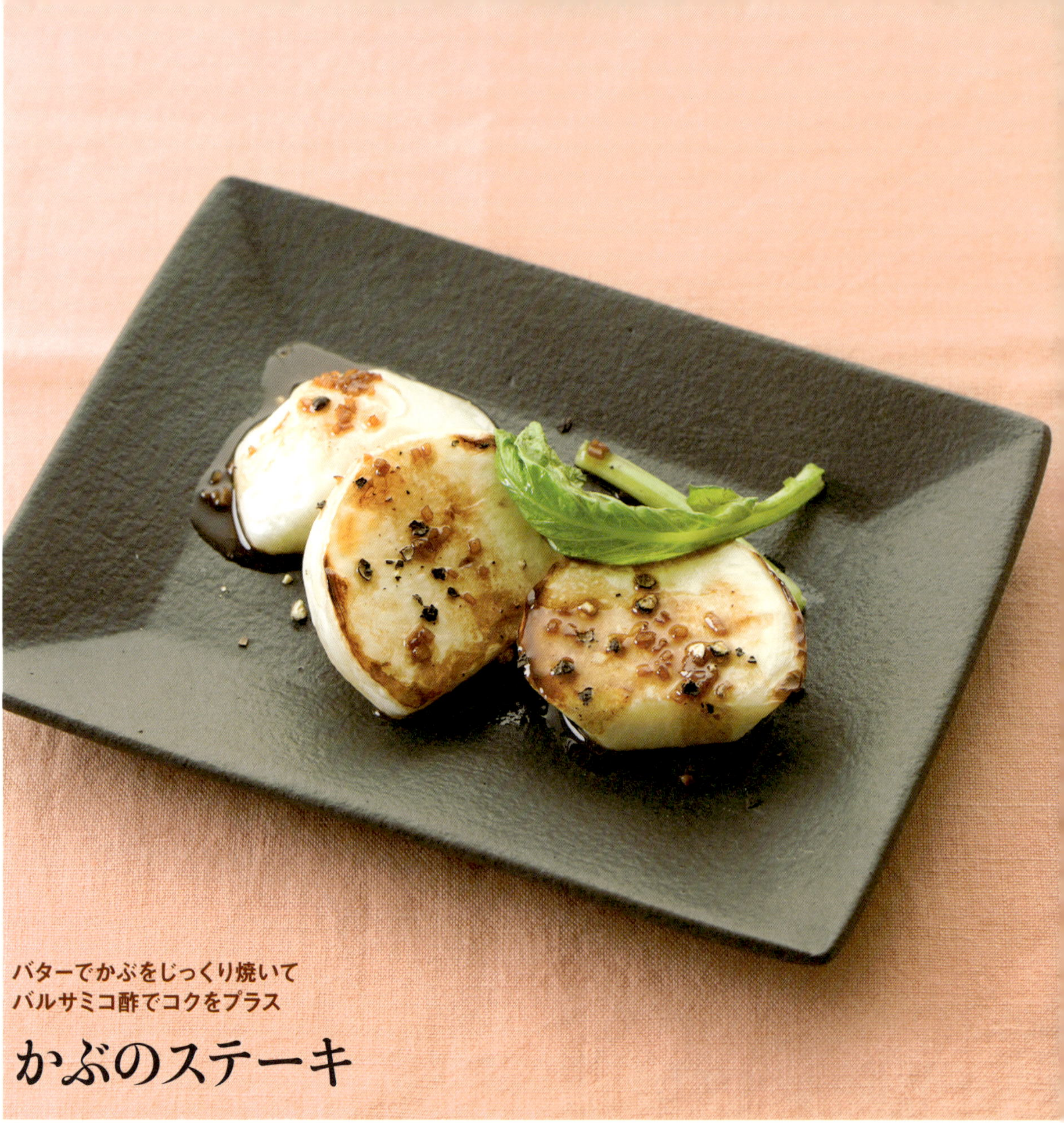

バターでかぶをじっくり焼いて
バルサミコ酢でコクをプラス

かぶのステーキ

材料（1人分）

- かぶ……1個（60g）
- かぶの葉（あれば）……小1枚
- A
  - にんにく（みじん切り）……少々
  - しょうゆ……小さじ1/3
  - バルサミコ酢……小さじ1
  - 黒こしょう（粗びき）……少々
- 無塩バター……小さじ1

作り方

1. かぶは1cm厚さに切る。
2. フライパンに無塩バターを溶かし、1を弱火から中火で焼いて火を通し、器に盛る。
3. 2のフライパンに混ぜ合わせたAを熱してひと煮立ちさせ、かぶにかける。あればかぶの葉を添える。

50kcal	塩分	0.3g
タンパク質 0.6g	カリウム	168mg
	リン	21mg

Memo

・シンプルな野菜のソテーに、バルサミコ酢を使って甘みとコクをプラス。バルサミコ酢のかわりに黒酢でもよい。

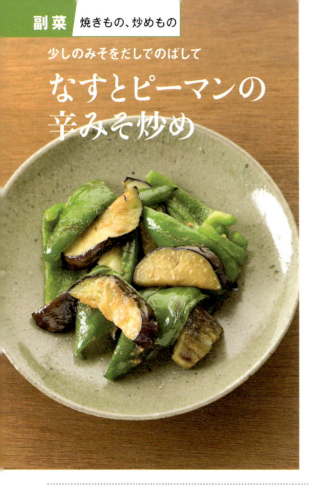

少しのみそをだしでのばして

なすとピーマンの辛みそ炒め

材料（1人分）

なす……1/2本（40g）
ピーマン……1個（30g）
A　しょうが（すりおろし）…少々
　　だし汁……小さじ1
　　みそ……小さじ1/2
　　砂糖……小さじ1/4
ごま油……小さじ1と1/2

作り方

1 なすは縦半分に切って斜め切りにして水にさらし、水けをしっかりふきとる。ピーマンは乱切りにする。
2 フライパンにごま油を熱し、1のなすを炒める。ピーマンを加えてさらに炒める。
3 混ぜ合わせたAを加えて味をつける。

79kcal	塩分	0.4g
タンパク質	カリウム	151mg
1.1g	リン	23mg

おかかの旨みと梅の塩けで味つけ

大根のおかか梅炒め

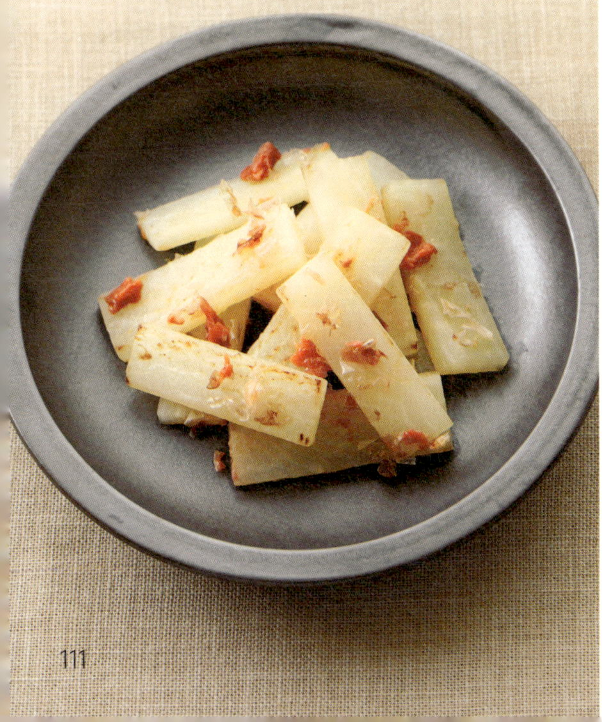

材料（1人分）

大根……50g
梅干し……1/4個（2g）
削り節……1/20袋（0.2g）
オリーブ油……小さじ1

作り方

1 大根は短冊切りにし、梅干しは細かくたたく。
2 フライパンにオリーブ油を熱し、大根を炒める。
3 梅干し、削り節を加え、炒め合わせる。

47kcal	塩分	0.4g
タンパク質	カリウム	125mg
0.4g	リン	10mg

長ねぎとにんにくの香味が決め手

豆苗とキャベツのオイスターソース炒め

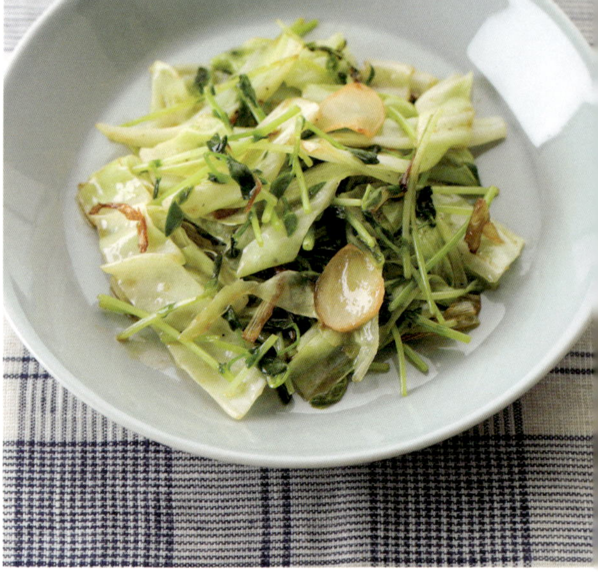

材料（1人分）

- キャベツ……大1/2枚（40g）
- 豆苗……20g
- 長ねぎ……3cm
- にんにく（薄切り）……2枚
- 黒こしょう……少々
- オイスターソース……小さじ1/2
- ごま油……小さじ1と1/2

作り方

1. キャベツはざく切り、豆苗は3cm長さに切る。長ねぎは斜め薄切りにする。
2. フライパンにごま油を熱し、にんにく、長ねぎをきつね色に炒めて香りを出す。
3. キャベツ、豆苗を加えて炒め、黒こしょう、オイスターソースで味をつける。

76kcal	塩分	0.3g
タンパク質	カリウム	129mg
1.6g	リン	27mg

バターの香りをしっかりまとわせて

玉ねぎとアスパラガスのバターしょうゆ炒め

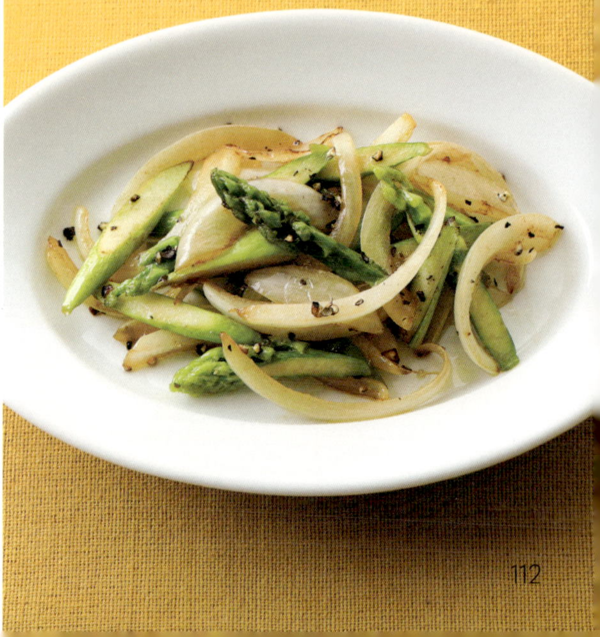

材料（1人分）

- 玉ねぎ……30g
- グリーンアスパラガス……30g
- しょうゆ……小さじ1/3
- 黒こしょう（粗びき）……少々
- 無塩バター……小さじ1

作り方

1. 玉ねぎは5mm幅の薄切り、アスパラガスは斜め切りにする。
2. フライパンに無塩バターを熱して溶かし、1を炒める。しょうゆ、黒こしょうを加えて、さっと炒め合わせる。

50kcal	塩分	0.3g
タンパク質	カリウム	135mg
1.3g	リン	32mg

2つまみのカレー粉がポイント

彩きんぴら

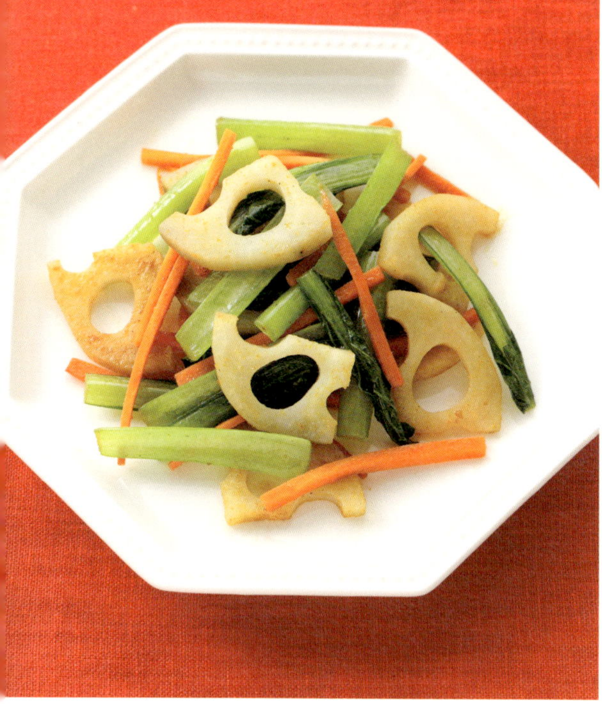

材料（1人分）

にんじん……10g
れんこん……20g
小松菜……30g
A しょうゆ……小さじ1/3
　砂糖……小さじ1/8
　カレー粉……2つまみ
ごま油……小さじ1

作り方

1 にんじんはせん切り、れんこんはいちょう切り、小松菜は3cm長さに切る。

2 フライパンにごま油を熱し、れんこん、にんじんを炒める。火が通ったら小松菜を加え、さっと炒め合わせる。

3 Aを上から順に加え、味を調える。

62kcal	塩分	0.3g
タンパク質 1.1g	カリウム	278mg
	リン	3.5mg

ごぼうはささがきにすることで味がからみやすい

ごぼうのきんぴら

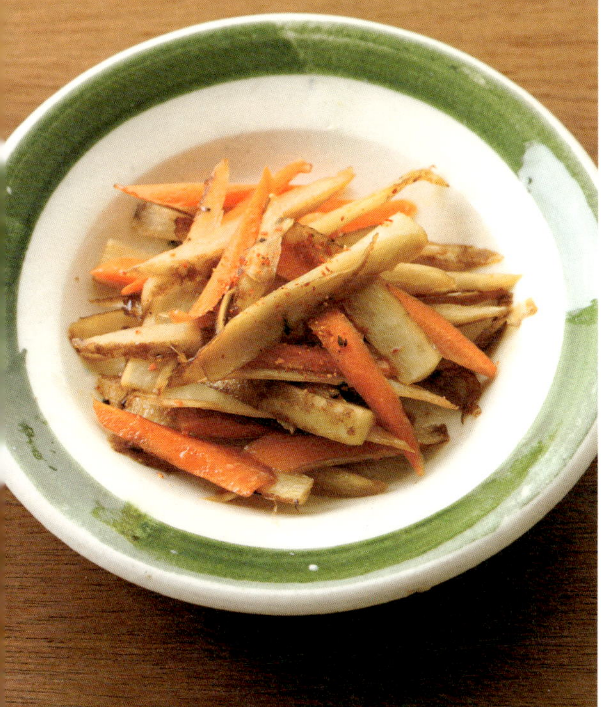

材料（1人分）

ごぼう……30g
にんじん……10g
七味唐辛子……少々
A だし汁……小さじ1
　しょうゆ……小さじ1/3
　砂糖……小さじ1/3
ごま油……小さじ1

作り方

1 ごぼうはささがきにし、水にさらして水けをきる。にんじんはささがきにする。

2 フライパンにごま油を熱し、1のごぼうを炒める。にんじんを加えてさらに炒める。

3 火を止め、Aを加えて混ぜ合わせ、中火にかけてひと煮立ちさせる。器に盛り、七味唐辛子をふる。

65kcal	塩分	0.3g
タンパク質 0.8g	カリウム	134mg
	リン	25mg

チーズの香りが食欲をそそる

ズッキーニとパプリカのチーズ炒め

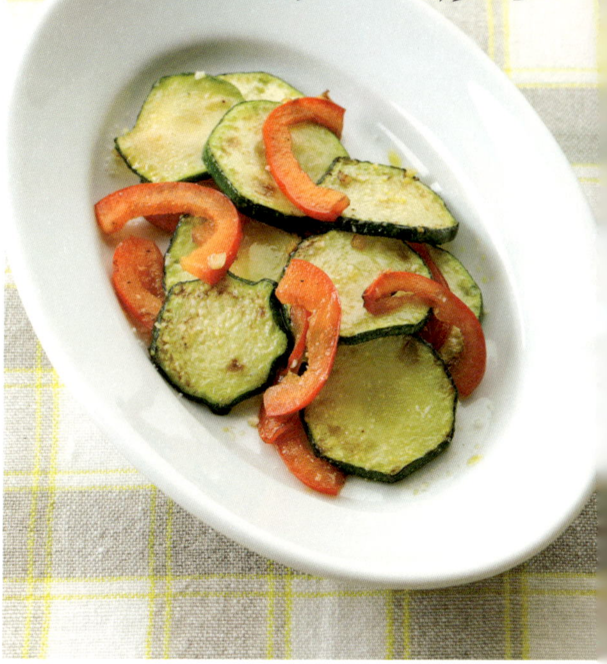

材料（1人分）

ズッキーニ……1/3本（50g）
パプリカ……10g
にんにく（薄切り）……1枚
A｜塩……0.3g
　｜黒こしょう……少々
　｜パルメザンチーズ……小さじ1/4
オリーブ油……小さじ1

作り方

1 ズッキーニは薄い小口切りにし、パプリカは細切りにする。
2 フライパンにオリーブ油、にんにくを中火で熱し、香りを出す。
3 1のズッキーニ、パプリカを加えて炒める。Aを加えて味を調える。

50kcal	塩分	0.3g
タンパク質 1.0g	カリウム	154mg
	リン	26mg

ケチャップの甘みと豆板醤の辛みがよく合う

セロリとピーマンのケチャップ炒め

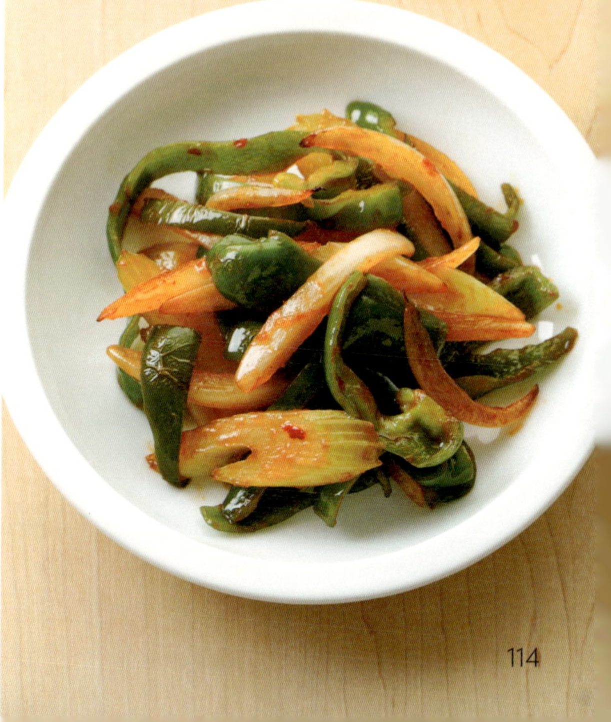

材料（1人分）

セロリ……20g
ピーマン……30g
玉ねぎ……20g
A｜トマトケチャップ……小さじ1
　｜豆板醤……少々
　｜塩……0.2g
オリーブ油……小さじ1

作り方

1 セロリはすじをとり、ピーマン、玉ねぎとともに食べやすく切る。
2 フライパンにオリーブ油を熱し、1を炒める。Aを加えて味を調える。

60kcal	塩分	0.4g
タンパク質 0.6g	カリウム	193mg
	リン	23mg

しんなり炒めた玉ねぎの甘みがポイント

ほうれん草とコーンのバター炒め

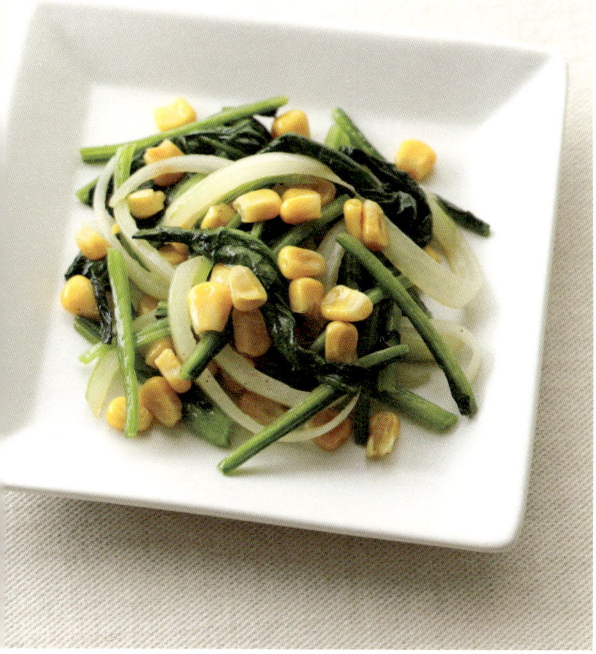

材料（1人分）

ほうれん草……1茎（30g）
コーン（冷凍）……20g
玉ねぎ……20g
塩……0.2g
黒こしょう……少々
無塩バター……小さじ1

作り方

1 ほうれん草は5cm長さに切ってゆで、水けをしぼる。玉ねぎは薄切りにする。
2 フライパンに無塩バターを熱して溶かし、玉ねぎを炒める。しんなりしたらほうれん草、解凍して汁けをきったコーンを加え、炒める。
3 塩、黒こしょうを加えて味を調える。

60kcal	塩分	0.3g
タンパク質	カリウム	264mg
1.3g	リン	29mg

マヨで炒めるから味つけも簡単

チンゲン菜のマヨカレー炒め

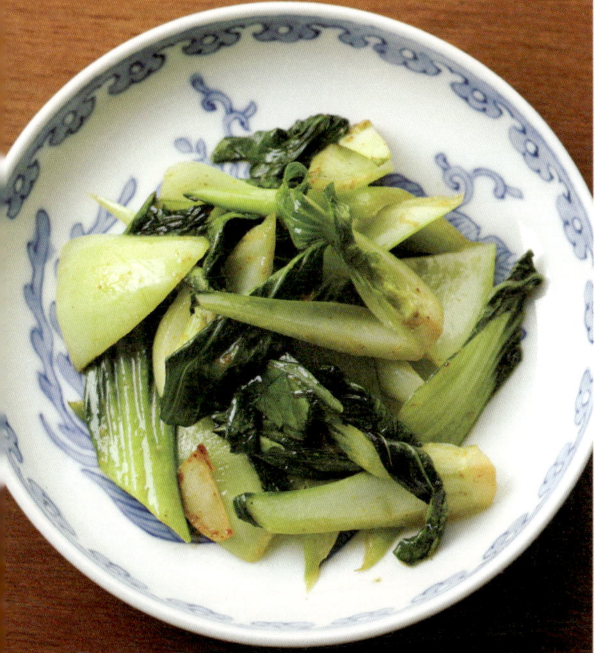

材料（1人分）

チンゲン菜……60g
にんにく（薄切り）……2枚
マヨネーズ
……小さじ1と1/2
カレー粉……2つまみ
塩……0.2g

作り方

1 チンゲン菜は約2cm長さの斜め切りにする。
2 フライパンにマヨネーズを入れて熱し、溶けたらチンゲン菜、にんにくを加えて炒める。カレー粉、塩を加えて味を調える。

47kcal	塩分	0.4g
タンパク質	カリウム	164mg
0.6g	リン	23mg

大葉は仕上げに加えて香りを立てる

オクラとキャベツの大葉しょうゆ炒め

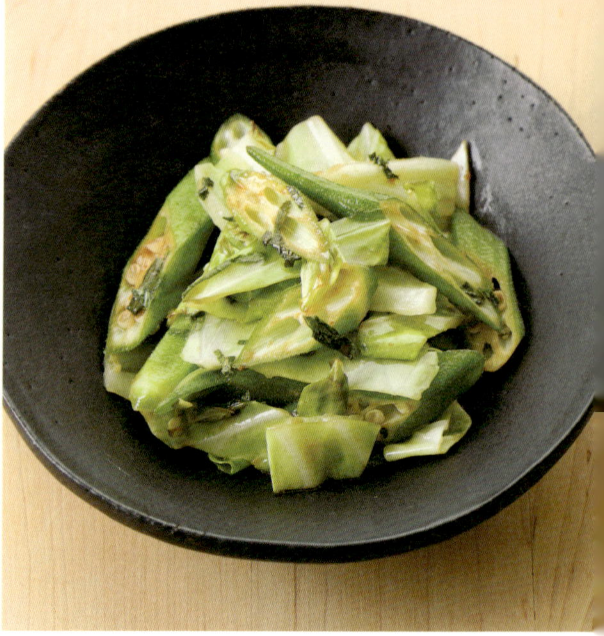

材料（1人分）

キャベツ……大1/2枚（40g）
オクラ……1本（20g）
大葉……2枚
しょうゆ……小さじ1/3
サラダ油……小さじ1

作り方

1. キャベツはざく切り、オクラは乱切り、大葉は粗みじん切りにする。
2. フライパンにサラダ油を熱し、1のキャベツ、オクラを炒める。
3. 全体に火が通ったら、しょうゆ、1の大葉を加え、さっと炒め合わせる。

54kcal	塩分	0.3g
タンパク質	カリウム	141mg
1.1g	リン	26mg

粉山椒の風味が甘酢を引きしめる

白菜の甘酢炒め

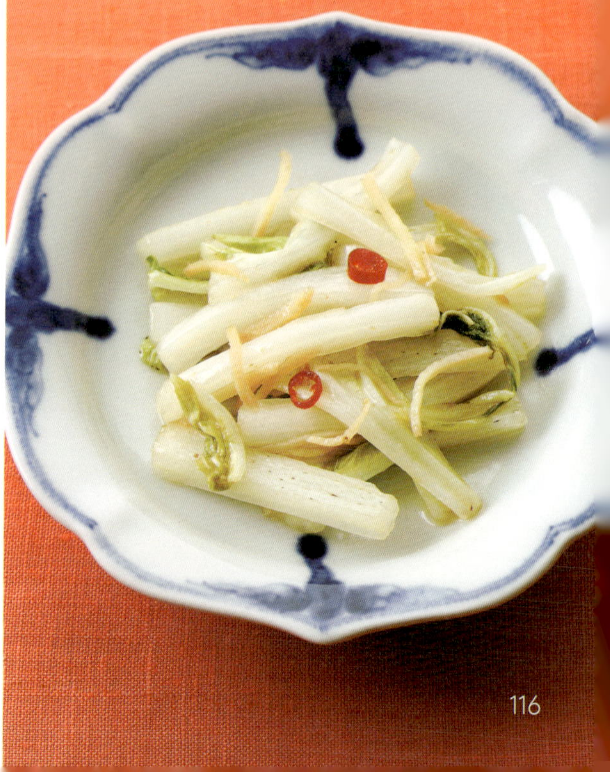

材料（1人分）

白菜……大1/2枚（50g）
しょうが（薄切り）……3枚
赤唐辛子（輪切り）……3個
A 酢……小さじ1と1/2
　塩……0.3g
　砂糖……小さじ3/4
　粉山椒……少々
ごま油……小さじ1

作り方

1. 白菜は細切り、しょうがはせん切りにする。
2. フライパンにごま油を熱し、1の白菜の芯の部分としょうが、赤唐辛子を炒める。
3. 白菜の葉と混ぜ合わせたAを加え、さっと炒め合わせる。

57kcal	塩分	0.3g
タンパク質	カリウム	117mg
0.4g	リン	18mg

れんこんの食感と三つ葉の香りを楽しむ

三つ葉とれんこんのごま炒め

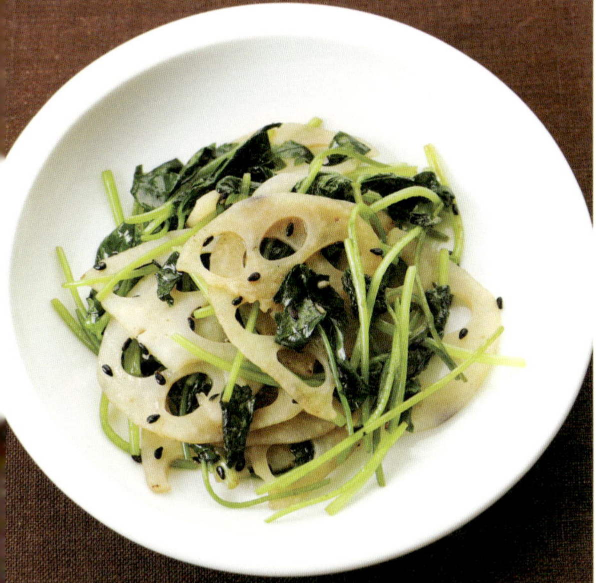

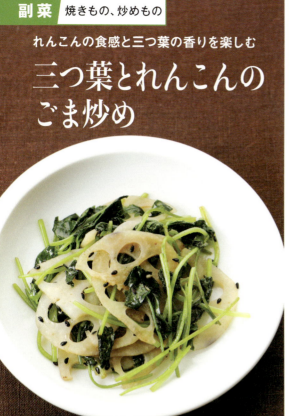

材料（1人分）

三つ葉 …… 20g
れんこん …… 30g
A しょうゆ …… 小さじ1/3
　みりん …… 小さじ1/2
　黒炒りごま …… 小さじ1/3
ごま油 …… 小さじ1

作り方

1 三つ葉は3cm長さに切る。れんこんはいちょう切りにして水にさらし、水けをきる。
2 フライパンにごま油を熱し、1のれんこんを炒める。
3 三つ葉とAを加え、さらに炒め合わせる。

74kcal	塩分	0.3g
タンパク質 1.1g	カリウム	244mg
	リン	41mg

キャベツは炒めすぎずに歯ごたえを残して

えのきとキャベツの柚子こしょう炒め

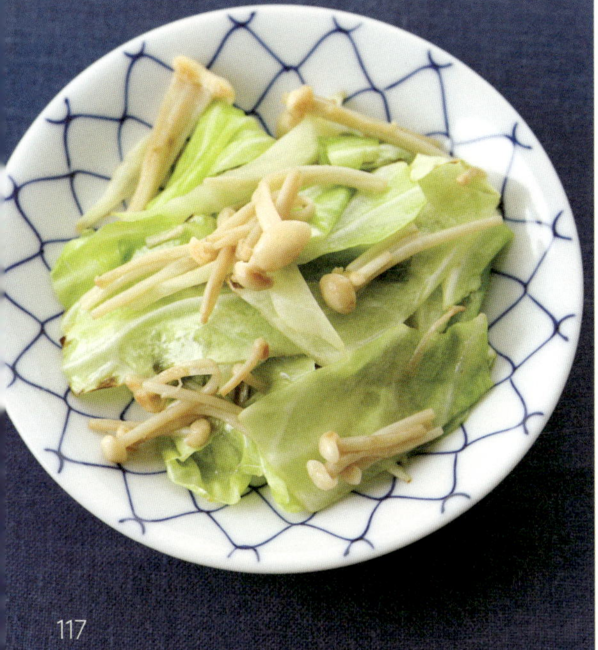

材料（1人分）

えのきだけ …… 30g
キャベツ …… 大1/2枚（40g）
柚子こしょう …… 小さじ1/8
塩 …… 0.2g
オリーブ油 …… 小さじ1

作り方

1 えのきは長さを半分に切り、キャベツは短冊切りにする。
2 フライパンにオリーブ油を熱し、1を炒める。
3 柚子こしょう、塩を加えて味を調える。

53kcal	塩分	0.4g
タンパク質 1.3g	カリウム	184mg
	リン	44mg

煮物

減塩の物足りなさを感じさせないためには、だしをきかせて煮含めること。砂糖でまろやかさを加えることもポイント。

桜えびの旨みをきかせて

ピーマンの炒め煮

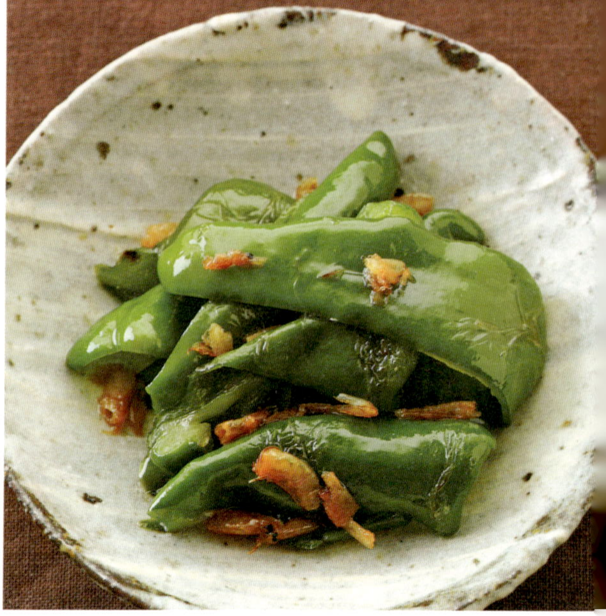

材料（1人分）

- ピーマン……1と1/2個（45g）
- 桜えび……2つまみ
- しょうゆ……小さじ1/3
- A　水……大さじ1
- 　　砂糖……小さじ1/6
- ごま油……小さじ1

作り方

1. ピーマンは乱切りにし、桜えびは粗く刻む。
2. 鍋にごま油を熱し、ピーマンを炒める。油が全体に回ったら、桜えびを加えてさっと炒める。
3. Aを加えて混ぜ、ふたをして弱火で2～3分煮て、しょうゆを回しかける。

56kcal	塩分	0.4g
タンパク質 1.9g	カリウム	165mg
	リン	37mg

ごま油の風味にすりごまでコクをプラス

かぼちゃのごましょうゆ煮

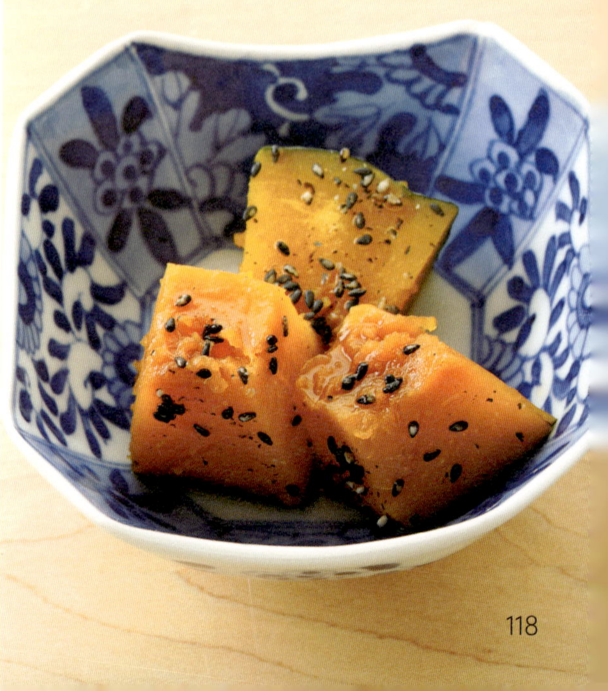

材料（1人分）

- かぼちゃ……50g
- A　黒すりごま……小さじ1/3
- 　　だし汁……小さじ1
- 　　しょうゆ……小さじ1/3
- 　　砂糖……小さじ1/2
- 　　ごま油……小さじ1/2

作り方

1. かぼちゃはひと口大に切る。耐熱容器に入れ、混ぜ合わせたAを加える。
2. ふんわりとラップをし、電子レンジで1分加熱して、そのまま3分蒸らす。

77kcal	塩分	0.3g
タンパク質 1.3g	カリウム	240mg
	リン	31mg

だしでほっくり煮含めて

長いものおだし煮

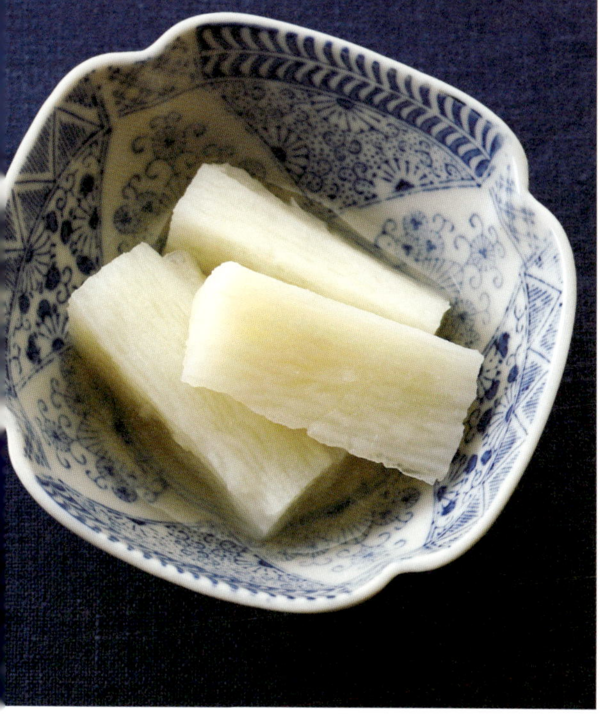

材料（1人分）

長いも……50g
A だし汁……大さじ3
A 砂糖……小さじ1/3
A 塩……0.3g

作り方

1. 長いもは短冊切りにする。
2. 鍋に1とAを入れて火にかけ、ふたをする。沸騰したら弱火でやわらかくなるまで煮る。

37kcal	塩分	0.3g
タンパク質	カリウム	244mg
1.2g	リン	19mg

汁けたっぷり優しい味わい

小松菜の煮浸し

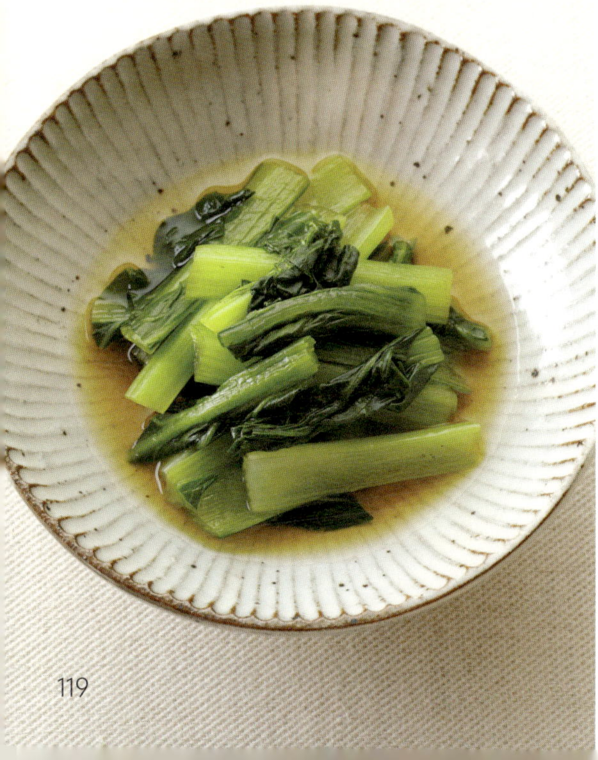

材料（1人分）

小松菜……50g
だし汁……大さじ2
みりん……小さじ1/2
しょうゆ……小さじ1/2

作り方

1. 小松菜はゆで、水にとって冷まし、5cm長さに切る。
2. 鍋にだし汁とみりんを入れて火にかけ、煮立てる。1を加えてふたをし、3～4分煮る。
3. しょうゆを加え、ひと煮立ちさせる。

17kcal	塩分	0.5g
タンパク質	カリウム	281mg
1.1g	リン	31mg

オリーブ油とだしの風味が香る

キャベツとブロッコリーの煮浸し

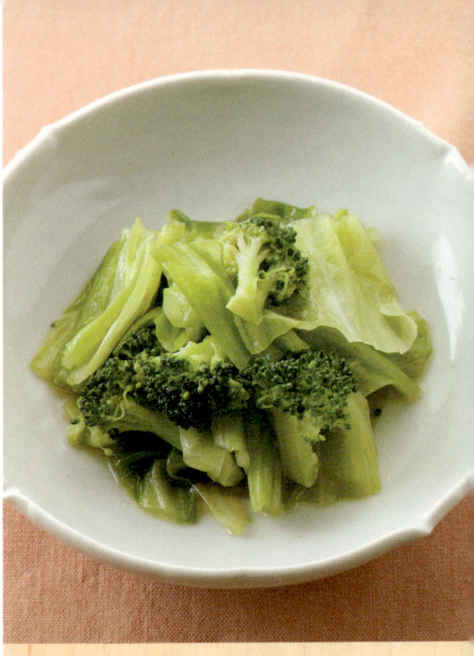

材料（1人分）

キャベツ……大1/2枚（40g）
ブロッコリー……20g
A｜だし汁……大さじ2
｜オリーブ油……小さじ1/2
しょうゆ……小さじ1/3

作り方

1 キャベツはざく切り、ブロッコリーは小房に分ける。
2 鍋にAと1を入れて火にかけ、ふたをする。沸騰したら弱火で4～5分煮る。
3 しょうゆを加え、ひと煮立ちさせる。

36kcal	タンパク質 1.6g	塩分 0.3g	カリウム 179mg	リン 36mg

カリフラワーのほっくりした食感がおいしい

カリフラワーとしめじのあんかけ煮

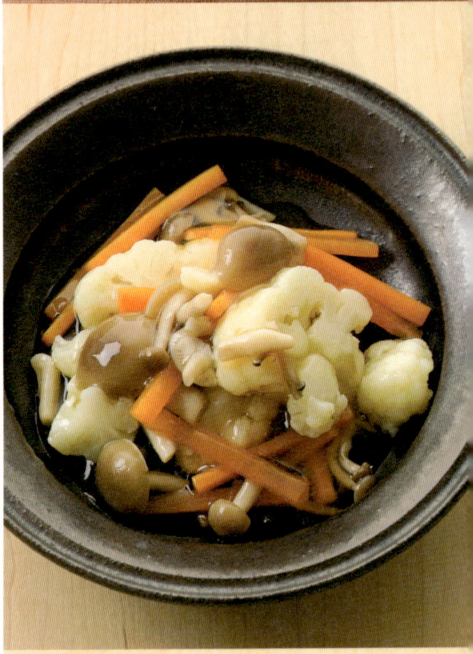

材料（1人分）

カリフラワー……30g
しめじ……20g
にんじん……10g
だし汁……大さじ3
砂糖……小さじ1/6
しょうゆ……小さじ1/2
A｜片栗粉……小さじ1/2
｜水……小さじ1

作り方

1 カリフラワーは小房に分けてゆで、しめじは小房に分け、にんじんはせん切りにする。
2 鍋にだし汁と砂糖を入れて熱し、1を加えてふたをする。沸騰したら弱火で3～5分煮る。
3 しょうゆ、混ぜ合わせたAを加え、ひと煮立ちさせる。

25kcal	タンパク質 1.9g	塩分 0.5g	カリウム 267mg	リン 54mg

蒸しキャベツの甘みをマスタードの酸味を合わせて

キャベツとパプリカの粒マスタード煮

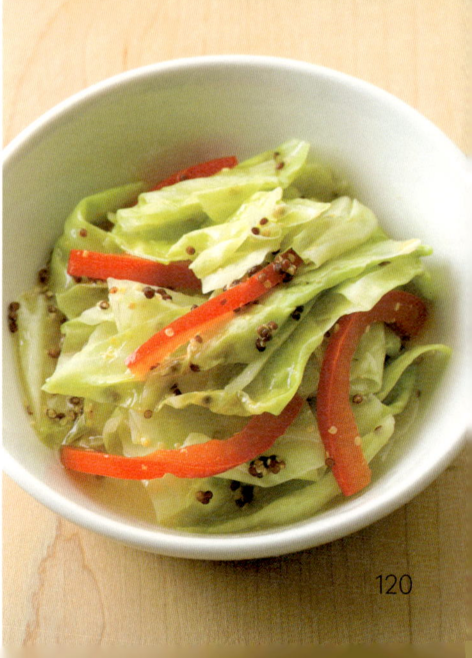

材料（1人分）

キャベツ……大1/2枚（40g）
パプリカ（赤）……10g
にんにく（薄切り）……1枚
A｜オリーブ油……小さじ1
｜粒マスタード……小さじ2/3
｜水……小さじ1

作り方

1 キャベツはざく切りにし、パプリカは細切りにする。
2 混ぜ合わせたAと1、にんにくを耐熱容器に入れ、ふんわりとラップをし、電子レンジで1分30秒加熱し、そのまま約2分蒸らす。

59kcal	タンパク質 1.0g	塩分 0.2g	カリウム 111mg	リン 24mg

あさりから出る塩けと旨みを味わう

白菜とあさりの煮物

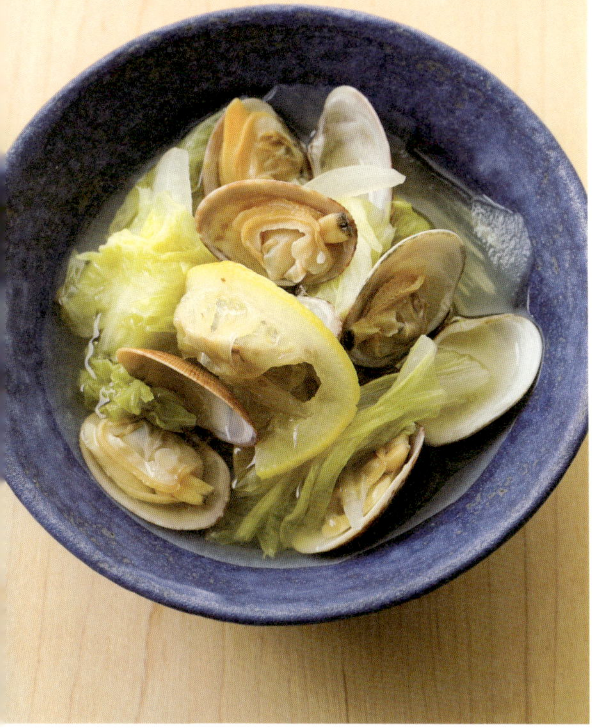

材料（1人分）

白菜 ……… 60g
あさり（殻つき） ……… 50g
※砂抜きする
レモン（半月形の薄切り） ……… 1枚
だし汁 ……… 大さじ3
しょうゆ ……… 小さじ1/6

作り方

1. 白菜は2cm幅に切り、あさりは殻をよく洗う。
2. 鍋にだし汁と1を入れて熱し、ふたをする。沸騰したら弱火で約7分煮る。
3. レモン、しょうゆを加え、ひと煮立ちさせる。

17kcal	塩分	0.6g
タンパク質 1.9g	カリウム	195mg
	リン	45mg

焼き長ねぎの甘みときのこの香りを味わう

里いもと長ねぎ、しいたけの煮物

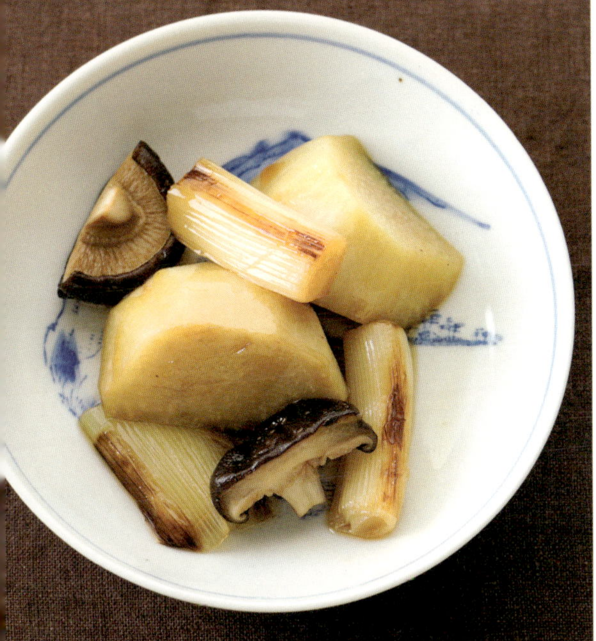

材料（1人分）

里いも ……… 50g
長ねぎ ……… 30g
しいたけ ……… 小1枚（10g）
だし汁 ……… 大さじ3
砂糖 ……… 小さじ1/2
しょうゆ ……… 小さじ1/3
塩 ……… 0.3g
サラダ油 ……… 小さじ1/2

作り方

1. 里いもは食べやすい大きさに切り、鍋にかぶるくらいの水とともに入れて火にかける。沸騰したら3～4分ゆで、ぬめりを洗い流す。長ねぎは2cm長さに切り、しいたけは軸を落として半分に切る。
2. 鍋にサラダ油を熱し、長ねぎを焼きつける。里いもとしいたけ、だし汁と砂糖を加えてふたをし、沸騰したら弱火にしてやわらかくなるまで煮る。
3. しょうゆと塩を加え、煮汁をからめながら味を調える。

68kcal	塩分	0.6g
タンパク質 1.8g	カリウム	444mg
	リン	53mg

揚げ物

タンパク質を制限することにより、摂取しにくくなるカロリーですが、揚げ物を食卓に加えることでカバーできます。

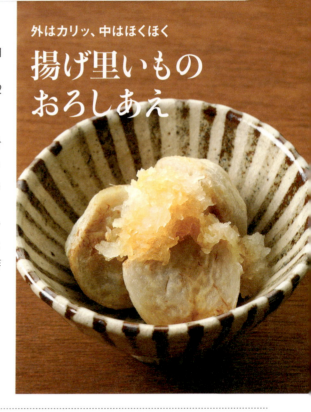

外はカリッ、中はほくほく

揚げ里いものおろしあえ

材料（1人分）

里いも……50g
大根……30g
しょうが……少々
ポン酢……小さじ1
オリーブ油……小さじ1と1/2

作り方

1. 里いもは皮をむいて食べやすい大きさに切り、塩（分量外）で軽くもみ洗いし、やわらかくなるまでゆでる。
2. フライパンにオリーブ油を熱し、水けをふいた里いもをきつね色になるまで揚げ焼きする。
3. 大根、しょうがはすりおろし、大根はペーパータオルの上にのせ、さっと洗って水けを軽くしぼり、しょうがを混ぜる。焼いた里いもとさっくり混ぜ、ポン酢をかける。

93kcal	塩分	0.3g
タンパク質	カリウム	409mg
1.1g	リン	37mg

パセリの風味がアクセント

素揚げ長いものパセリ塩あえ

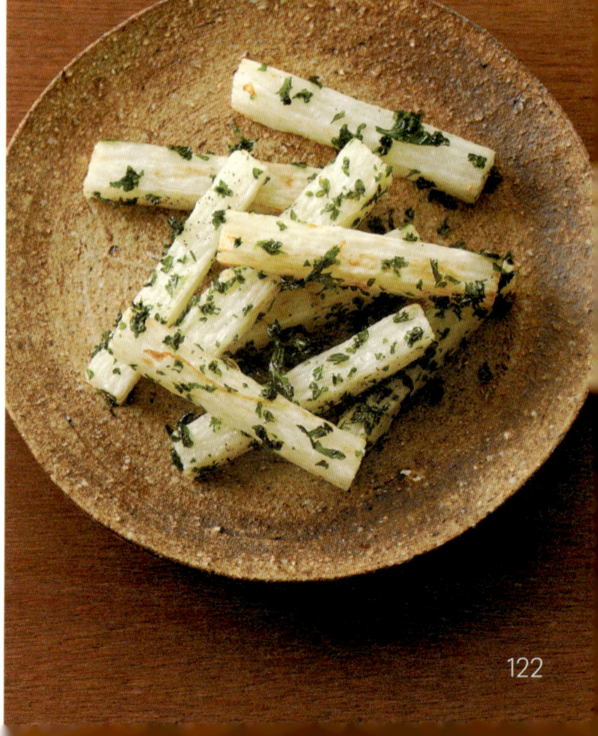

材料（1人分）

長いも……50g
パセリ……5g
塩……0.2g
黒こしょう……少々
揚げ油……適量

作り方

1. 長いもは拍子木切りにしてさっとゆで、170℃に熱した油できつね色に揚げ、とり出す。
2. パセリも素揚げにしペーパータオルにとり出して細かくもみ、1と塩、黒こしょうと混ぜ合わせる。

68kcal	塩分	0.2g
タンパク質	カリウム	265mg
1.3g	リン	17mg

玉ねぎは揚げて甘みを引き出す

玉ねぎリングフライ

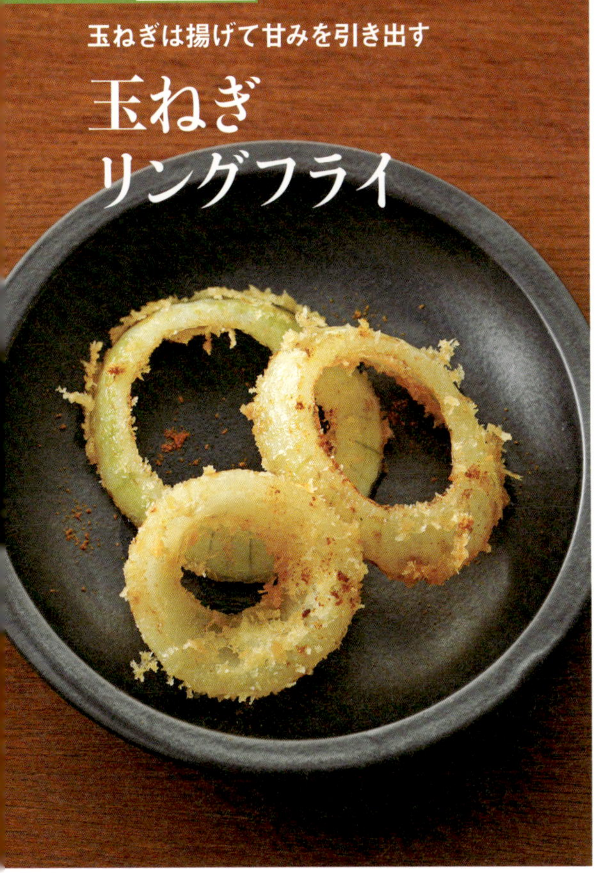

材料（1人分）

- 玉ねぎ（輪切り）……30g
- 薄力粉……小さじ3/4
- 溶き卵……小さじ1
- パン粉……小さじ2
- カレー粉……少々
- 揚げ油……適量

作り方

1. 玉ねぎはほぐし、薄力粉、溶き卵、パン粉の順に衣をつけ、170℃に熱した揚げ油でからりと揚げる。カレー粉をふりかける。

80kcal	塩分	0g
タンパク質	カリウム	58mg
1.4g	リン	23mg

カロリーをしっかりとりたいときにぴったり

かき揚げ

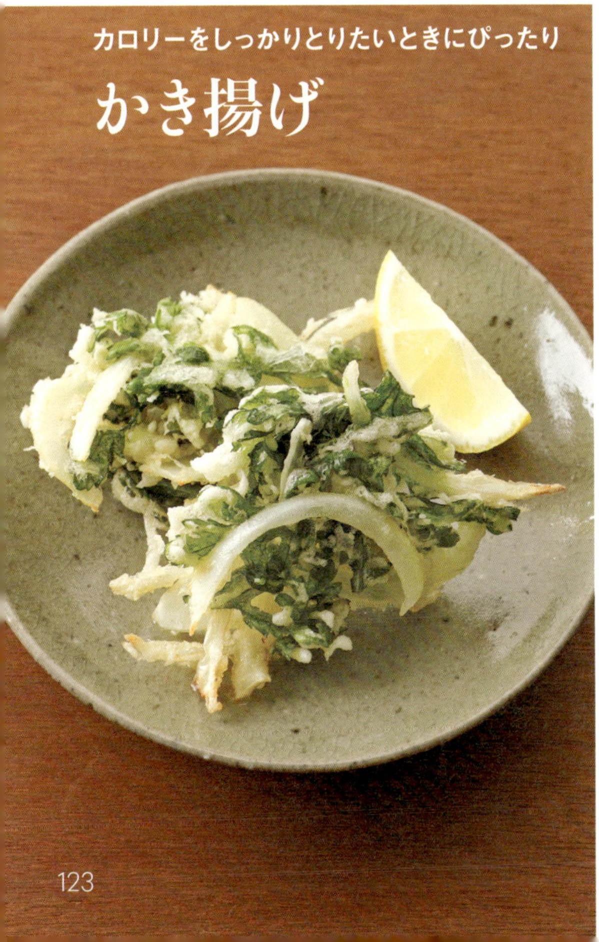

材料（1人分）

- 玉ねぎ……30g
- 春菊……10g
- 水……小さじ2
- 溶き卵……小さじ1
- 薄力粉……大さじ1と1/2
- 片栗粉……大さじ1/2
- 揚げ油……適量
- レモン（くし形切り）……1切れ

作り方

1. 玉ねぎは薄切り、春菊は2cm長さに切る。
2. 分量の水と卵を混ぜ合わせ、片栗粉と薄力粉を加えてさっくり混ぜ、1を加えてよく混ぜる。
3. 木べらの上に2をのせて形をととのえ、160℃の油に滑り入れる。からりと揚げ、レモンを添える。

197kcal	塩分	0g
タンパク質	カリウム	117mg
2.3g	リン	33mg

サラダ

野菜を洗ったら必ずペーパータオルでしっかり水けをふきましょう。このひと手間で、少ない塩でもしっかり味がつきます。

春雨の水けをしっかりきることで味がなじむ

春雨サラダ

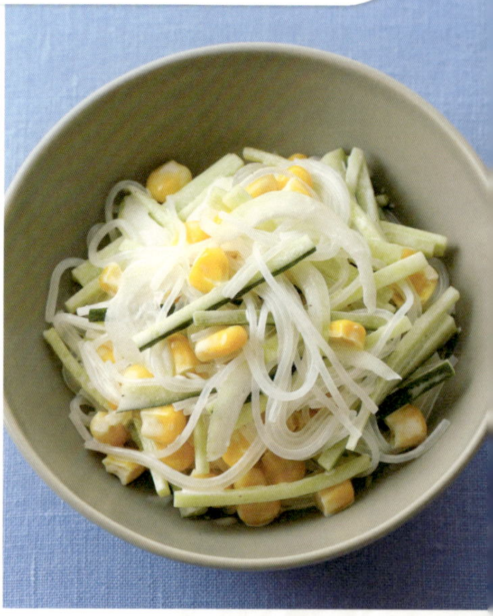

材料（1人分）

- 春雨……10g
- 玉ねぎ……5g
- きゅうり…1/5本（20g）
- コーン（冷凍）……20g
- A 酢……小さじ1/2
- A マヨネーズ……大さじ1
- A 塩……0.2g

作り方

1. 春雨は熱湯で戻して食べやすい長さに切り、水けをしっかりきる。玉ねぎは薄切りにして水にさらし、水けをきる。きゅうりはせん切りにし、コーンは解凍しておく。
2. ボウルに1を入れ、混ぜ合わせたAとあえる。

	タンパク質	塩分	カリウム	リン
137kcal	1.1g	0.6g	78mg	27mg

かぼちゃは熱いうちにマッシュして味をからめて

かぼちゃサラダ

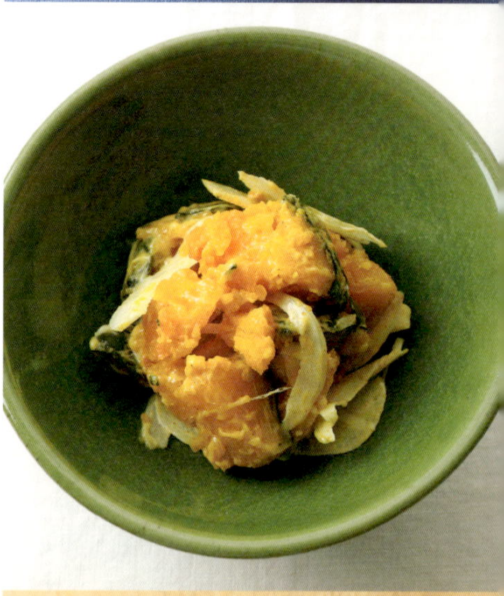

材料（1人分）

- かぼちゃ……50g
- 玉ねぎ……5g
- A マヨネーズ……小さじ1と1/2
- A 塩……0.2g
- A カレー粉……2つまみ

作り方

1. かぼちゃはラップに包み、電子レンジで1分30秒加熱して粗くつぶす。玉ねぎは薄切りにして水にさらし、水けをきる。
2. ボウルに1を入れ、混ぜ合わせたAとあえる。

	タンパク質	塩分	カリウム	リン
88kcal	1.2g	0.3g	238mg	29mg

漬け物感覚で食べるキャベツと玉ねぎのサラダ

コールスローサラダ

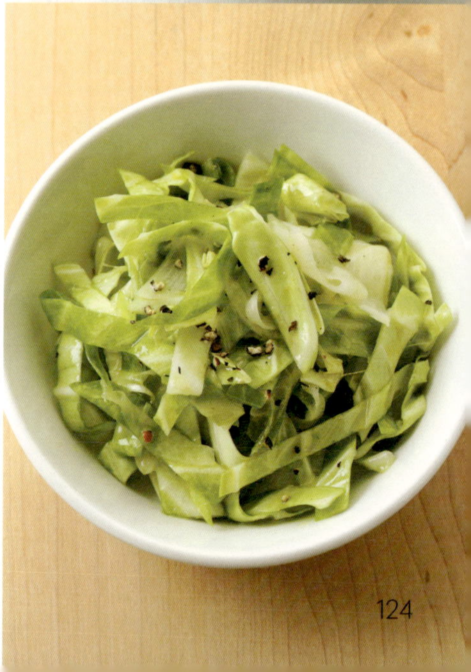

材料（1人分）

- キャベツ……大1/2枚（40g）
- 玉ねぎ……5g
- A 酢……小さじ1
- A マスタード……小さじ1/8
- A 塩……0.3g
- A 砂糖……小さじ1/6
- オリーブ油……小さじ1
- 黒こしょう（粗びき）…少々

作り方

1. キャベツは太めのせん切り、玉ねぎは薄切りにする。
2. ポリ袋に1の玉ねぎ、混ぜ合わせたAを入れてもみながら混ぜる。しんなりしたら、1のキャベツ、オリーブ油を加えてなじませる。
3. 空気を抜くように閉じ、約5分おく。器に盛り、黒こしょうをふる。

	タンパク質	塩分	カリウム	リン
53kcal	0.6g	0.3g	90mg	14mg

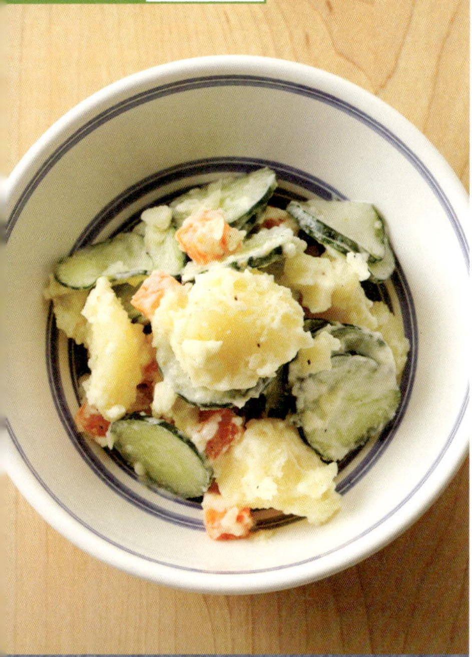

おいしいコツはゆでたじゃがいもをから炒りして水けをしっかりとばして

ポテトサラダ

材料（1人分）

- じゃがいも……50g
- にんじん……10g
- きゅうり……1/5本（20g）
- A
  - マヨネーズ……小さじ2
  - 練り辛子……少々
  - 塩……0.2g
  - 黒こしょう……少々

作り方

1. じゃがいもはひと口大に切って水にさらす。にんじんは小さめの角切り、きゅうりは小口切りにする。
2. 鍋に1のじゃがいもとにんじんを入れ、かぶるほどの水を注いで熱し、やわらかくなるまで煮る。
3. ゆで汁を捨て、から炒りして水分をとばし、冷ます。
4. ボウルに1のきゅうり、3を入れ、混ぜ合わせたAとあえる。

100kcal	タンパク質 1.3g	塩分 0.4g	カリウム 275mg	リン 37mg

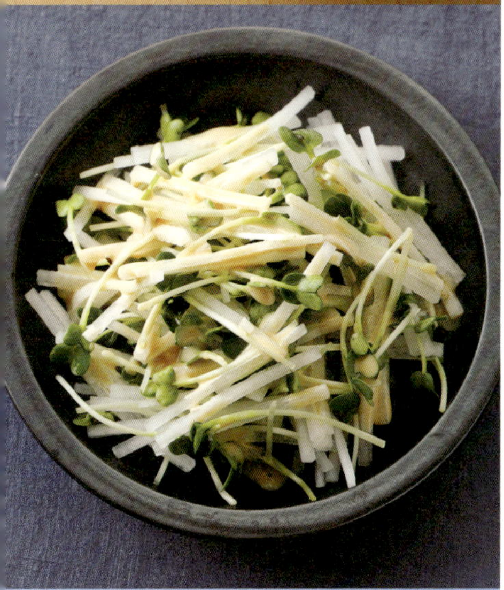

わさびマヨ味でパンチのきいた大根サラダに

かいわれと大根のマヨしょうゆかけ

材料（1人分）

- かいわれ……20g
- 大根……30g
- A
  - しょうゆ……小さじ1/4
  - マヨネーズ……小さじ2
  - 練りわさび……少々

作り方

1. かいわれは半分の長さに切る。大根はせん切りにして水にさらし、水けをきる。
2. 器に1を合わせて盛り、混ぜ合わせたAをかける。

65kcal	タンパク質 0.9g	塩分 0.3g	カリウム 97mg	リン 26mg

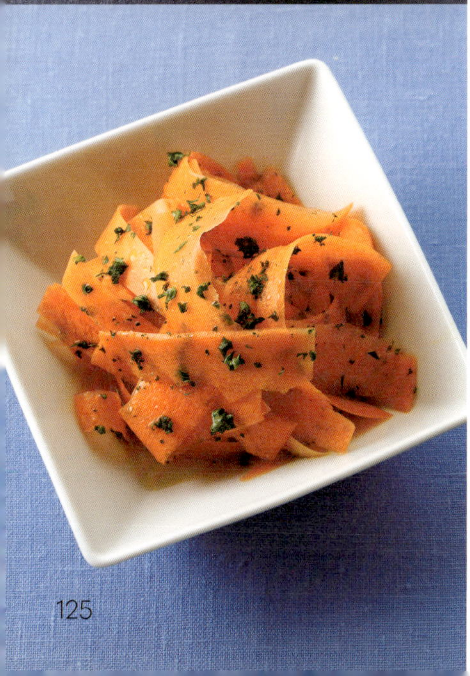

パセリの風味で爽やかに。作りおきにも

にんじんのパセリドレサラダ

材料（1人分）

- にんじん……50g
- パセリ（みじん切り）……小さじ1/2
- A
  - 酢……小さじ1
  - 塩……0.3g
  - 黒こしょう……少々
  - オリーブ油……小さじ1

作り方

1. にんじんはピーラーで薄切りにする。
2. ポリ袋に1、パセリ、混ぜ合わせたAを入れてなじませる。
3. 空気を抜くように閉じ、約5分おく。

※冷蔵庫で2～3日間保存可。

58kcal	タンパク質 0.5g	塩分 0.3g	カリウム 151mg	リン 14mg

自家製ドレッシングで食べるサラダ
ドレッシング4種

市販のドレッシングは、塩分が多く、
ものによっては添加物（リン酸塩）も含まれているので手作りしましょう。

唐辛子をきかせてピリ辛に

中華ドレッシング

材料（5回分）

- 長ねぎ……3cm
- にんにく……1/4かけ
- 赤唐辛子……1/2本
- サラダ油……小さじ1
- A
  - 水……大さじ1
  - しょうゆ……小さじ1
  - 酢……小さじ2
  - 砂糖……小さじ1/6
  - ごま油……小さじ2

作り方

1. 長ねぎ、にんにくは粗みじん切り、赤唐辛子は種をとり、輪切りにする。
2. フライパンにサラダ油を熱し、1の長ねぎ、にんにくを焦がし気味に炒める。1の赤唐辛子を加えてさっと炒め、香りと辛味を出す。
3. 混ぜ合わせたAを加えてなじませる。

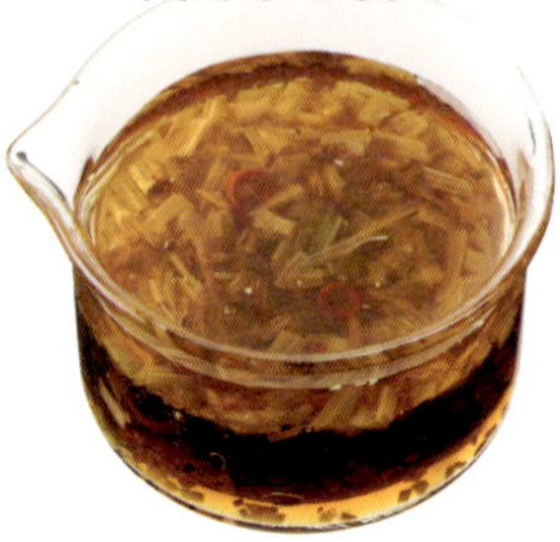

（全量）

タンパク質	1.0g
カロリー	132kcal
塩分	0.9g
カリウム	80mg
リン	21mg

バルサミコ酢をきかせて甘酸っぱく

粒マスタードドレッシング

材料（5回分）

- 粒マスタード……大さじ1/2
- サラダ油……大さじ2
- A
  - 酢……小さじ2
  - バルサミコ酢……小さじ1/2
  - 塩……小さじ1/8
  - 黒こしょう……少々

作り方

1. ボウルにAを上から順に入れて混ぜ合わせる。
2. サラダ油、粒マスタードを加えてなじませる。

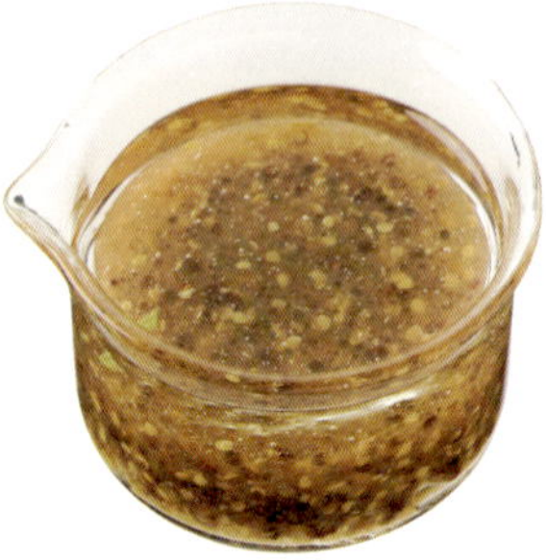

（全量）

タンパク質	0.7g
カロリー	249kcal
塩分	1.1g
カリウム	25mg
リン	23mg

黒酢のコクで減塩を感じさせない

和風ドレッシング

材料（6回分）

- しょうが（みじん切り）……小さじ1/2
- だし汁……大さじ1
- しょうゆ……小さじ2
- みりん……小さじ1
- 酢……大さじ1/2
- 黒酢……小さじ1
- サラダ油……小さじ2
- ごま油……小さじ1

作り方

1. ボウルにすべての材料を入れ、混ぜ合わせる。

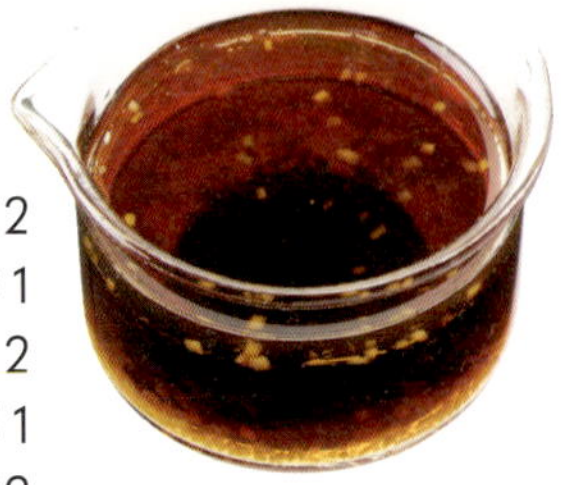

（全量）

タンパク質	1.1g
カロリー	141kcal
塩分	1.8g
カリウム	68mg
リン	26mg

にんにくマヨ風味でクリーミー

シーザードレッシング

材料（4回分）

- にんにく（すりおろし）……少々
- 酢……小さじ1/2
- マスタード……小さじ1/4
- マヨネーズ……大さじ2
- 黒こしょう……少々
- オリーブ油……大さじ1/2

作り方

1. ボウルにすべての材料を入れ、混ぜ合わせる。

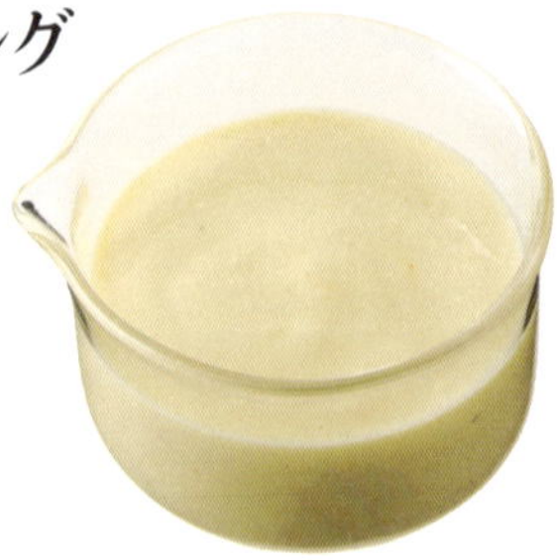

（全量）

タンパク質	0.8g
カロリー	221kcal
塩分	0.6g
カリウム	12mg
リン	22mg

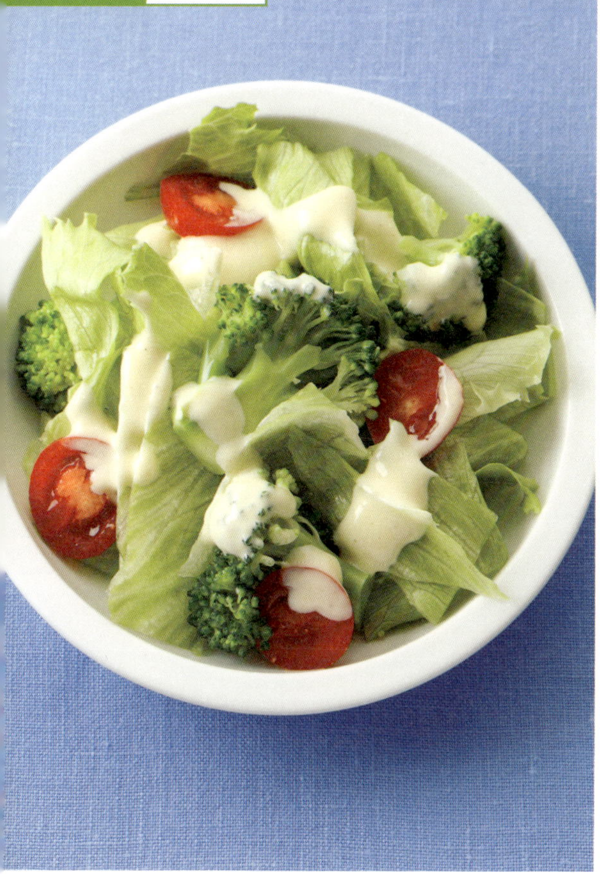

シーザードレッシングでリッチに食べる

レタスとブロッコリーのサラダ

材料（1人分）

レタス……1枚（20g）
ブロッコリー……30g
プチトマト……1個（15g）
シーザードレッシング（P126）……1/4量

作り方

1 レタスは食べやすく切り、ブロッコリーは小房に分けてゆでる。プチトマトは薄切りにする。
2 1を器に盛り合わせ、ドレッシングをかける。

72kcal	塩分	0.2g
タンパク質 1.8g	カリウム	195mg
	リン	41mg

辛いかいわれとクリーミーなドレッシングがよく合う

かいわれとトマトのサラダ

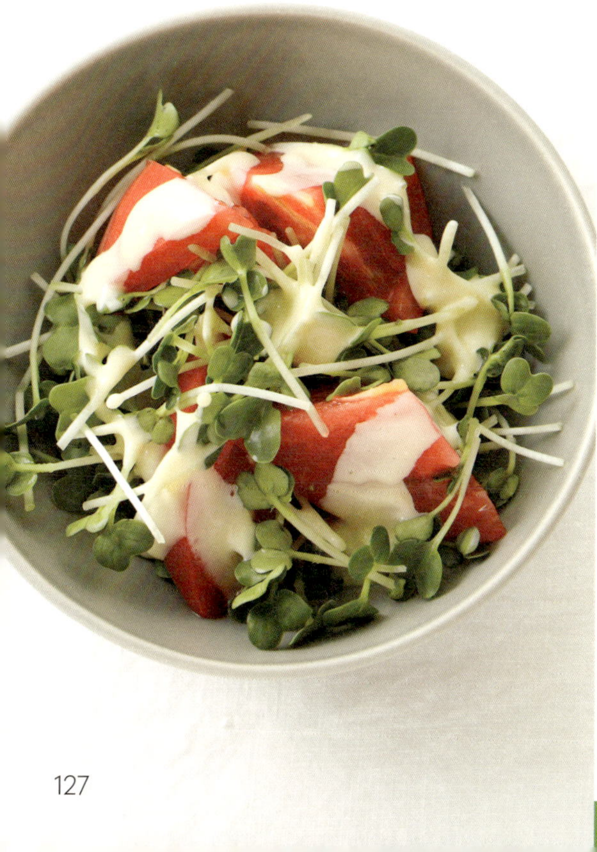

材料（1人分）

かいわれ……30g
トマト……50g
シーザードレッシング（P126）……1/4量

作り方

1 かいわれは半分長さに切り、トマトは乱切りにする。
2 1を器に盛り合わせ、ドレッシングをかける。

71kcal	塩分	0.2g
タンパク質 1.2g	カリウム	138mg
	リン	37mg

玉ねぎの辛み粒マスタードの酸味がよく合う

いんげんと玉ねぎのサラダ

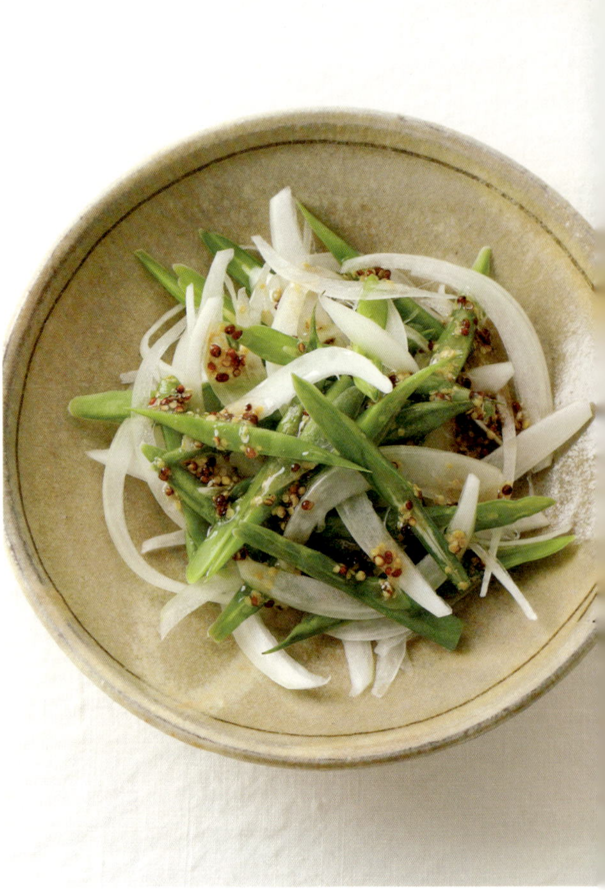

材料（1人分）

玉ねぎ……30g
さやいんげん……20g
粒マスタードドレッシング（P126）……1/5量

作り方

1. 玉ねぎは薄切りにして水にさらし、水けをしっかりきる。さやいんげんはゆでて斜めに切る。
2. 1を器に盛り合わせ、ドレッシングをかける。

66kcal	塩分	0.2g
タンパク質 0.8g	カリウム	102mg
	リン	23mg

シャキシャキしたかぶの食感を生かして

かぶのカルパッチョ風サラダ

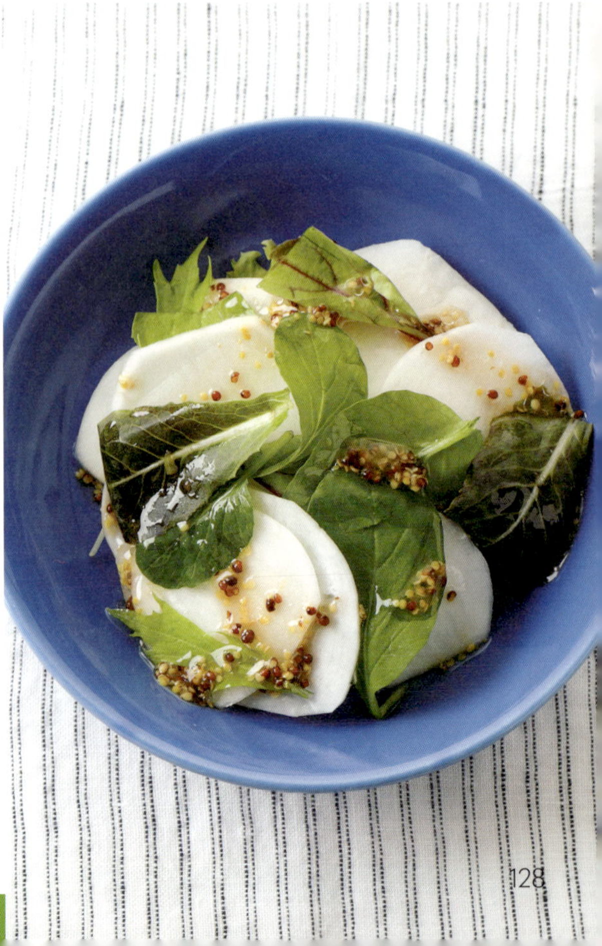

材料（1人分）

かぶ……1個（60g）
ミックスリーフ……10g
粒マスタードドレッシング（P126）……1/5量

作り方

1. かぶは薄切りにする。
2. 1とミックスリーフと合わせて器に盛り、ドレッシングをかける。

64kcal	塩分	0.2g
タンパク質 0.6g	カリウム	204mg
	リン	24mg

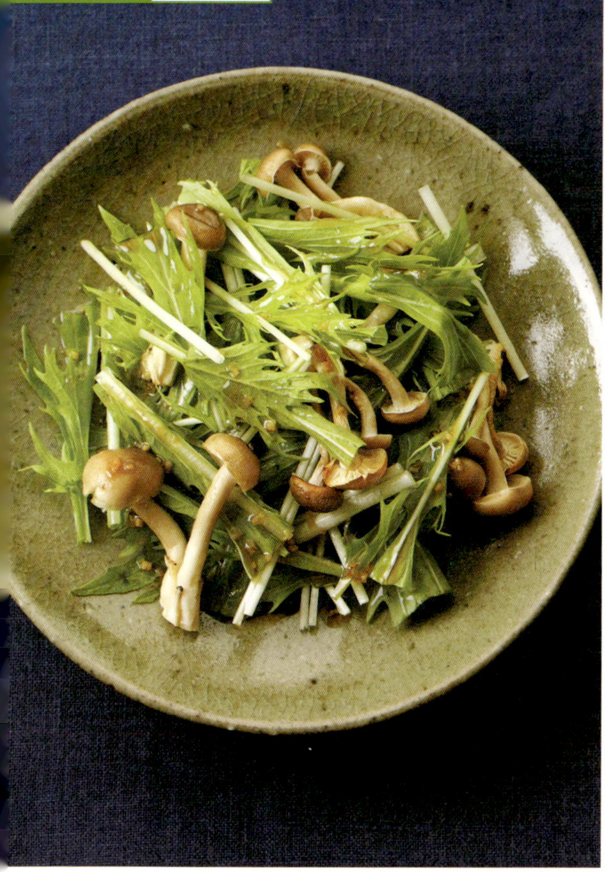

しめじは焼いて香ばしさをプラス

焼きしめじと水菜のサラダ

材料（1人分）

しめじ……1/6パック（30g）
水菜……30g
和風ドレッシング（P126）……1/6量

作り方

1 しめじは魚焼きグリルで約1分焼いて、小房に分ける。水菜は3cm長さに切る。
2 1を器に盛り合わせ、ドレッシングをかける。

36kcal	塩分	0.3g
タンパク質 1.7g	カリウム	269mg
	リン	53mg

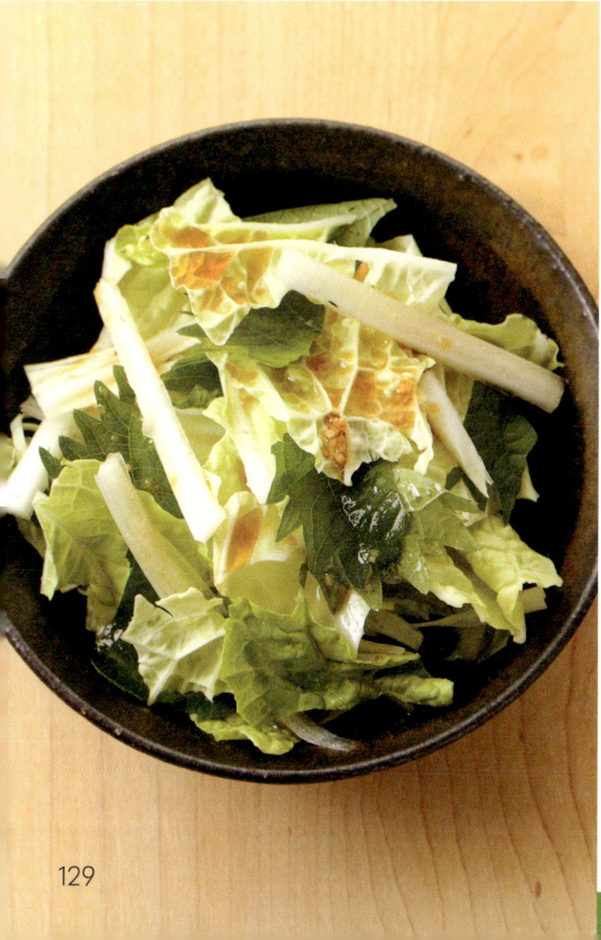

白菜のみずみずしさと大葉の香りを楽しむ

白菜と大葉のサラダ

材料（1人分）

白菜……1/2枚（50g）
大葉……2枚
和風ドレッシング（P126）……1/6量

作り方

1 白菜の芯はせん切り、葉の部分と大葉は食べやすい大きさにちぎる。
2 1を器に盛り合わせ、ドレッシングをかける。

29kcal	塩分	0.3g
タンパク質 0.6g	カリウム	126mg
	リン	21mg

にんじんはさっとゆでることで味がよくなじむ

春雨ときゅうり、にんじんの中華あえサラダ

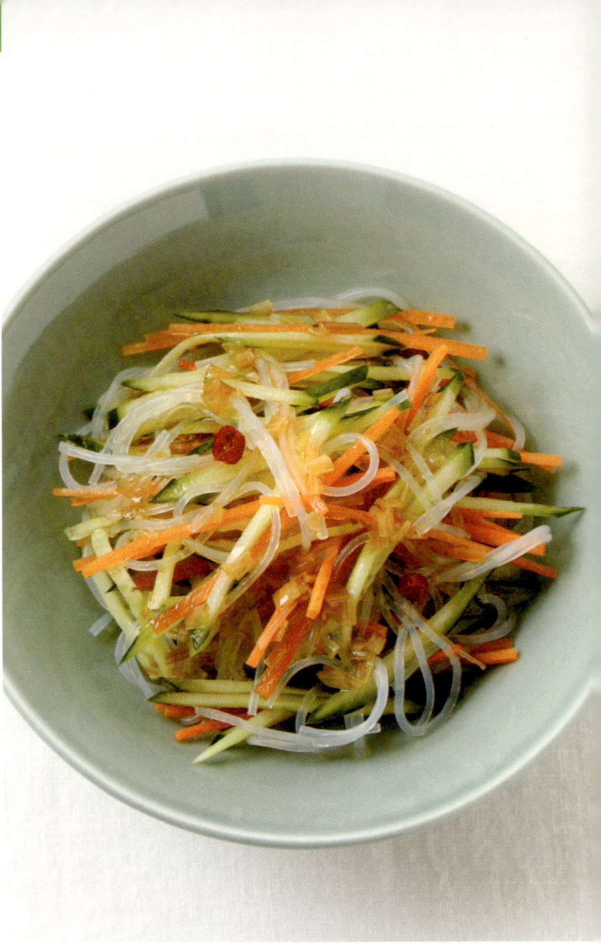

材料（1人分）

春雨……5g
きゅうり……1/4本（30g）
にんじん……10g
中華ドレッシング（P126）……1/5量

作り方

1 春雨は熱湯で戻し、食べやすい長さに切る。きゅうりはせん切りにする。にんじんはせん切りにし、さっとゆでる。

2 1をドレッシングと混ぜ合わせ、器に盛る。

52kcal	塩分	0.2g
タンパク質 0.6g	カリウム	104mg
	リン	18mg

レタスはゆですぎず食感を残して

湯引きレタスの中華サラダ

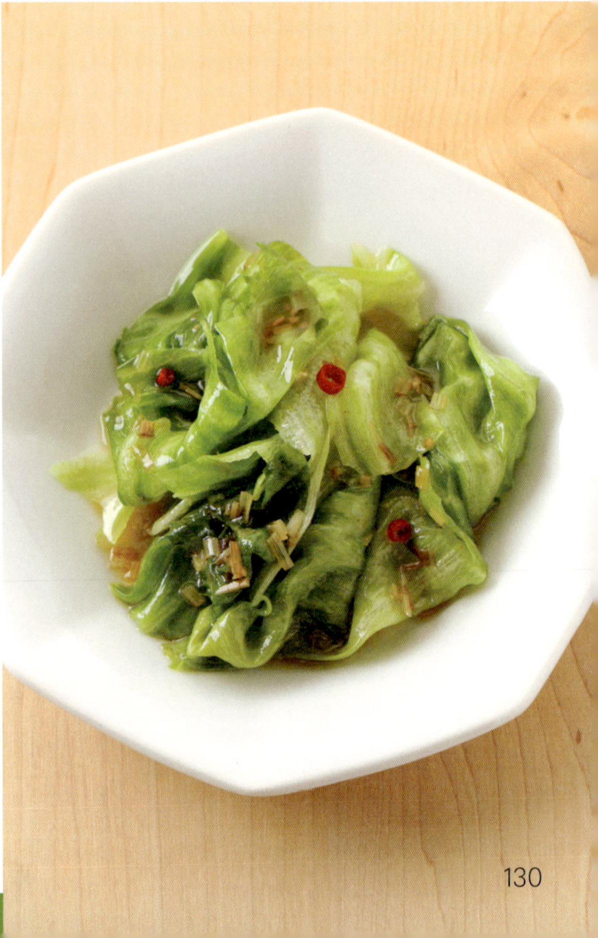

材料（1人分）

レタス……2枚（40g）
サラダ油……小さじ1
中華ドレッシング（P126）……1/5量

作り方

1 レタスは大きくちぎり、鍋に湯を沸かしてサラダ油を入れ、レタスをさっとゆでてざるにあげる。水けをきり、器に盛り、ドレッシングをかける。

49kcal	塩分	0.2g
タンパク質 0.4g	カリウム	96mg
	リン	13mg

だしをとることで減塩でも満足のいく味に

旨みの強いだしは減塩レシピのコツ

腎臓病レシピの基本は減塩。ですが、和食はとくに工夫をしないと物足りなさを感じやすいようです。P94でご紹介したように、酸味や辛み、香味野菜を上手に生かす方法を利用することはもちろんですが、もうひとつ大きなポイントは「だし」にあります。

昆布とかつおの削り節で、だしをとってみましょう。「面倒だな」と思うかもしれませんが、時間にして15分もかかりません。しっかりとっただしは料理に強い旨みを加えてくれるので塩に頼らずとも、料理がおいしく仕上がります。

それでも、もっと手軽にだしをとりたい場合は、耐熱容器やマグカップを使って、お湯を注ぐだけの方法もあります。香りや旨みは多少弱まりますが、それでも十分おいしく仕上がります。

市販の顆粒だしは、塩分が多く入っているので使用しにくい食品です。

昆布とかつおのだしのとりかた

本書の「だし」はすべて、この方法でとっただしを使っています。

材料（作りやすい分量）

だし昆布	8cmのもの
かつおの削り節	20g
水	1ℓ

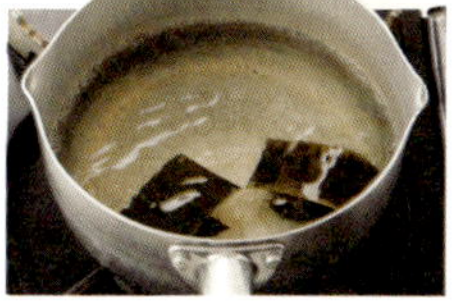

1 昆布はかたく絞った布巾でさっとふき、鍋に水とともに入れ、弱火にかける。

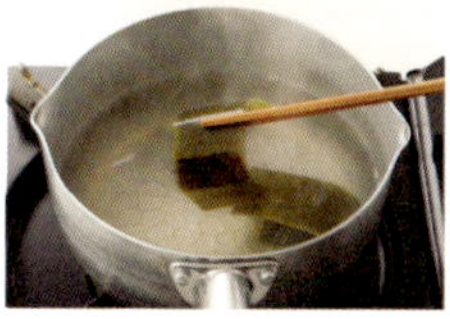

2 10分ほどして昆布がゆらゆら動きだし、細かい泡が立ち上ってきたら強火にし、すぐとり出す。

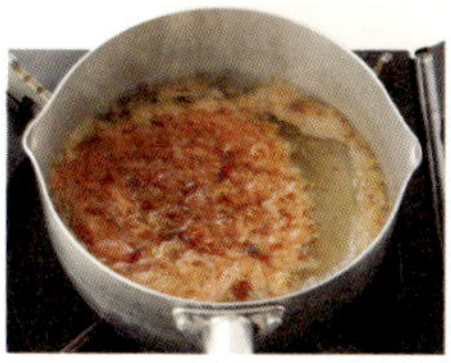

3 昆布だしを一度煮立てたら、おたま1杯分の水を入れて温度を下げ、すぐにかつおの削り節を入れる。1分たったら火を止める。

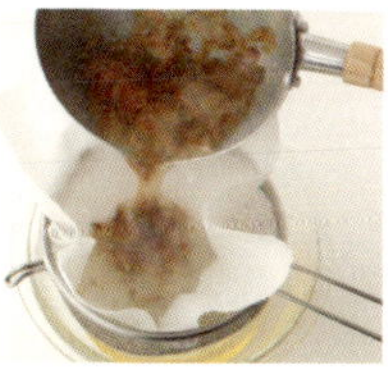

4 ざるにペーパータオルを重ね、**3**のだしを漉す。このとき、削り節を押さえたりしぼったりしない。

！ 使いきれなかっただしは、冷蔵庫で1日、冷凍庫で1週間保存可能。冷凍保存する場合、製氷皿などで小分けにして凍らせておくと便利です。

忙しいときはもっと手軽に！

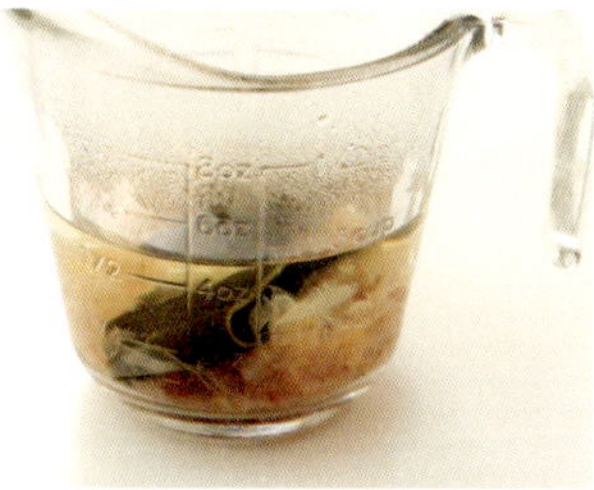

耐熱容器やマグカップに5cm角の昆布1枚とかつおの削り節30gを入れて、上から熱湯500mℓを注ぎふたをして10分蒸らす。あとは一番だしの作り方**4**と同じように漉す。

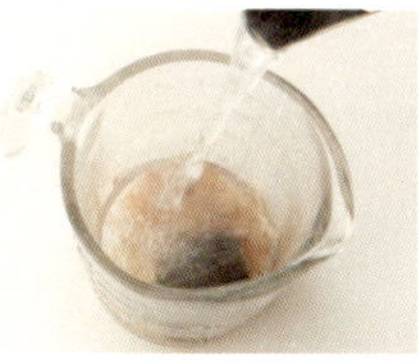

市販のだしパックを使っても！

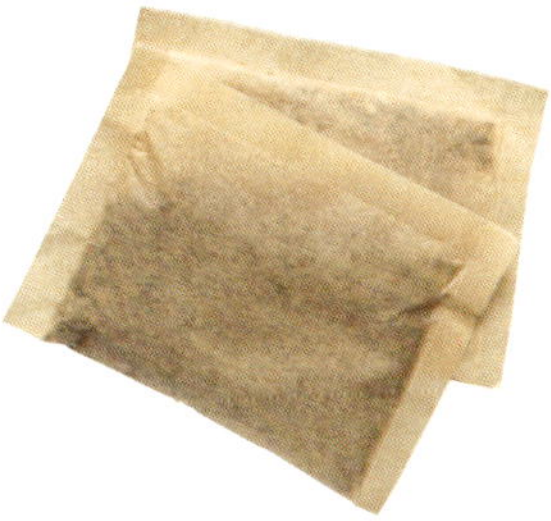

増子記念病院の管理栄養士、朝倉先生は、料理の相談で「だしをひくのが面倒で」と相談されると、昆布や煮干しが粉末状になって個包装されている「だしパック」を紹介しています。

ごはんのおとも

腎臓病はカロリー摂取のためごはんをしっかり食べる必要があります。ごはんをおいしく食べられるレシピを紹介します。

煮るだけでえのきの旨みをぎゅっと濃縮

なめたけえのき

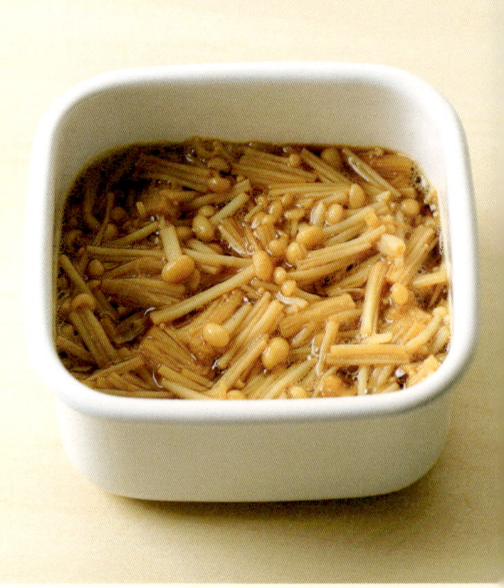

材料（作りやすい分量）

えのきだけ……100g

A
- だし汁……大さじ2
- 減塩しょうゆ……大さじ1
  ※市販の減塩しょうゆでよい
- みりん……小さじ1
- 酢……小さじ1

作り方

1. えのきは1cm長さに刻む。Aとともに鍋に入れてふたをし、弱火から中火で5分煮る。

（全量）

52kcal	タンパク質 4.3g	塩分 1.5g	カリウム 407mg	リン 146mg

煮込みも不要、にんじんの水分はぎゅっとしぼって

にんじんの水分はぎゅっとしぼって

にんじんとめかぶのはりはり漬け

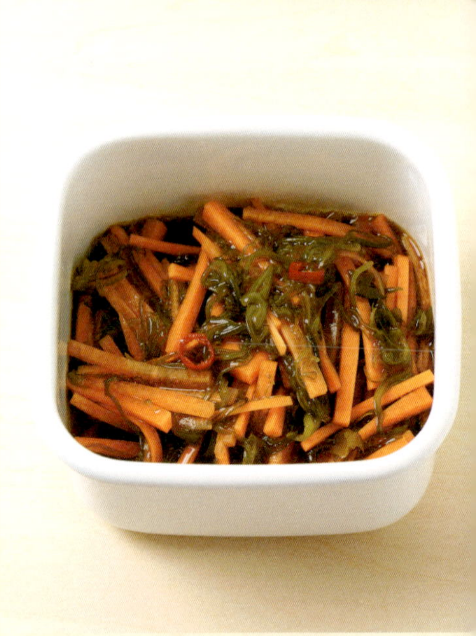

材料（作りやすい分量）

にんじん……50g

めかぶ……40g

塩……0.5g

A
- だし汁……小さじ1
- 減塩しょうゆ……小さじ2
  ※市販の減塩しょうゆでよい
- 酢……小さじ2
- 赤唐辛子（輪切り）……3個

作り方

1. にんじんはせん切りにする。ボウルに塩とともに入れてあえ、約5分おいて水けをしぼる。ボウルにめかぶとAとともに入れあえる。

（全量）

35kcal	タンパク質 1.8g	塩分 1.4g	カリウム 206mg	リン 45mg

大根を冷凍してから水けをしぼることで味が染み込む

刻み大根のわさびしょうゆ漬け

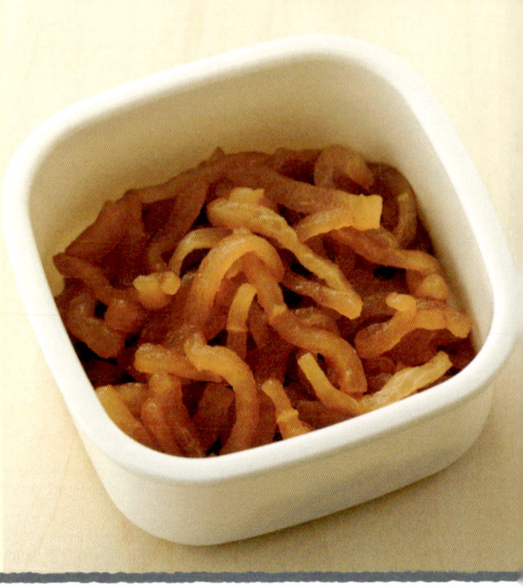

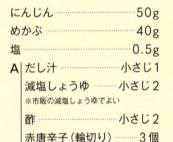

材料（作りやすい分量）

大根……100g

A
- 減塩しょうゆ……小さじ2
  ※市販の減塩しょうゆでよい
- 練りわさび……小さじ1/8

作り方

1. 大根は短いせん切りにし、ひと晩冷凍する。
2. 解凍して水けをしぼり、ボウルに入れてAとあえる。

（全量）

28kcal	タンパク質 1.4g	塩分 1.0g	カリウム 263mg	リン 38mg

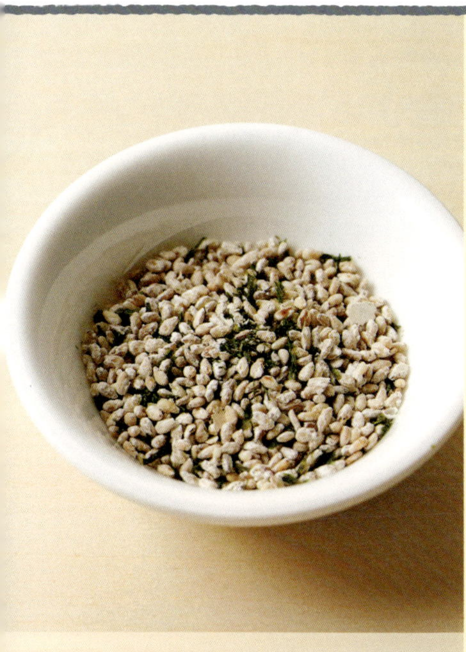

白ごまを少量の塩水で炒りつけ、減塩でもしっかりおいしい

ごまふりかけ

材料（作りやすい分量）

- 白ごま……小さじ1
- 塩……0.5g
- 水……小さじ1
- 青のり……小さじ1/2

作り方

1. 鍋に白ごま、塩、水を入れ、弱火から中火で混ぜながら水分をとばし、炒る。
2. 青のりを加え、混ぜ合わせる。

（全量）

20kcal	タンパク質 0.9g	塩分 0.6g	カリウム 38mg	リン 21mg

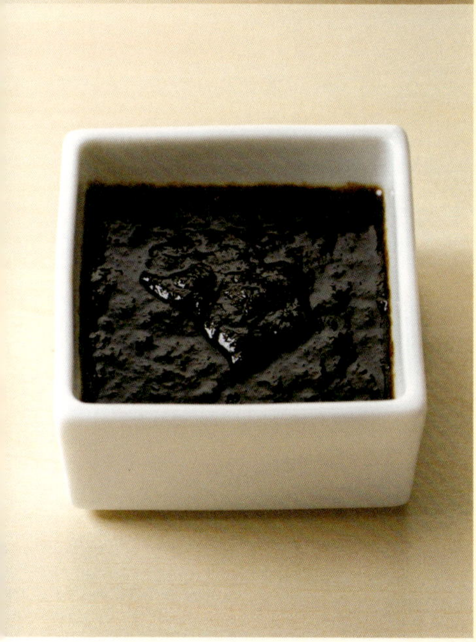

ちぎったのりを3～4分煮るだけ

のりの佃煮

材料（作りやすい分量）

- 焼きのり……1枚（3g）
- 削り節……0.5g
- A だし汁……大さじ3
- A 減塩しょうゆ……大さじ1
  ※市販の減塩しょうゆでよい
- A みりん……小さじ1

作り方

1. 鍋にちぎった焼きのりとAを入れて混ぜ合わせる。焼きのりがふやけたら、弱めの中火にかけてとろっとするまで煮る。削り節を加えて混ぜ合わせる。

（全量）

35kcal	タンパク質 3.2g	塩分 1.6g	カリウム 152mg	リン 61mg

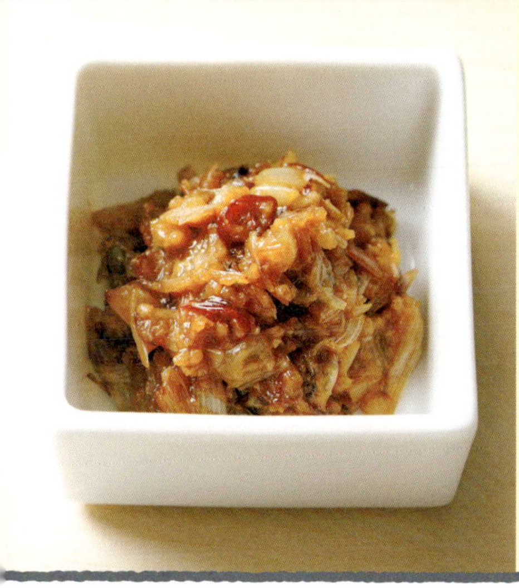

焼きねぎの香ばしさを少量のみそで引き立てる

焦がしねぎみそ

材料（作りやすい分量）

- 長ねぎ……40g
- 赤唐辛子（小口切り）……1/4本分
- A みりん……小さじ1
- A 減塩みそ……大さじ1
  ※市販の減塩みそでよい
- ごま油……小さじ1

作り方

1. 長ねぎは粗みじん切りにし、熱したごま油で焦がすように炒める。赤唐辛子を加えてさっと炒めAを加えて混ぜ合わせる。

（全量）

99kcal	タンパク質 2.5g	塩分 1.9g	カリウム 163mg	リン 40mg

塩分の少ない常備菜

腎臓にやさしい食事は、減塩で薄味が基本ですが、その条件でも長持ちするおいしい常備菜です。カロリーを補うもう1品としても役立ちます。

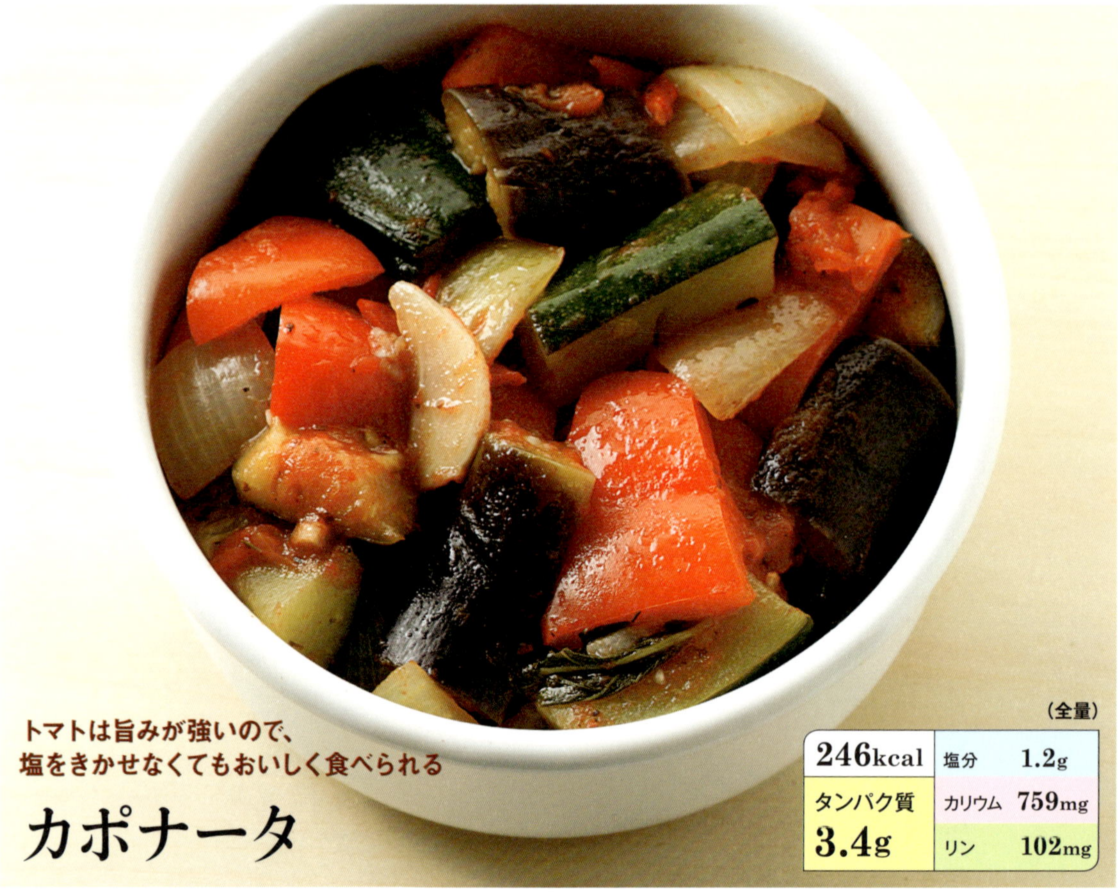

トマトは旨みが強いので、塩をきかせなくてもおいしく食べられる

カポナータ

（全量）

246kcal	塩分	1.2g
タンパク質 3.4g	カリウム	759mg
	リン	102mg

材料（作りやすい分量）

- ズッキーニ……1/2本（60g）
- なす……1本（80g）
- 玉ねぎ……1/4個（50g）
- パプリカ（赤）……1/4個（45g）
- トマト……小1個（100g）
- 塩……小さじ1/5（1.2g）
- 黒こしょう……少々
- A
  - にんにく（薄切り）……2枚
  - オリーブ油……大さじ1と1/2
- B
  - ローリエ……1枚
  - バジル（ちぎる）……2枚
  - 水……大さじ3

作り方

1. ズッキーニは3cm長さの輪切りにしてから縦に4等分、なすは3cm長さの半月切りに、玉ねぎ、パプリカは大きめの乱切り、トマトはへたをとりざく切りにする。
2. 鍋にAを入れて中火にかけ、玉ねぎをしんなりするまで炒めたら、なす、ズッキーニ、パプリカの順に加えて炒め、トマト、Bを上から順に加えてふたをする。
3. 沸騰したら弱火で約10分煮込み、塩、黒こしょうで味を調える。

保存期間・方法　冷蔵で3日間

Memo

- 野菜は一度に炒めるより、1種類ずつ炒めるほうが旨みや甘みがしっかり出るので、結果、調味料の分量が少なくてもおいしくできる。
- トマトはカリウムが多めなので、レシピの分量以上は使わないように気をつける。

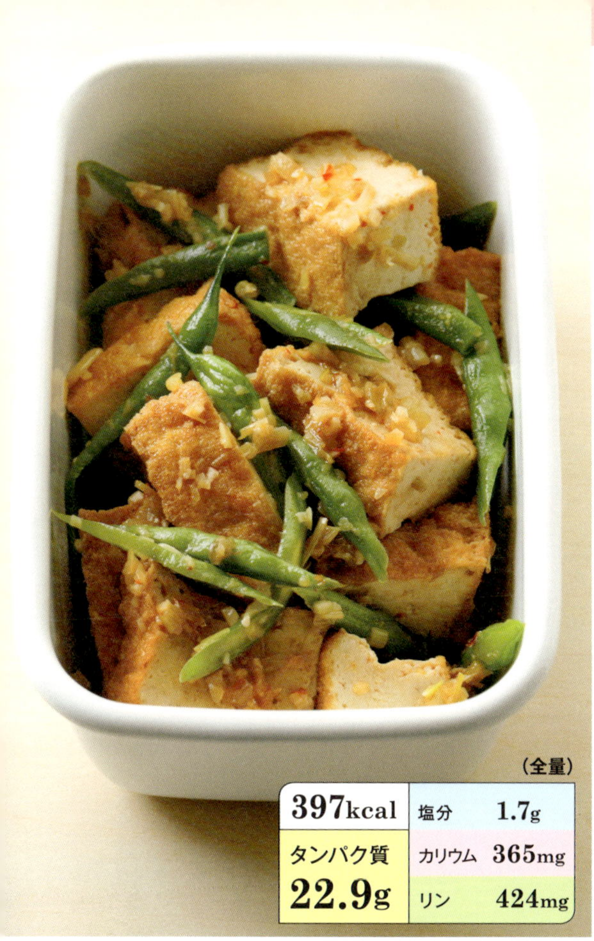

（全量）

397kcal	塩分	1.7g
タンパク質	カリウム	365mg
22.9g	リン	424mg

ザーサイの塩分を生かして、調味料は控えめに

厚揚げといんげんの中華煮

材料（作りやすい分量）

- 厚揚げ……200g
- さやいんげん……30g
- A
  - 長ねぎ……3cm
  - ザーサイ（味つき）……5g
  - にんにく（薄切り）……1枚
  - しょうが（薄切り）……2枚
- 豆板醤……小さじ1/5
- B
  - 水……100mℓ
  - 中華スープの素……小さじ1/4
- しょうゆ……小さじ1
- ごま油……小さじ2

作り方

1. 厚揚げは熱湯をかけて油抜きし、ひと口大に、さやいんげんはすじをとり、ゆでて斜め切りにする。Aはすべてみじん切りにする。
2. 鍋にごま油を熱してAを炒める。豆板醤を加えてひと混ぜし、Bを加えて煮立てる。
3. 厚揚げとさやいんげんを加えてふたをし、7～8分煮る。しょうゆを加え、さらに2～3分煮込む。

保存期間・方法　冷蔵で3日間

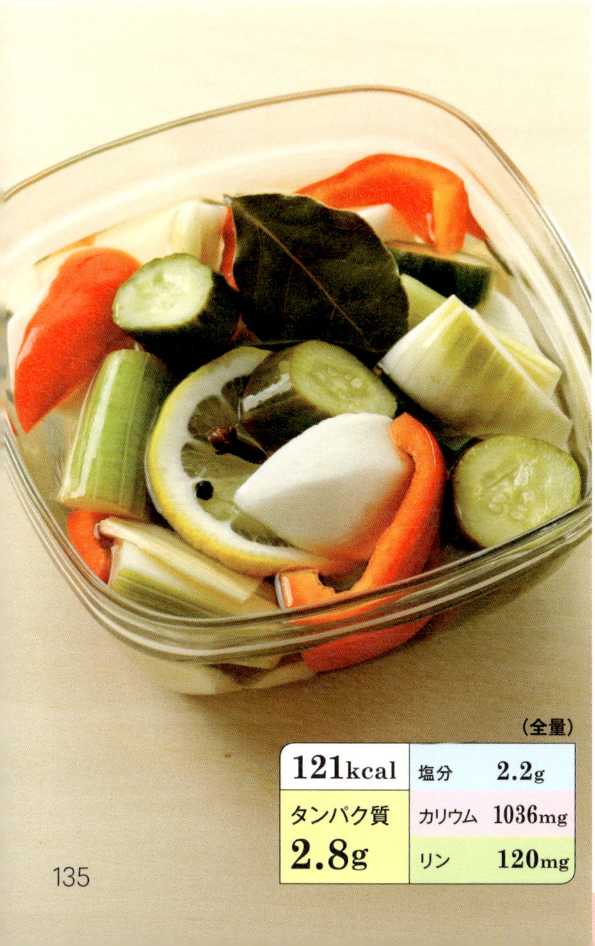

（全量）

121kcal	塩分	2.2g
タンパク質	カリウム	1036mg
2.8g	リン	120mg

レモンやしょうがで味にメリハリをつける

ピクルス

材料（作りやすい分量）

- かぶ……2個（160g）
- パプリカ（赤）……1/4個
- セロリ……1本
- きゅうり……1本
- 塩……小さじ1/4（1.2g）
- A
  - 水……1と1/2カップ
  - 酢……1/2カップ
  - 塩……小さじ1/4
  - 砂糖……大さじ4
- B
  - レモン（輪切り）……2枚
  - しょうが（薄切り）……5g
  - 赤唐辛子……1/2本
  - クローブ……2本
  - ローリエ……1枚

作り方

1. かぶは皮をむいてくし形に切る。パプリカ、すじを取ったセロリ、きゅうりは乱切りにする。
2. ボウルに1、塩を入れて混ぜ合わせ、約10分おいて水けをきる。
3. 耐熱ボウルに2を入れ、混ぜ合わせたAと和える。
4. Bを加えて落としラップをし、電子レンジで3分加熱して、そのまま冷ましながら漬ける。

保存期間・方法　冷蔵で3日間

主菜も常備があれば楽チン

いわしのカレー酢煮

材料（作りやすい分量）

- いわし……3尾
- レモン（輪切り）……2枚
- A
  - 水……100mℓ
  - 酢……小さじ2
  - 塩……小さじ1/5（1.2g）
  - カレー粉……小さじ1/4
  - オリーブ油……小さじ2
- B
  - しょうが（薄切り）……3枚
  - ローリエ……1枚

作り方

1. いわしは頭、内臓をとってよく洗い、ぶつ切りにする。レモンは半分に切る。
2. 鍋にAを煮立て、1とBを加えて落としぶたをする。中火で約10分煮込む。

（全量）

389kcal	タンパク質 34.8g	塩分 1.5g	カリウム 529mg	リン 420mg

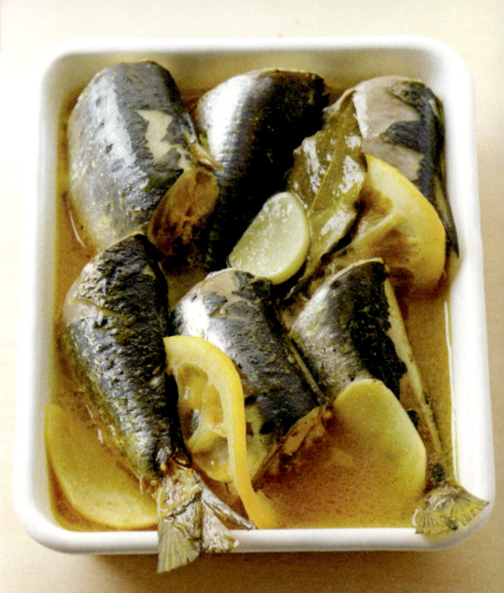

保存期間・方法　冷蔵で3日間

タンパク質の少ないこんにゃくで作る箸休めレシピ

雷こんにゃく

材料（作りやすい分量）

- こんにゃく……1枚（250g）
- 青のり……小さじ1/5
- 削り節……1g
- A
  - だし汁……50mℓ
  - しょうゆ……小さじ1と1/2
  - 酒……小さじ2
  - 砂糖……小さじ1
- ごま油……小さじ1と1/2

作り方

1. こんにゃくはちぎってゆでる。鍋にごま油を熱し、チリチリになるまで炒める。
2. Aを加え、中火で煮汁をからめたら青のり、削り節とあえる。

（全量）

101kcal	タンパク質 1.9g	塩分 1.4g	カリウム 158mg	リン 41mg

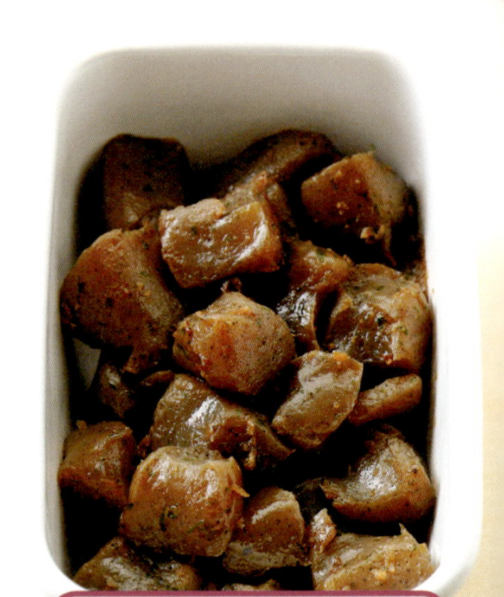

保存期間・方法　冷蔵で3日間

野菜の旨みをおからにしっかり吸わせて

おからの炒り煮

材料（作りやすい分量）

- おから……150g
- ごぼう……20g
- にんじん……20g
- 長ねぎ……40g
- 干ししいたけ……1枚
- 鶏ひき肉……30g
- サラダ油……小さじ2
- A
  - だし汁……1/2カップ
  - しょうゆ……小さじ2
  - 酒……小さじ2
  - 砂糖……小さじ2

作り方

1. ごぼうはささがきにして水にさらし、水けをきる。にんじんは太めのせん切る。干ししいたけは水でもどし薄切りにする。
2. 小口切りした長ねぎをサラダ油で炒め、鶏ひき肉、1を加えてさらに炒め、おからを加え炒める。Aを加え、4～5分炒め合わせる。

（全量）

540kcal	タンパク質 13.3g	塩分 1.9g	カリウム 895mg	リン 225mg

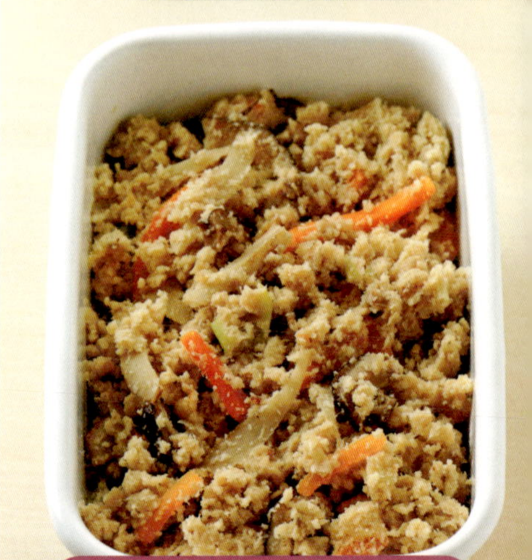

保存期間・方法　冷蔵で3日間

食物繊維たっぷりの煮物に山椒の風味をプラス

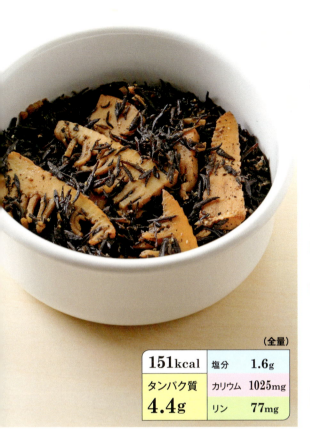

ひじきとたけのこの山椒煮

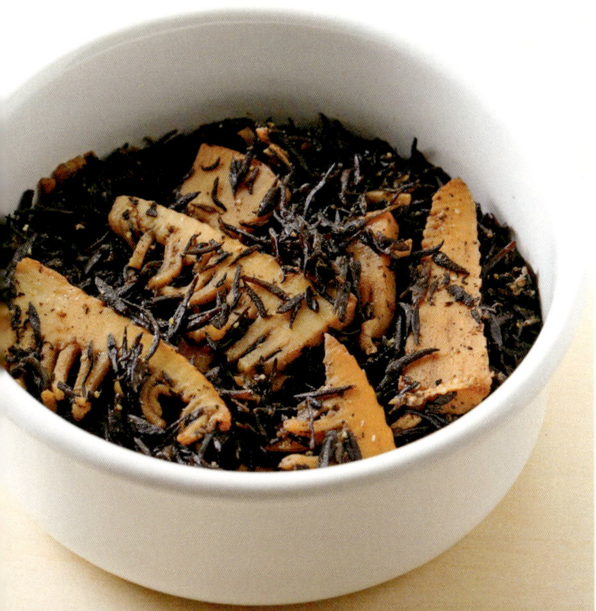

材料（作りやすい分量）

ひじき……10g
たけのこ（水煮）……60g
サラダ油……小さじ2

A
- だし汁……100mℓ
- しょうゆ…小さじ1と1/2
- 酒……小さじ2
- 砂糖……小さじ2

B
- 削り節……0.5g
- 粉山椒……少々

作り方

1. ひじきは戻して、たけのこは薄切りにし、サラダ油で炒める。
2. Aを加えてふたをし、沸騰したら弱火で約10分煮る。汁けをとばしたら、Bを加えて混ぜ合わせる。

（全量）

151kcal	塩分	1.6g
タンパク質 4.4g	カリウム	1025mg
	リン	77mg

保存期間・方法　冷蔵で3日間

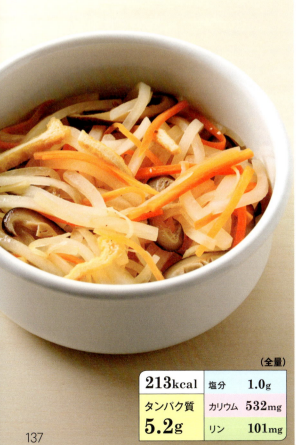

ごま油で炒めることでコクを出す

炒めなます

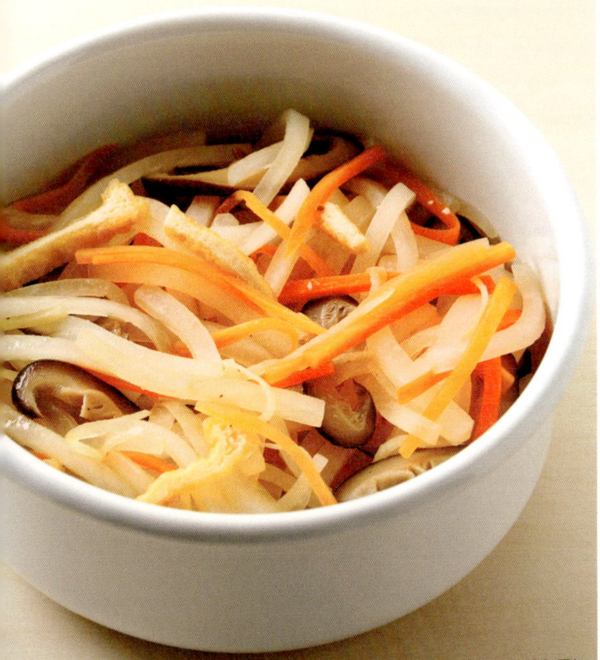

材料（作りやすい分量）

大根……150g
にんじん……30g
干ししいたけ
（水で戻す）……2枚
油揚げ……1/2枚
しょうが（薄切り）……2枚

A
- 酢……小さじ4
- 塩……小さじ1/6（1g）
- 砂糖……小さじ2

ごま油……小さじ2

作り方

1. 大根、にんじん、しょうが、干ししいたけはせん切りにする。油揚げは熱湯で油抜きしてからせん切りにする。
2. ごま油でしいたけ、にんじん、しょうが、大根を炒める。油揚げを加えてさっと炒め、Aで味を調える。

（全量）

213kcal	塩分	1.0g
タンパク質 5.2g	カリウム	532mg
	リン	101mg

保存期間・方法　冷蔵で3日間

ハムやソーセージ、ツナ缶などは便利ですが、腎臓に負担の大きい添加物を含んでいますので、手作りしましょう。

保存食

鶏ハム

材料（作りやすい分量）

- A 塩……小さじ1/2
  - 砂糖……小さじ2
  - 黒こしょう……少々
- 鶏むね肉（皮なし）……1枚（200g）
- ローリエ……1枚
- タイム……1枝

作り方

1. 鶏むね肉は混ぜ合わせたAをすり込み、約3時間冷蔵庫におく。

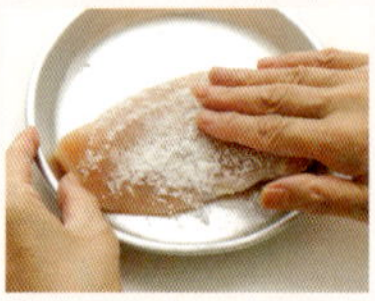

2. 1をさっと洗い、鍋にかぶるくらいの水、ローリエ、タイムとともに入れ、中火にかける。
3. 沸騰直前で弱火にし、約20分ゆでる。そのまま冷まし、ゆで汁からとり出す。

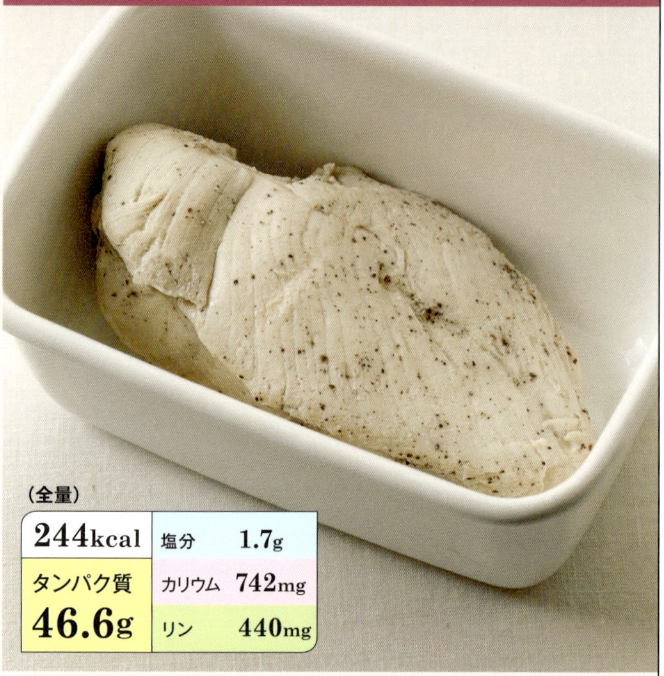

（全量）

244kcal	塩分	1.7g
タンパク質 46.6g	カリウム	742mg
	リン	440mg

食べ方

・そのまま食べることもできるが、パンにはさんだり、サラダに混ぜたり、麺にあえたり、スープの具にしてもよい。

保存期間・方法

冷蔵で3日間。薄切りにしてラップに包み、保存袋に入れて冷凍で2週間

アレンジ

きゅうりとバジルのソースで爽やかに味わう

鶏ハムカルパッチョ

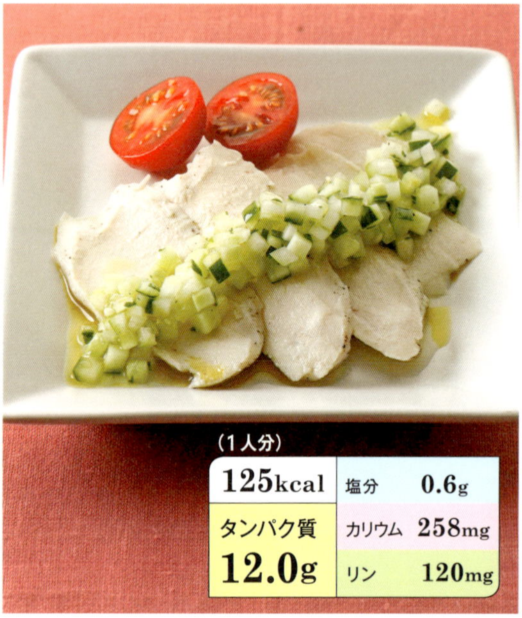

（1人分）

125kcal	塩分	0.6g
タンパク質 12.0g	カリウム	258mg
	リン	120mg

材料（1人分）

- 鶏ハム……1/4量（50g）
- きゅうり……10g
- 玉ねぎ……5g
- プチトマト……1個（15g）
- A バジル（みじん切り）……少々
  - 酢……小さじ1/2
  - 塩……0.2g
  - 黒こしょう……少々
  - オリーブ油……小さじ1と1/2

作り方

1. 鶏ハムは薄切りにする。きゅうり、玉ねぎはみじん切りにし、水にさらして水けをきる。プチトマトは半分に切る。
2. ボウルに1のきゅうり、玉ねぎ、Aを上から順に入れて混ぜ合わせ、ソースを作る。鶏ハムにソースをかけ、プチトマトを添える。

保存食

茶豚煮

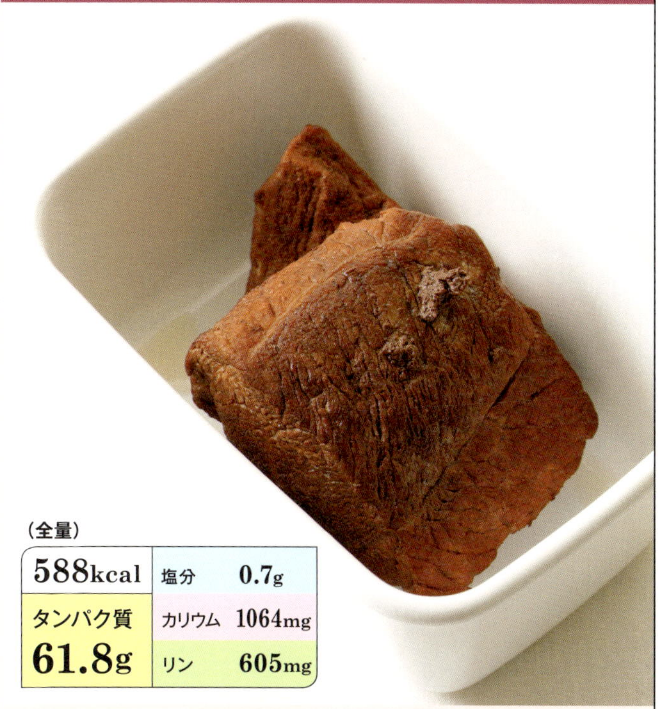

（全量）

588kcal	塩分	0.7g
タンパク質 61.8g	カリウム	1064mg
	リン	605mg

材料（作りやすい分量）

豚もも肉（ブロック）……300g

A
- 長ねぎ（青い部分）……5㎝
- しょうが……1/2かけ
- 水……400㎖
- 紅茶ティーバッグ……1個
  ※香りにくせがないもの、ウーロン茶でも可
- 酒……小さじ2
- 黒こしょう……少々

しょうゆ……小さじ1

サラダ油……小さじ1

作り方

1 フライパンにサラダ油を熱し、豚肉を表面がきつね色になるまで焼く。鍋にAとともに入れて火にかけ、沸騰したら約3分煮る。ティーバッグをとり出す。

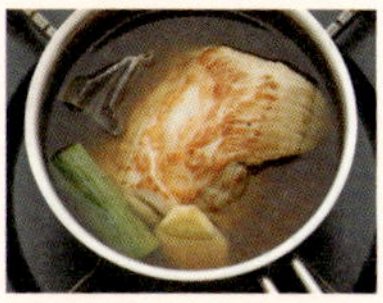

2 ふたをして弱火でさらに約10分煮込む。裏に返して10分、しょうゆを加えさらに4～5分煮、そのまま冷ます。

食べ方

・そのまま食べることもできるが、薄く切ってサンドイッチの具にしたり、チャーシューのように麺やごはんにのせたり、ハムステーキのようにして食べてもよい。

保存期間・方法

冷蔵で3日間。薄切りにしてラップに包み、保存袋に入れて冷凍で2週間

アレンジ

ハムのかわりに香り豊かな自家製煮豚で

茶豚煮とズッキーニのオイスターソース炒め

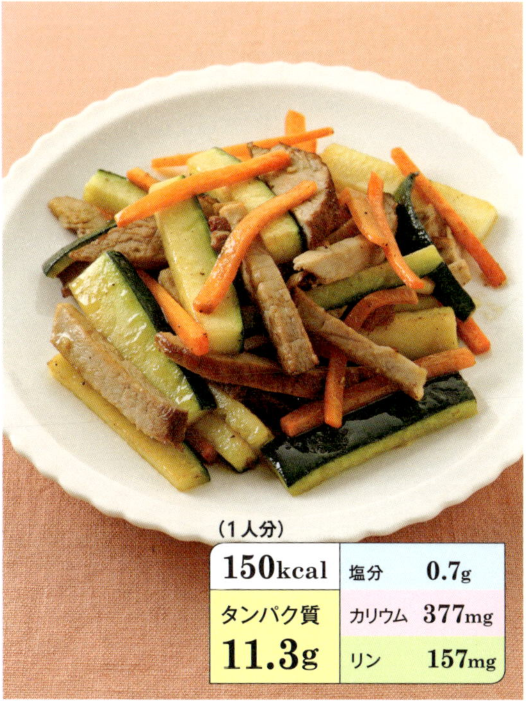

（1人分）

150kcal	塩分	0.7g
タンパク質 11.3g	カリウム	377mg
	リン	157mg

材料（1人分）

茶豚煮……1/6量（50g）

ズッキーニ……50g

にんじん……10g

にんにく（薄切り）……1枚

A
- オイスターソース……小さじ1/2
- 塩……0.3g
- 黒こしょう……少々

ごま油……小さじ1

作り方

1 茶豚煮は5㎜幅の棒状に切り、ズッキーニは短冊切り、にんじんはせん切りにする。

2 フライパンにごま油、にんにくを入れて熱し、1のズッキーニ、にんじんを炒める。茶豚煮、Aを上から順に加え、味を調える。

保存食

ソーセージ

材料（作りやすい分量、6本分）

- 豚ひき肉……150g
- A にんにく（すりおろし）……少々
- 塩……1g
- 黒こしょう……少々
- オールスパイス……少々
- B 玉ねぎ（みじん切り）……20g
- パセリ（みじん切り）……5g
- 片栗粉……小さじ1

作り方

1. ボウルに豚ひき肉、Aを入れ、粘りが出るまでよくこねる。Bを加えてさらに混ぜ合わせ、6等分に分け、ラップにソーセージの形に包んで両側をひねる。

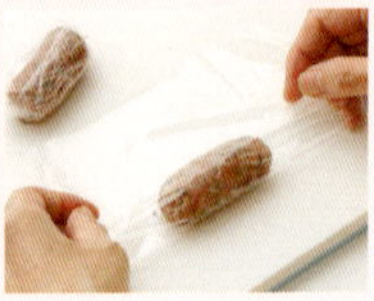

2. 電子レンジで2分40秒加熱し、そのまま冷ます。

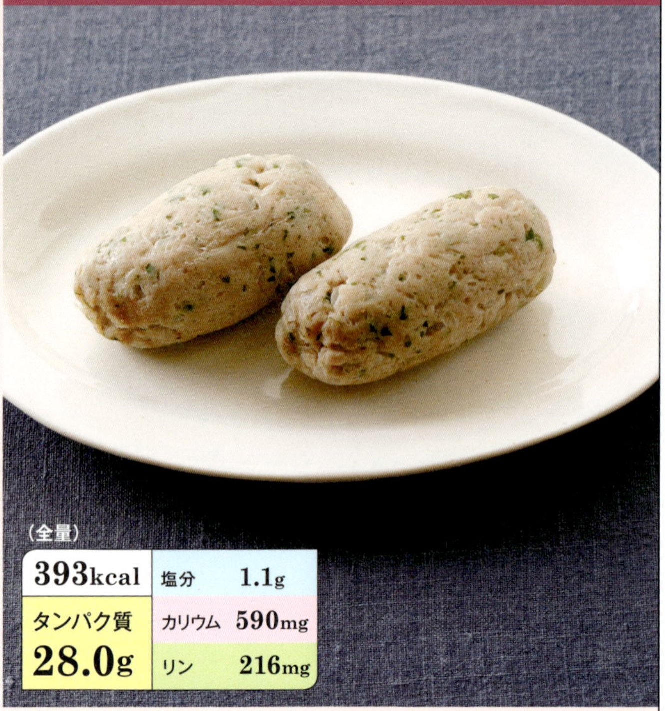

（全量）

393kcal	塩分	1.1g
タンパク質 28.0g	カリウム	590mg
	リン	216mg

食べ方

・そのまま食べることもできるが、油で焼きつけて、朝ごはんやお弁当のおかず、つまみとしても活用できる。

保存期間・方法

冷蔵で3日間、冷凍で2週間

アレンジ

ソーセージからにじみ出る旨み

ソーセージと野菜のスープ煮

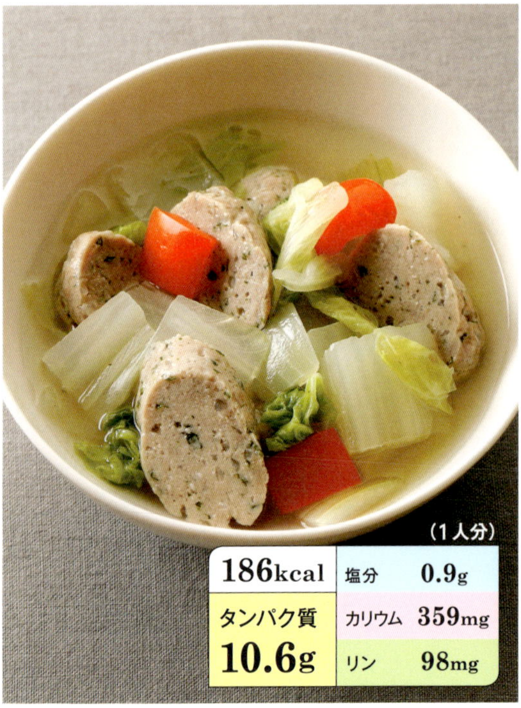

（1人分）

186kcal	塩分	0.9g
タンパク質 10.6g	カリウム	359mg
	リン	98mg

材料（1人分）

- ソーセージ……2本
- 玉ねぎ……20g
- 白菜……1/2枚（50g）
- パプリカ（赤）……10g
- A 水……150ml
- スープの素（顆粒）……0.5g
- 塩……0.3g
- 黒こしょう……少々
- オリーブ油……小さじ1

作り方

1. 玉ねぎ、白菜は角切り、パプリカはせん切りにし、オリーブ油で炒める。
2. Aを加えてふたをし、沸騰したら弱火で7～8分煮る。斜め薄切りにしたソーセージを加えてさらに2～3分煮込み、塩、黒こしょうで味を調える。

保存食

かつおのオイル漬け

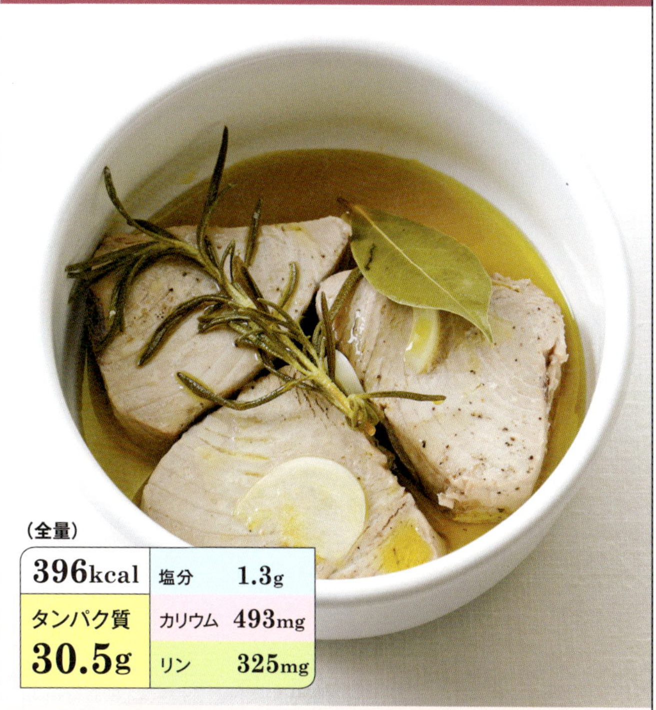

材料（作りやすい分量）

- かつお……120g
- 塩……小さじ1/5（1.2g）
- 黒こしょう……少々
- A タイム……1枝
- A ローリエ……1枚
- A 水……大さじ2
- A 白ワイン……小さじ2
- オリーブ油……大さじ2

作り方

1. かつおは3～4等分に切り、塩、黒こしょうをふる。鍋にAとともに入れて中火にかけ、ふたをする。沸騰したら弱火にして約10分煮込み、冷ます。
2. 保存容器に移してオリーブ油を回しかける。

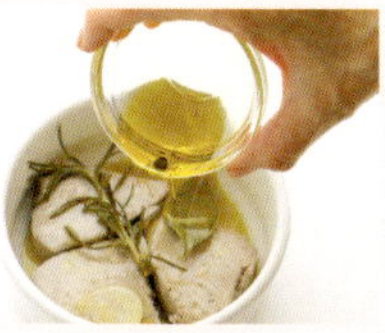

（全量）

396kcal	塩分 1.3g
タンパク質 30.5g	カリウム 493mg
	リン 325mg

食べ方

・そのまま食べることもできるが、マヨネーズとあえてツナサンドの具材にしたり、サラダに入れてもよい。

保存期間・方法

冷蔵で3日間、冷凍で2週間

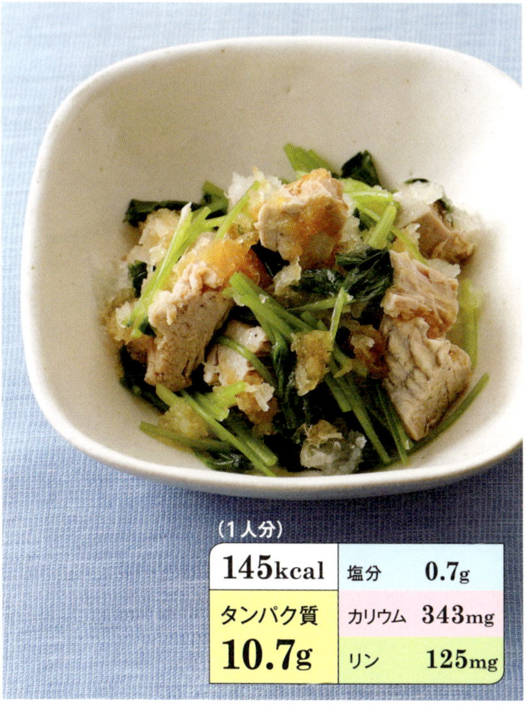

（1人分）

145kcal	塩分 0.7g
タンパク質 10.7g	カリウム 343mg
	リン 125mg

アレンジ

大根おろしでかつおをしっとり、さっぱり食べる

かつおのおろしあえ

材料（1人分）

- かつおのオイル漬け……1/3量（40g）
- 大根……50g
- 三つ葉……10g
- 塩……少々
- ポン酢……小さじ1

作り方

1. 大根はおろし、さっと洗って水けをきる。三つ葉は3㎝長さに切る。
2. ボウルに1、ほぐしたかつおを入れて混ぜ合わせ、塩、ポン酢を加えて味を調える。

食事のコツ 3

リンとカリウムを制限する注意点と工夫

リン酸塩を減らすための調理の工夫

P13で、自然食品に含まれる有機リンは、タンパク質を制限すれば、同時に有機リンも制限できることをご紹介しました。しかし、ひとつ気をつけたいのはリン酸塩など、食品添加物に含まれる無機リンです。

無機リンが含まれている、レトルト食品や、スナック菓子、清涼飲料水、加工肉や練り製品などは控えるほうがいいでしょう。

腎臓を守るために、控えるべき食品

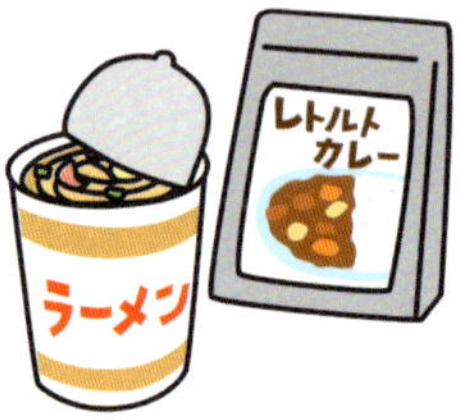

インスタントラーメンやレトルトカレーなどは控えたい食品。インスタントラーメンを食べる場合は、袋麺にして、麺はスープとは別に一度ゆでてから食べてください。もちろん、ゆでた湯は捨てます。

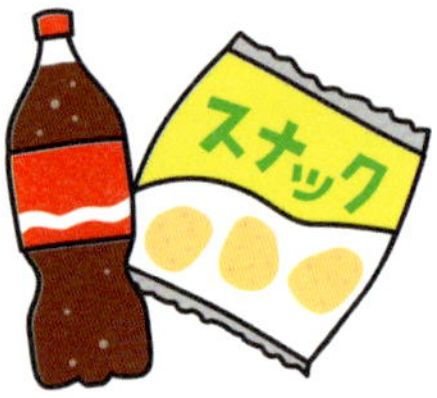

スナック菓子や清涼飲料水のほかに、菓子パンやゼリー類などにも添加物は入っています。おやつやデザートは、なるべく本書の「デザート」(P162～)や「ドリンク」(P166～)を参考に手作りしてください。

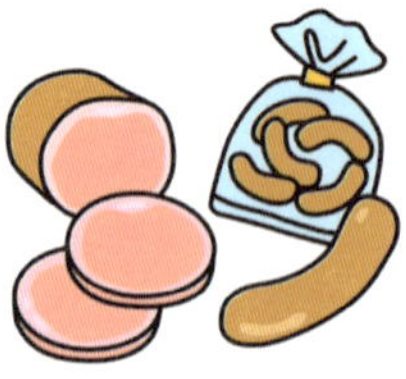

ハムやウィンナー、ベーコンなどの加工肉もなるべく避けたい食品。毎朝食べるなどの習慣があれば、やめましょう。食べるときは、ハムやウィンナーを一度ゆでてから食べるといいでしょう。

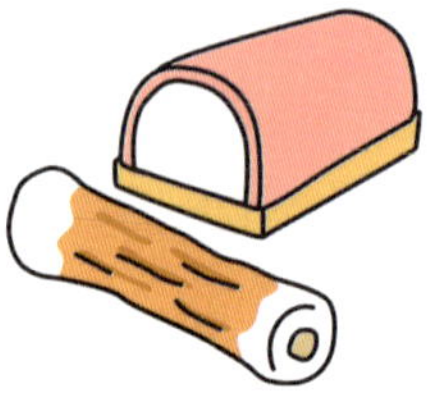

かまぼこやちくわなどの魚肉の練り製品にも添加物は含まれていますから、麺の具やおつまみとして食べ過ぎないように注意してください。練り製品も一度ゆでてから食べるといいでしょう。

野菜からカリウムを除く調理の工夫

カリウムをとりすぎないようにする調理の工夫は、カリウムを多く含む青菜類やいも類を水にさらしたり下ゆでしたりすること。カリウムは水溶性なので10～50%減らすことができます。

本書では、必要なものは作り方の工程に、その作業を組み込んでいます。まずはレシピ通りに作ってください。

ゆでてさらす

青菜は水でゆでて、水にさらす。これで約50%カリウムがカットできる。

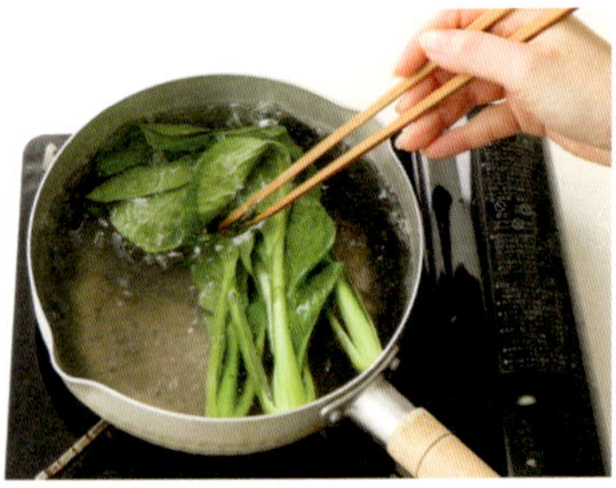

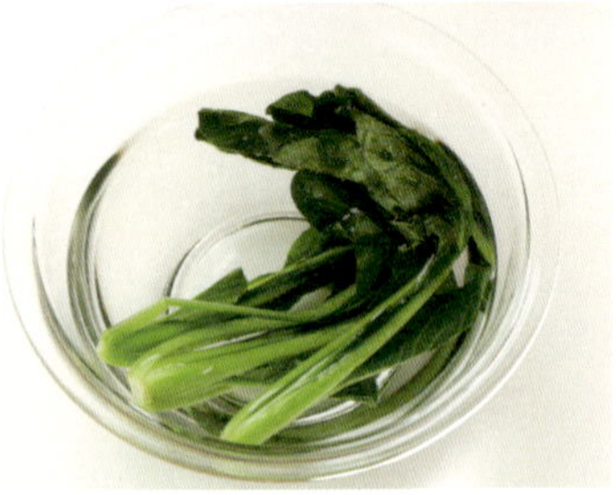

水にさらす

葉物は水にさらしておく。これで約10%のカリウムがカットできる。

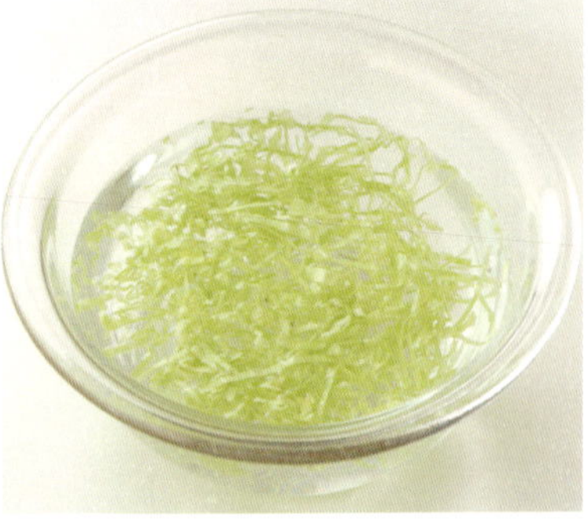

Part 3

手軽にできる ワンプレート

牛丼やカレー、ラーメンやパスタなど、
無性に食べたくなるけれど
「塩分やタンパク質の調整が難しい」。
そんなワンプレートメニューを、
腎臓にやさしいレシピに
アレンジしました。
タンパク質摂取指示量が40gの方は、
ごはんやパンを低タンパク
製品にかえて作ってください。
また、パスタやうどんなどは、
麺をしっかり食べられるよう
あらかじめ「低タンパク麺」を
使っています。

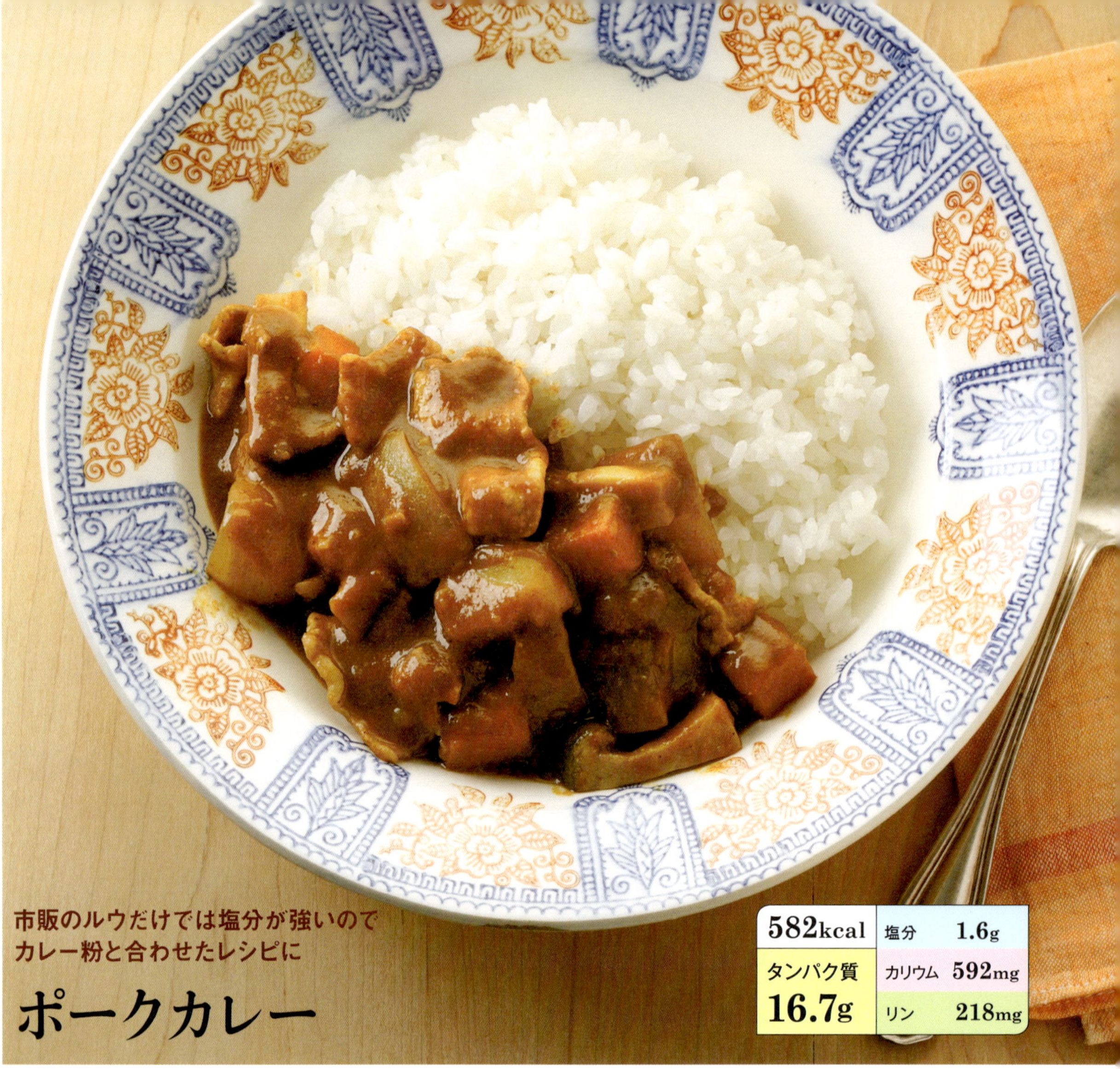

市販のルウだけでは塩分が強いので
カレー粉と合わせたレシピに

ポークカレー

582kcal		塩分	1.6g
タンパク質	16.7g	カリウム	592mg
		リン	218mg

材料（1人分）

豚ロース肉（薄切り）		50g
玉ねぎ		30g
にんじん		20g
じゃがいも		30g
エリンギ		20g
水		100㎖
黒こしょう		少々
A	にんにく（みじん切り）	少々
	しょうが（みじん切り）	少々
	塩	0.5g
B	カレールウ	10g
	カレー粉	小さじ1
	トマトケチャップ	小さじ1
ごはん		180g
オリーブ油		小さじ1と1/2

作り方

1. 豚肉はひと口大に切り、黒こしょうをふる。玉ねぎ、にんじんは角切り、じゃがいもはひと口大に切って水にさらす。エリンギは食べやすい大きさに切る。
2. オリーブ油を熱した鍋で、豚肉、A、玉ねぎを中火で炒め、にんじん、じゃがいも、エリンギを加えてさっと炒めたら分量の水を入れてふたをする。
3. 沸騰したら弱火にし、約10分煮る。火を止めてBを加える。ルウを溶かしたら再び中火にし、2～3分煮る。
4. 器にごはんを盛って3をかける。

Memo

・豚肉は香ばしくなるよう、焼き色がつくまでしっかり焼きつけることで、減塩でもおいしくなる。

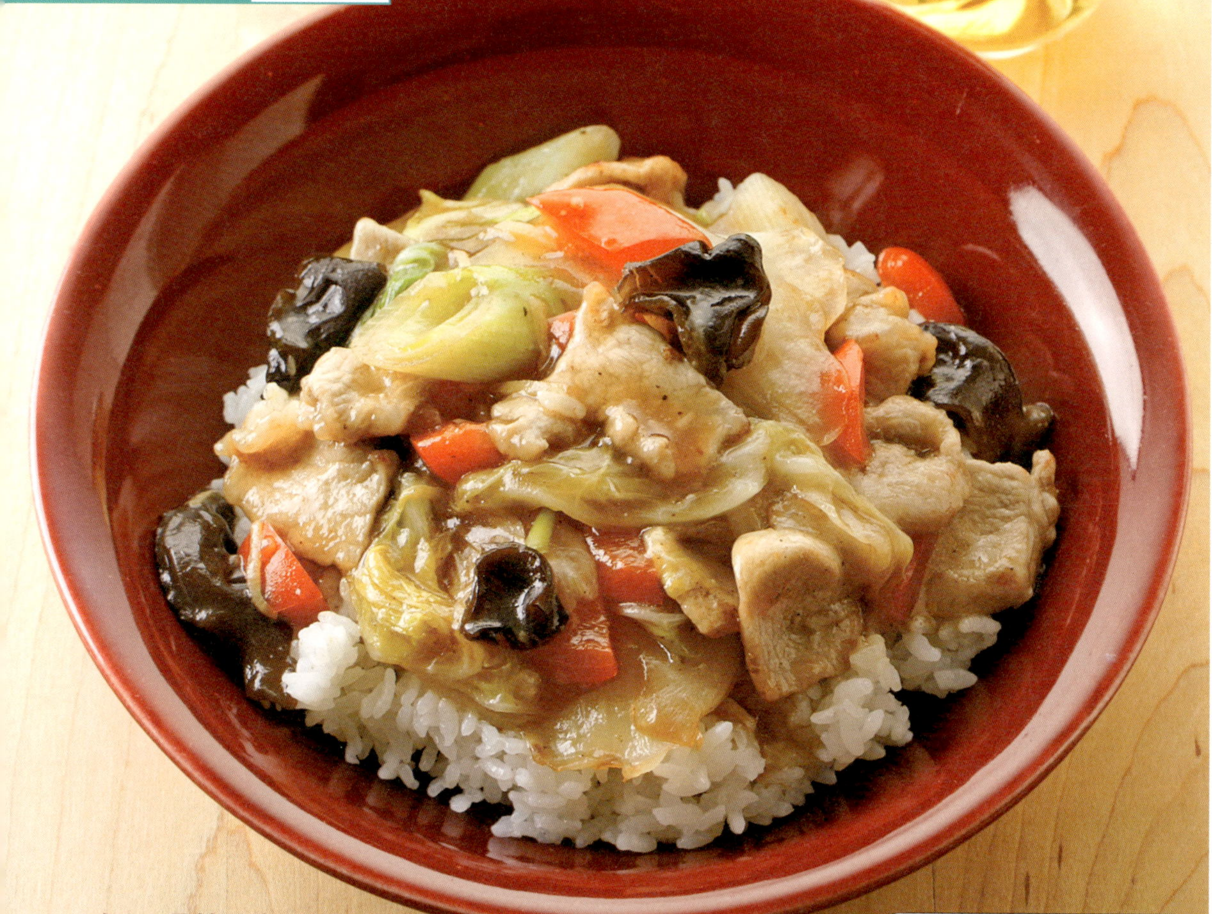

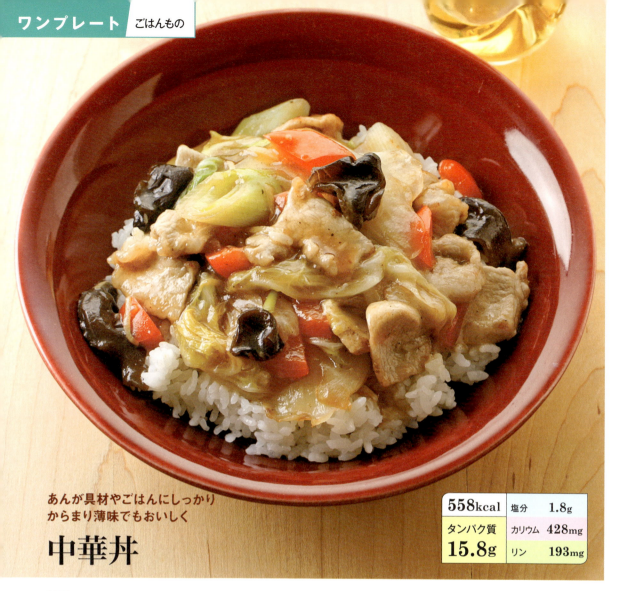

あんが具材やごはんにしっかり
からまり薄味でもおいしく

中華丼

558kcal	塩分	1.8g
タンパク質 15.8g	カリウム	428mg
	リン	193mg

材料（1人分）

- 豚ロース肉（薄切り）……50g
- A 片栗粉……小さじ1
  - 酒……小さじ1/2
  - 黒こしょう……少々
- 長ねぎ……20g
- 白菜……1/2枚弱（40g）
- パプリカ……1/9個（20g）
- きくらげ……1g
- しょうが（せん切り）…1/2かけ分
- B 水……50ml
  - しょうゆ……小さじ1
  - オイスターソース 小さじ1/2
  - 塩……0.5g
  - 黒こしょう……少々
- C 片栗粉……小さじ1
  - 水……小さじ2
- ごはん……180g
- サラダ油……小さじ1と1/2
- ごま油……小さじ1/2
- 酢（好みで）……適量

Memo

・長ねぎとしょうがをしっかり炒めて香りを出すことで味にメリハリが出ておいしくなる。

作り方

1. 豚肉はひと口大に切り、Aをもみ込む。長ねぎは斜め切り、白菜はそぎ切り、パプリカは角切り、きくらげは戻したあと石づきをとり、食べやすく切る。
2. サラダ油を熱したフライパンで豚肉、ねぎ、しょうがを炒め、白菜、パプリカ、きくらげを加えてさらに炒めたら、Bを加えて煮立てる。混ぜ合わせたCでとろみをつけ、ひと煮立ちさせたあとごま油を混ぜ合わせる。ごはんとともに器に盛り、好みで酢をかける。

ザーサイの塩けを生かして塩分カット

チャーハン

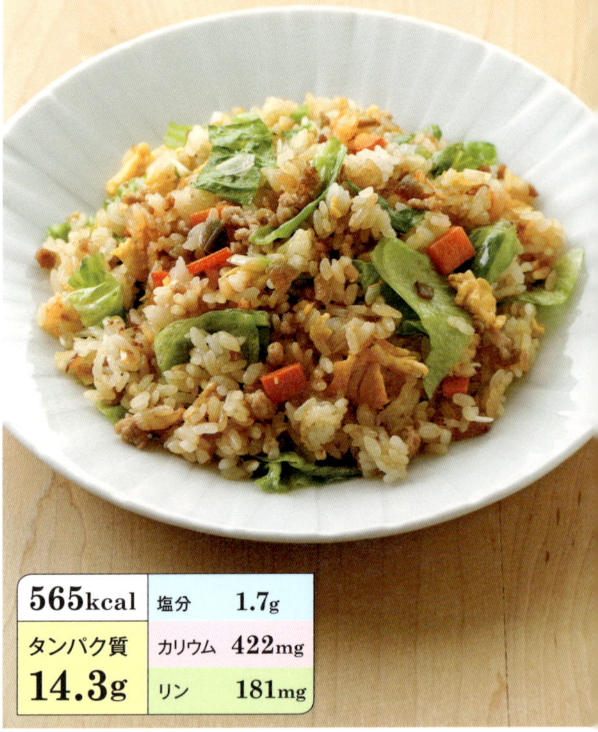

565kcal	塩分	1.7g
タンパク質 14.3g	カリウム	422mg
	リン	181mg

材料（1人分）

- ごはん……180g
- 豚ひき肉……30g
- にんじん……20g
- レタス……30g
- ザーサイ（味つき）……10g
- 長ねぎ……10g
- 溶き卵……1/2個分
- しょうゆ……小さじ1
- 黒こしょう……少々
- サラダ油……大さじ1
- ごま油……小さじ1/2

作り方

1. にんじんは薄い角切り、レタスはざく切り、ザーサイ、長ねぎはみじん切りにする。
2. サラダ油小さじ1を熱したフライパンでひき肉とにんじんを炒めてとり出す。残りのサラダ油を熱し、卵、ごはんを混ぜながら炒める。ザーサイ、長ねぎを加えてさっと炒めたら、しょうゆ、黒こしょうで調味し、ひき肉とにんじんを戻し入れ、レタス、ごま油を加えて混ぜ合わせる。

生クリームを加えて卵をふわっと仕上げる

オムライス

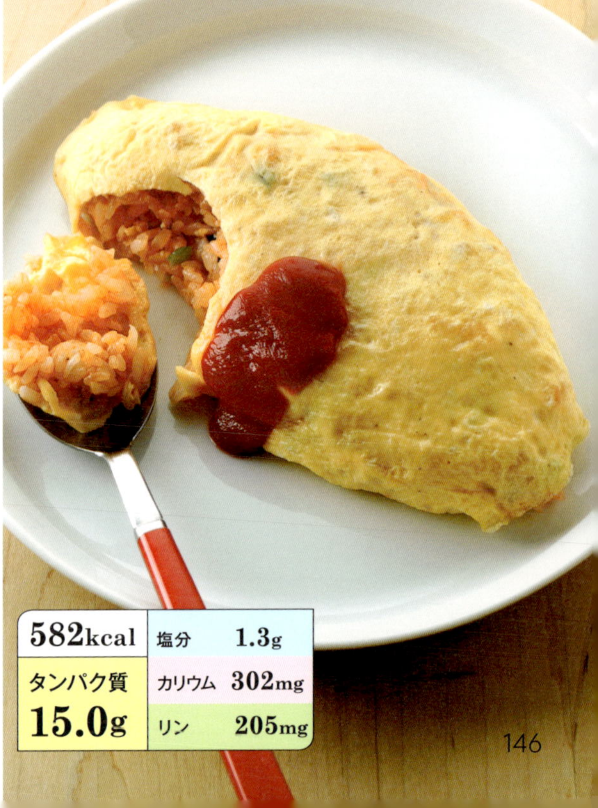

582kcal	塩分	1.3g
タンパク質 15.0g	カリウム	302mg
	リン	205mg

材料（1人分）

- ごはん……180g
- 玉ねぎ……20g
- ピーマン……1/2個（15g）
- 卵……1個
- 生クリーム……小さじ2
- 黒こしょう……少々
- A
  - トマトケチャップ……小さじ2
  - 塩……0.6g
  - 黒こしょう……少々
- 無塩バター……小さじ2
- サラダ油……小さじ1/2
- トマトケチャップ（仕上げ用）……小さじ1

作り方

1. 玉ねぎ、ピーマンは小さめの角切りにし、無塩バターを熱したフライパンで炒め、ごはんを加えてさらに炒めたら、Aで調味する。
2. ボウルに卵を割りほぐし、生クリーム、黒こしょうを混ぜ合わせる。サラダ油を熱した小さなフライパンに卵液を流し入れ、さっと混ぜて平らにしたら1をのせ、オムレツ形にととのえる。卵のつなぎめが下になるように器にのせ、仕上げ用のケチャップをかける。

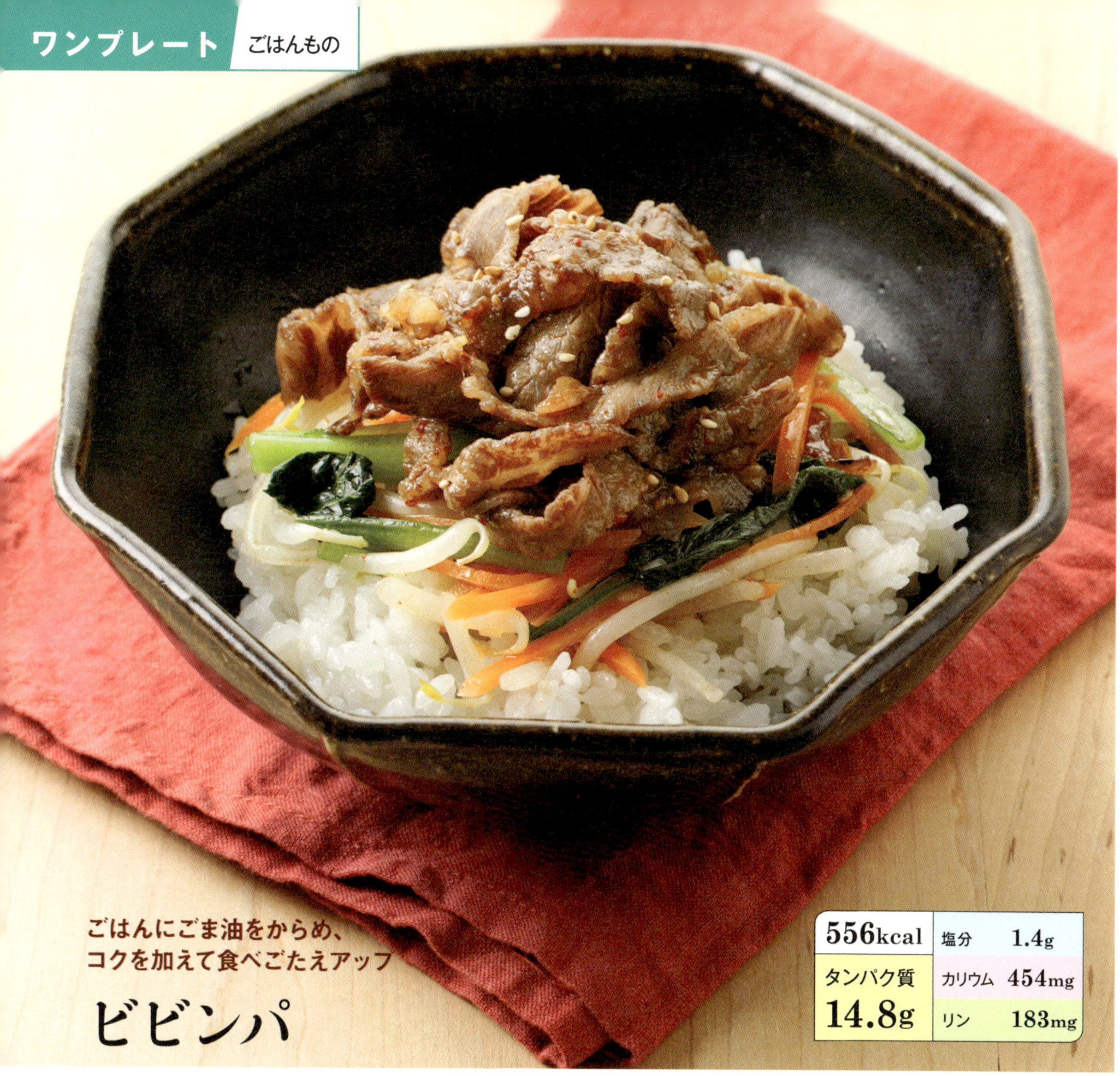

ごはんにごま油をからめ、
コクを加えて食べごたえアップ

ビビンパ

556kcal	塩分	1.4g
タンパク質	カリウム	454mg
14.8g	リン	183mg

材料（1人分）

- 牛肩（薄切り肉）……50g
- 小松菜……30g
- にんじん……20g
- もやし……30g
- A
  - にんにく（みじん切り）……少々
  - 粉唐辛子……少々
  - しょうゆ……小さじ1
  - 砂糖……小さじ2/3
  - ごま油……小さじ1/2
- 白炒りごま……小さじ1/4
- 塩……小さじ1/6（1g）
- ごま油……小さじ2
- ごはん……180g

作り方

1. 小松菜とにんじんは5cm長さのせん切りにし、もやしといっしょに約1分ゆでて水けをしっかりしぼる。ごま油小さじ1、塩と混ぜ合わせる。
2. 牛肉は食べやすい大きさに切り、Aをもみ込む。熱したフライパンで炒める。
3. 器にごはんを盛り、1、2の順でのせる。

Memo

・牛肉に調味料をもみ込んで下味をしっかりつけ、野菜は薄味にして塩分量のバランスをとり、物足りなさを感じさせない。

ごはんにみょうがと大葉を混ぜて味にメリハリを

肉巻き焼きおにぎり

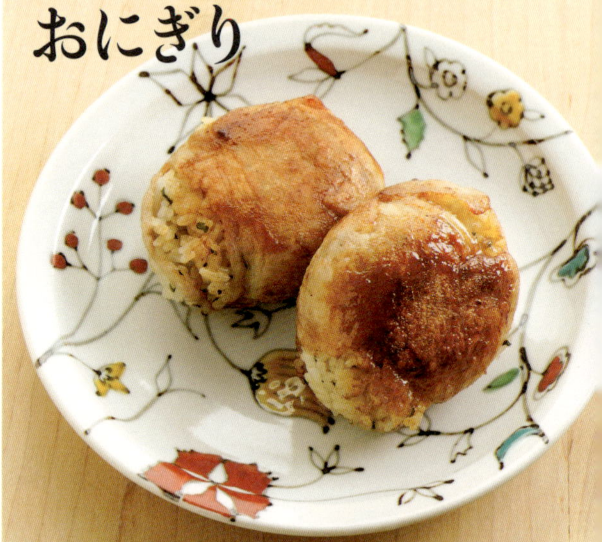

534kcal	塩分	1.6g
タンパク質 14.8g	カリウム	157mg
	リン	166mg

材料（1人分）

- ごはん……180g
- 豚ロース肉（しゃぶしゃぶ用）……50g
- みょうが……5g
- 大葉……2枚
- 片栗粉……小さじ1と1/2
- 塩……0.3g
- 黒こしょう……少々
- A しょうゆ……小さじ1と1/2
- A 砂糖……小さじ1/2
- ごま油……小さじ2

作り方

1. 温かいごはんにごま油小さじ1と塩を混ぜ合わせる。みょうがと大葉を粗みじん切りにしてごはんに混ぜ、2等分にしておにぎりを作る。
2. 黒こしょうをふった豚肉でおにぎりを巻き、片栗粉を全体にまぶす。
3. ごま油小さじ1を熱したフライパンに**2**を入れ、中火で両面を焼いたらふたをして弱火で約3分蒸し焼きにする。火からはずし、よく混ぜたAを余熱でからめる。

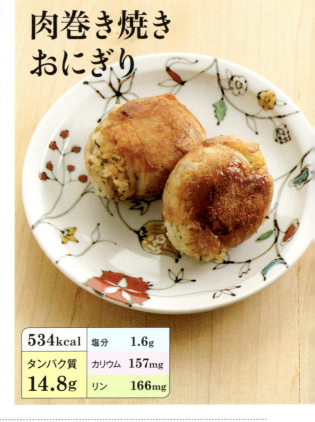

肉が少ない分野菜を加えてボリュームアップ

牛丼

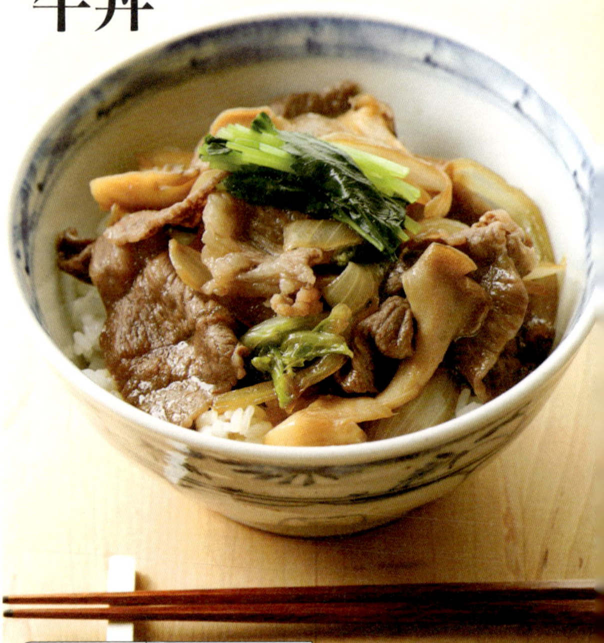

578kcal	塩分	1.7g
タンパク質 16.6g	カリウム	500mg
	リン	217mg

材料（1人分）

- 牛肩肉（薄切り）……60g
- 玉ねぎ……40g
- 白菜……30g
- まいたけ……30g
- 三つ葉……5g
- ごはん……180g
- A だし汁……大さじ2
- A しょうゆ……小さじ1と1/2
- A 砂糖……小さじ1と1/2
- A 塩……0.3g
- サラダ油……小さじ1と1/2

作り方

1. 牛肉はひと口大に、玉ねぎは5㎜幅の薄切りに、白菜は2㎝幅に切り、まいたけは小房に分ける。
2. サラダ油を熱したフライパンで牛肉、玉ねぎを炒め、白菜とまいたけを加えてさらに炒めたら、よく混ぜたAを入れて全体を混ぜ合わせる。ふたをして沸騰したら2～3分中火にかけ、3㎝に切った三つ葉を加える。器にごはんをよそい、のせる。

とろみをつけたカレーあんにめんをからめて

カレーうどん

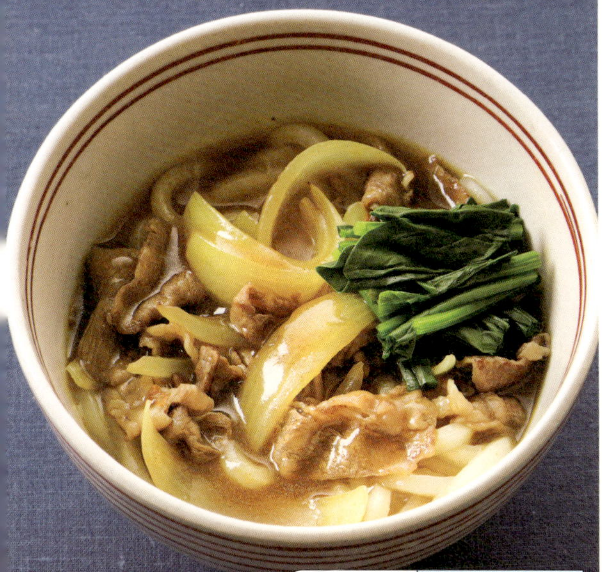

496kcal	塩分	1.4g
タンパク質	カリウム	520mg
10.2g	リン	157mg

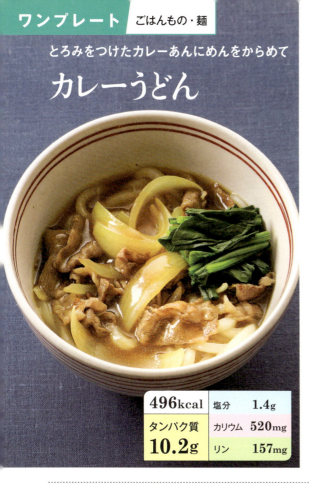

材料（1人分）

- 冷凍低たんぱくうどん（P154）……1玉（200g）
- 牛切り落とし肉……40g
- 玉ねぎ……30g
- ほうれん草……1茎（30g）
- A
  - だし汁……100mℓ
  - しょうゆ……小さじ1と1/2
  - みりん……小さじ1と1/2
- B
  - カレー粉……小さじ1
  - 片栗粉……小さじ1
  - 水……小さじ2
- サラダ油……小さじ1と1/2

作り方

1. ほうれん草は約30秒ゆでて3cm長さに切る。
2. 玉ねぎはくし形切り、牛肉は食べやすく切る。サラダ油を熱した鍋で玉ねぎを炒め、Aを加えてひと煮立ちさせたら牛肉を加えてさっと火を通す。よく混ぜたBを加え、混ぜながらとろみをつける。
3. うどんは熱湯でゆで、水けをしっかりきって器に盛る。2をかけ、1を添える。

ほんの少しの削り節が旨みを引き立てる

焼きそば

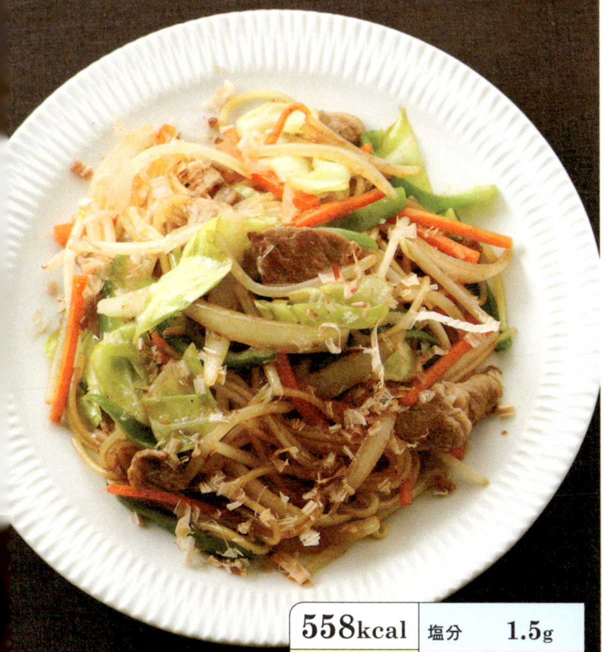

558kcal	塩分	1.5g
タンパク質	カリウム	605mg
11.8g	リン	161mg

材料（1人分）

- グンプンパスタ（P154）……80g
- 豚肩ロース肉（薄切り）……50g
- 玉ねぎ……30g
- ピーマン……1/2個（15g）
- にんじん……20g
- キャベツ……2/3枚（40g）
- もやし……50g
- ウスターソース……小さじ2
- しょうゆ……小さじ1/2
- 黒こしょう……少々
- サラダ油……小さじ2
- ごま油……小さじ1
- 削り節……2つまみ

作り方

1. 豚肩ロース肉はひと口大に切り、黒こしょうをふる。玉ねぎは薄切り、ピーマン、にんじんはせん切り、キャベツはざく切りにする。グンプンパスタは表示通りにゆでる。
2. サラダ油を熱したフライパンで豚肉を炒め、玉ねぎ、にんじんを加えてしんなりするまで炒めたら、キャベツ、もやし、ピーマンも炒め合わせてとり出す。ごま油を足してパスタを炒め、ウスターソース、しょうゆで調味し、炒めた具を戻し入れて全体を混ぜ合わせる。器に盛り、削り節をふりかける。

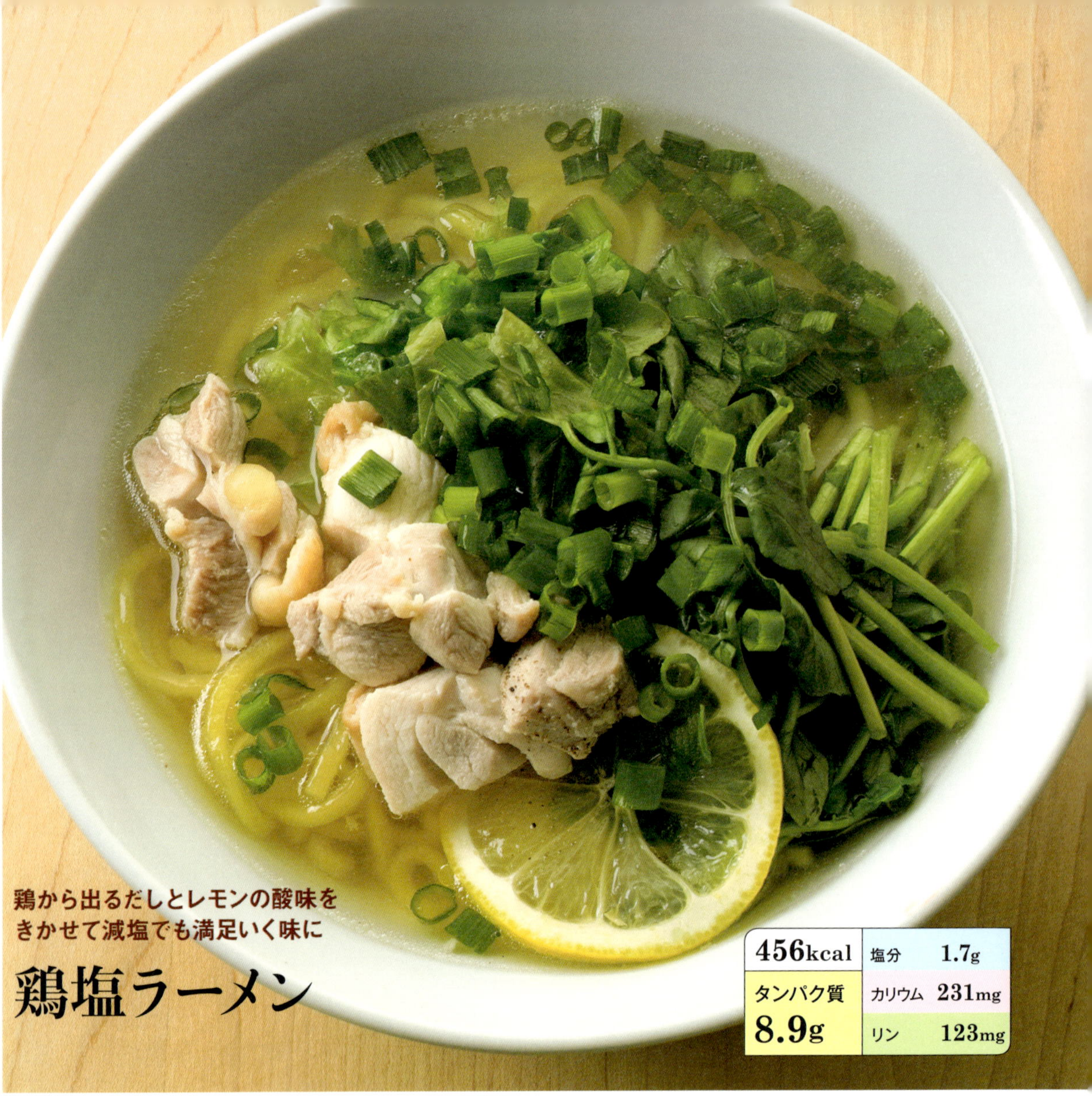

鶏から出るだしとレモンの酸味を
きかせて減塩でも満足いく味に

鶏塩ラーメン

456kcal	塩分	1.7g
タンパク質 8.9g	カリウム	231mg
	リン	123mg

材料（1人分）

冷凍低たんぱく中華麺（P154）……1玉（180g）
鶏もも肉……50g
A しょうが（薄切り）……2枚
　長ねぎ（青い部分）……3cm
　水……200mℓ
　中華スープの素……小さじ1/4
塩……小さじ1/5
黒こしょう……少々
ごま油……小さじ1と1/2
レタス……20g
クレソン……10g
レモン（輪切り）……1枚
万能ねぎ（小口切り）……1本

作り方

1. 鍋でAを沸騰させ、ひと口大に切った鶏もも肉を入れて弱火で15分煮る。スープに塩、黒こしょうを入れて火にかけ、沸騰したらごま油を加える。
2. 中華麺は熱湯でゆで、水けをしっかりきって器に盛り、刻んだレタス、食べやすく切ったクレソン、鶏肉をのせ、熱々のスープをかけてレモンと細ねぎを添える。

Memo

・薄味のときはクレソンのような香りのある野菜を具に選ぶと満足感が得られる。

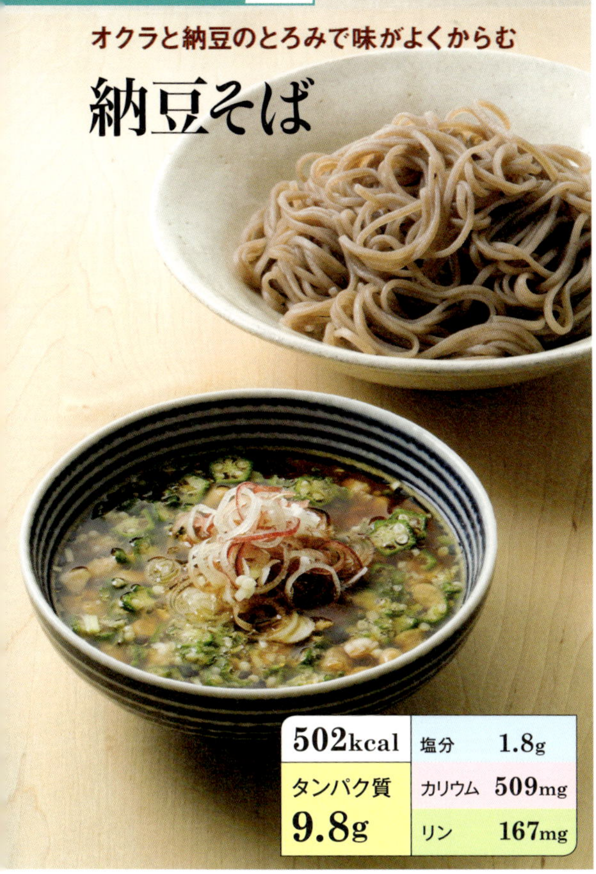

オクラと納豆のとろみで味がよくからむ

納豆そば

502kcal	塩分	1.8g
タンパク質 9.8g	カリウム	509mg
	リン	167mg

材料（1人分）

- げんたそば（P154）……100g
- 納豆……40g
- オクラ……20g
- みょうが……1/2個（10g）
- A　だし汁……50mℓ
- A　しょうゆ……小さじ2
- A　みりん……小さじ1
- ごま油……小さじ1

作り方

1. 鍋にAを入れてひと煮立ちさせ、冷ましておく。オクラはさっとゆでる。
2. オクラとみょうがを小口切りにし、粗くたたいた納豆、ごま油とAを混ぜ合わせてつけだれを作る。
3. げんたそばを表示通りにゆでて水けをきり、2を添える。

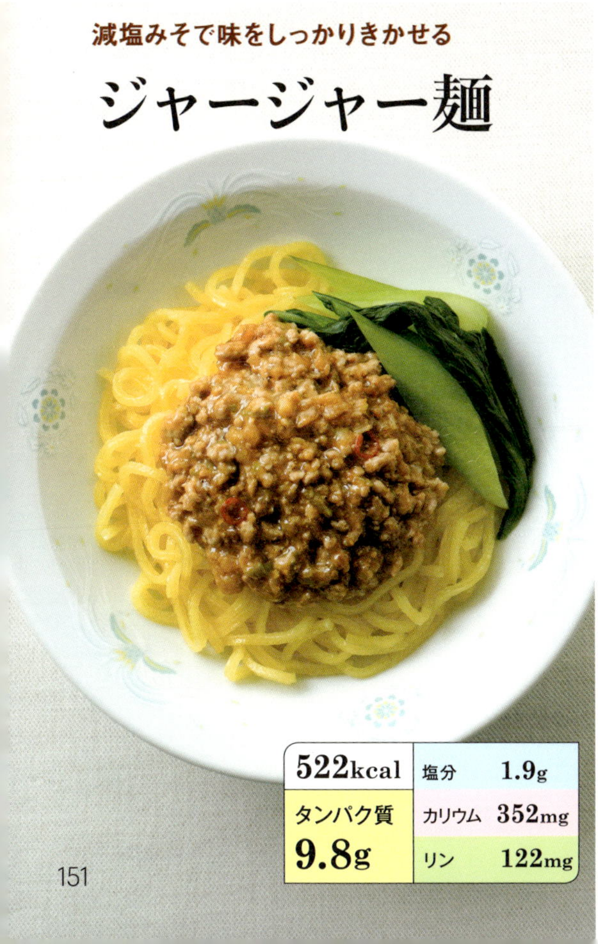

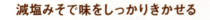

減塩みそで味をしっかりきかせる

ジャージャー麺

522kcal	塩分	1.9g
タンパク質 9.8g	カリウム	352mg
	リン	122mg

材料（1人分）

- 冷凍低たんぱく中華麺（P154）……1玉（180g）
- 豚ひき肉……40g
- チンゲン菜……40g
- A　にんにく（薄切り）……1枚
- A　長ねぎ……20g
- A　赤唐辛子（輪切り）……1/2本分
- B　水……大さじ2
- B　酒……小さじ1と1/2
- B　減塩みそ……大さじ1
- ※市販の減塩みそでよい
- C　片栗粉……小さじ2/3
- C　水……小さじ2
- ごま油……小さじ2

作り方

1. ごま油を熱したフライパンで豚肉を炒め、みじん切りにしたAを加えて香りが出るまで炒め合わせたら、火を止めてBを混ぜ合わせる。中火にかけてひと煮立ちさせ、混ぜ合わせたCでとろみをつける。
2. チンゲン菜はゆでて食べやすく切る。中華麺を表示通りにゆでて水けをきり、器に盛る。1をかけてチンゲン菜を添える。

ベーコンのかわりに香ばしいアーモンドで

カルボナーラ

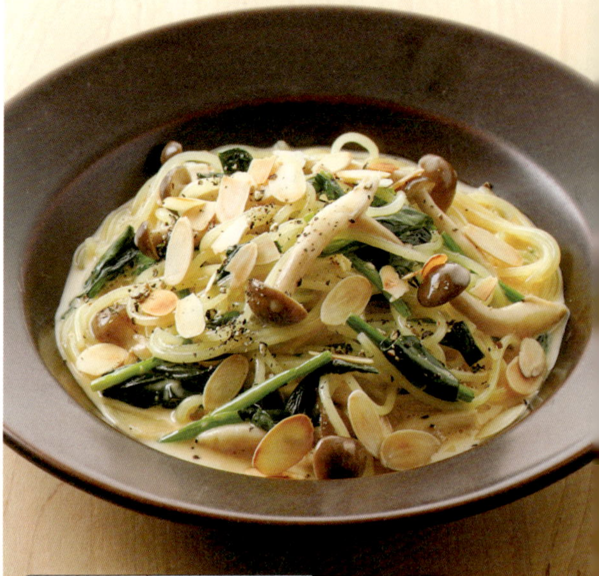

612kcal	塩分	1.4g
タンパク質 12g	カリウム	806mg
	リン	253mg

材料（1人分）

グンプンパスタ（P154） …… 80g

A
- 卵 …… 1個
- パルメザンチーズ …… 小さじ2
- 生クリーム …… 大さじ2
- 塩 …… 小さじ1/6（1g）
- 黒こしょう …… 少々

しめじ …… 40g
ほうれん草 …… 50g
スライスアーモンド …… 5g
にんにく（薄切り） …… 2枚
黒こしょう（粗びき） …… 少々
無塩バター …… 小さじ2

作り方

1. Aをボウルに入れ、よく混ぜる。グンプンパスタは表示通りにゆでる。
2. しめじは小房に分け、ほうれん草はゆでて3㎝長さに切り、アーモンドはきつね色になるまで炒る。
3. にんにく、無塩バターを入れたフライパンを中火にかけ、無塩バターが溶けたら、しめじを炒め、パスタとほうれん草も炒め合わせる。Aのボウルに入れ、全体を混ぜ合わせたら器に盛り、黒こしょう、アーモンドを散らす。

無塩バターでカロリーとコクをアップ

ナポリタン

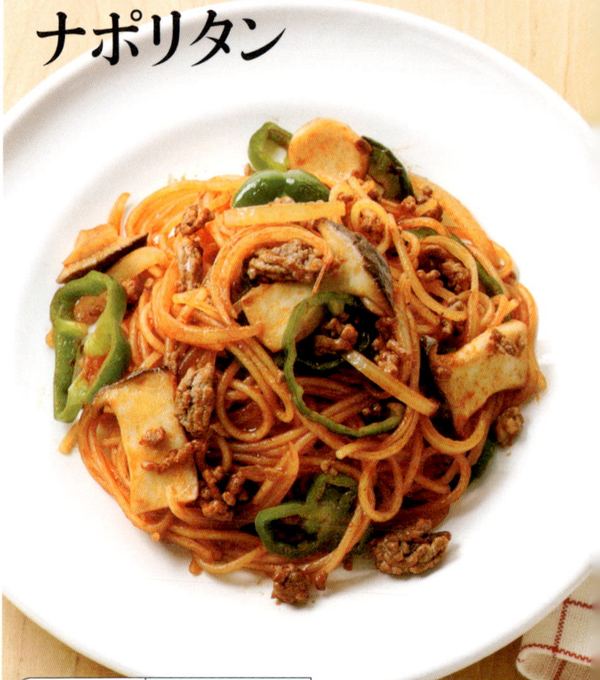

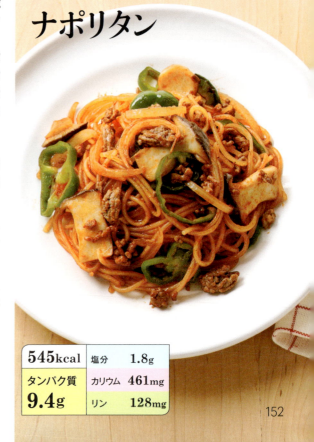

545kcal	塩分	1.8g
タンパク質 9.4g	カリウム	461mg
	リン	128mg

材料（1人分）

グンプンパスタ（P154） …… 80g
合いびき肉 …… 40g
玉ねぎ …… 30g
ピーマン …… 1個（30g）
エリンギ …… 30g
にんにく（薄切り） …… 1枚
塩 …… 0.3g
黒こしょう …… 少々
トマトケチャップ …… 大さじ2
しょうゆ …… 小さじ1/2
無塩バター …… 小さじ2
オリーブ油 …… 小さじ1

作り方

1. 玉ねぎは薄切り、ピーマンはせん切り、エリンギは長さを半分にして薄切りにする。グンプンパスタは表示通りにゆでる。
2. にんにく、無塩バターを熱したフライパンでひき肉、玉ねぎ、エリンギを炒め、ピーマンも加えて炒め合わせたら塩、黒こしょうをしてとり出す。
3. 2のフライパンにオリーブ油を足してパスタを炒め、ケチャップとしょうゆで調味し、2を戻し入れて全体を混ぜ合わせる。

Memo

・ひき肉はほぐしすぎず親指大にすることで、少量でも肉の旨みをしっかり味わえる。

ジャムとカレー豚そぼろの2種類で楽しみます

クロワッサンサンド2種

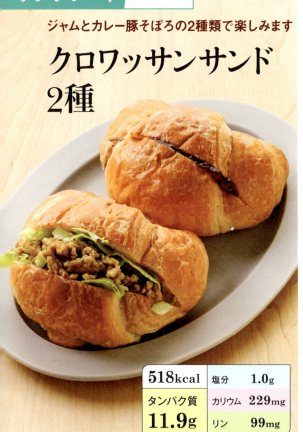

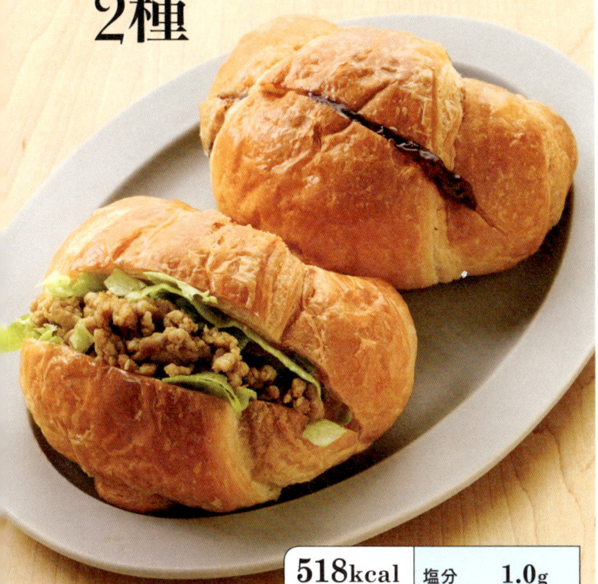

518kcal	塩分	1.0g
タンパク質	カリウム	229mg
11.9g	リン	99mg

材料（1人分）

- クロワッサン（1個40g）……2個
- レタス……30g
- 豚ひき肉……30g
- カレー粉……2つまみ
- 塩……0.3g
- 無塩バター……小さじ1
- いちごジャム……小さじ2
- オリーブ油……小さじ1/2

作り方

1. クロワッサンは横に切り目を入れ、1個にやわらかくした無塩バターとジャムを塗る。
2. レタスは太めのせん切りにし、ひき肉はオリーブ油でさっと炒めてカレー粉と塩で調味する。もう一方のクロワッサンにはさむ。

まるでスイーツのようなリッチな味わい

フレンチトースト りんごソテー添え

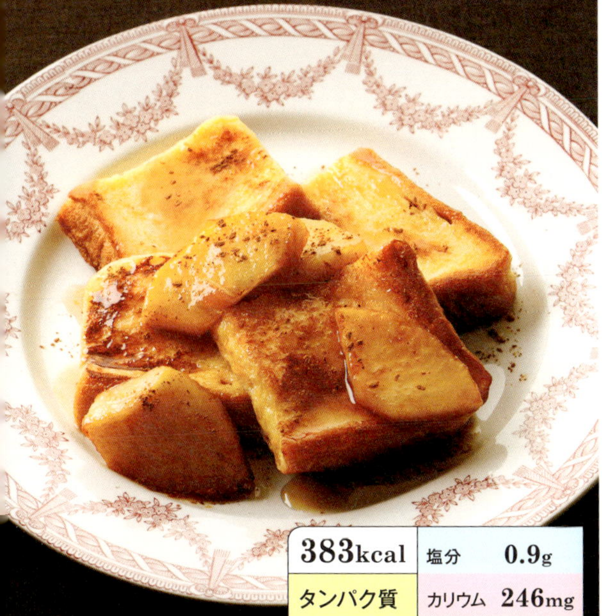

383kcal	塩分	0.9g
タンパク質	カリウム	246mg
10.8g	リン	151mg

材料（1人分）

- 食パン（6枚切り）……1枚
- A
  - 卵……30g
  - 牛乳……大さじ3
  - バニラエッセンス……少々
  - 砂糖……小さじ1
- りんご……皮をむいて正味40g
- 砂糖……小さじ1
- メープルシロップ……小さじ2
- シナモンパウダー……少々
- サラダ油……小さじ1
- 無塩バター……小さじ1

作り方

1. 食パンは4等分に切り、よく混ぜたAに上下を返しながら約20分浸す。サラダ油を熱したフライパンでパンの両面を焼いたらふたをして弱火で3～4分蒸し焼きにする。
2. りんごはいちょう切りにする。砂糖を入れたフライパンを弱火にかけ、きつね色になったらりんごと無塩バターを炒める。1のパンとともに器に盛り、メープルシロップ、シナモンパウダーをかける。

Memo

・ふたをして弱火でじっくり焼くことでふっくら仕上がる。
・バニラエッセンスとシナモンパウダー、両方そろえるのが難しければ、どちらか1つだけでもよい。

食事のコツ 4

低タンパク質の〝治療用特殊食品〟を上手に利用する

おかずの量を増やしたいときは主食をタンパク質調整食品に

エネルギー（カロリー）は通常の主食とほぼ同じでありながら、タンパク質量や塩分を減らした「治療用特殊食品」が、数多く通販されています。主食に、この「治療用特殊食品」を取り入れることで、節約したタンパク質量を肉や魚などのおかずにまわし1皿をボリュームアップすることも可能です。

本書では1日のタンパク質指示量が40g以下の人は毎食のごはんをこの特殊食品に置き換えることを推奨していますが、タンパク質指示量が40g以上の場合でも、おかずをたっぷり食べたいときなど、その日の食卓に合わせて上手に取り入れましょう。

また、丼や麺類など主食がメインの料理では、低タンパク質のごはんや麺を使うことで、ソースや上にのせる具材をたっぷり食べられます。また市販のうどんや中華麺に比べて塩分が少ないのもこの食品の特徴です。

「治療用特殊食品」が出はじめたころに比べて今は品質も格段に進歩しました。たとえば冷凍うどんなどは、しっかりとコシがあり食べやすく、調理する上でも特別なコツは必要なく、誰でも同じように仕上げることができるようになりました。

これらは、通販や専門店などで購入できます。

本書で使用している「治療用特殊食品」

※このほかにも、たくさんのメーカーから多数販売されているので、好みに合わせて選んでください。

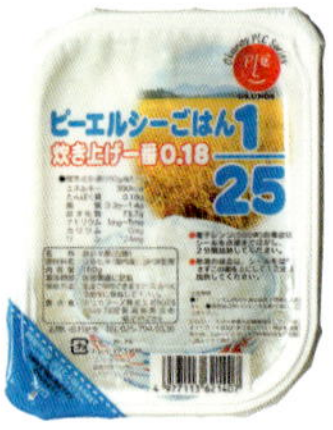

低タンパクごはん
180gあたり

エネルギー	300kcal
タンパク質	0.18g
ナトリウム	1～5mg
カリウム	0mg
リン	24mg

（ピーエルシーごはん1/25／ホリカフーズ株式会社NG08）

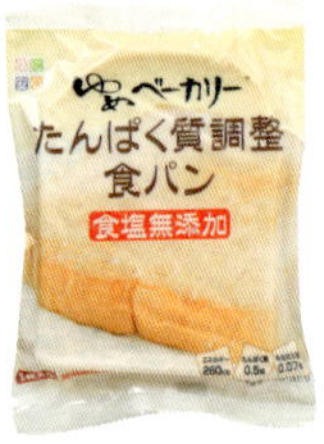

低タンパクパン
100gあたり

エネルギー	260kcal
タンパク質	0.5g
ナトリウム	26.3mg
カリウム	15.8mg
リン	25.0mg

（ゆめベーカリーたんぱく質調整食パン／キッセイ薬品工業株式会社）

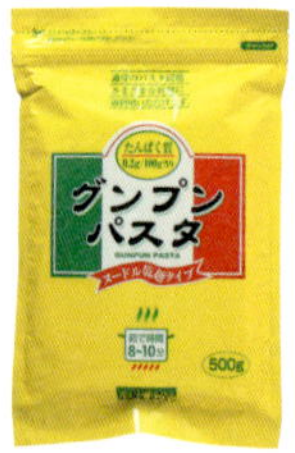

スパゲッティ［グンプンパスタ］
100gあたり（乾麺の状態で）

エネルギー	349kcal
タンパク質	0.2g
ナトリウム	4.8mg
カリウム	21.2mg
リン	30.6mg

（グンプンパスタ／株式会社グンプン）

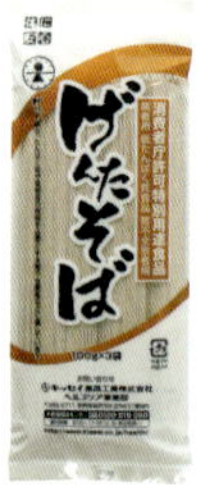

そば
100gあたり（乾麺の状態で）

エネルギー	354kcal
タンパク質	2.9g
ナトリウム	3.6mg
カリウム	93mg
リン	51.5mg

（げんたそば／キッセイ薬品工業株式会社）

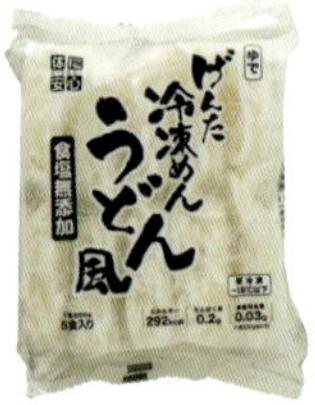

低タンパクうどん
ゆで時間1分半
100gあたり

エネルギー	146kcal
タンパク質	0.1g
ナトリウム	6.3mg
カリウム	1.0mg
リン	12.2mg

（げんた冷凍めんうどん風／キッセイ薬品工業株式会社）

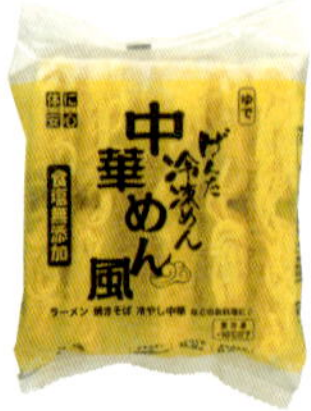

低タンパク中華麺
ゆで時間1分半
100gあたり

エネルギー	163kcal
タンパク質	0.1g
ナトリウム	10.1mg
カリウム	1.5mg
リン	14.5mg

（げんた冷凍めん中華めん風／キッセイ薬品工業株式会社）

Part 4

献立に役立つ
あと一品

献立を立てて栄養素を計算したあとに、
カロリーやタンパク質量に余裕があって、
もう1品ほしい、そんなときには
この章から塩分0・1gのおかずや
汁ものを選んでください。
カロリーが少したりない、
そんな場合にはおやつや食後に
デザートやドリンクで
おいしく補給しましょう。

塩分0.1g以下の小さなおかず

塩分を0.1g以下に抑えた副菜です。あともう1品欲しいけれど、塩分は抑えたい、そんなときのために。

ほんの少しの梅干しの香りと酸味が味の決め手

きゅうりの大葉酢あえ

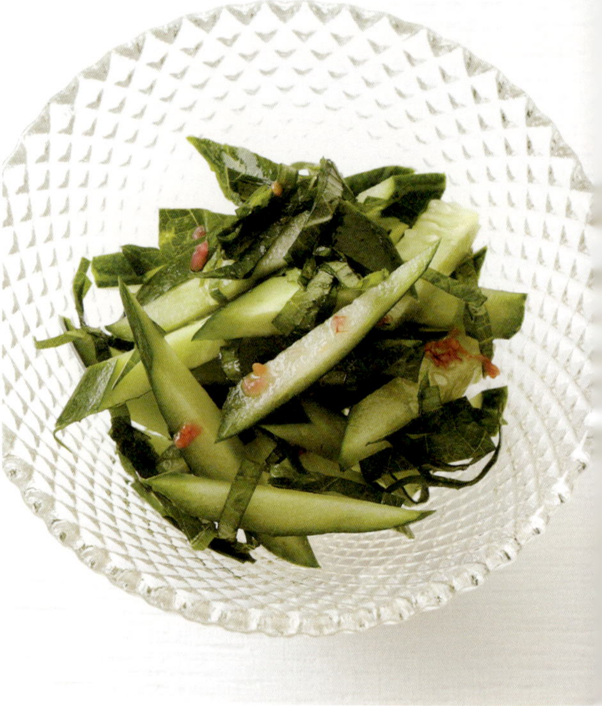

材料（1人分）

きゅうり……1/3本（30g）
大葉……2枚
梅干し……少々（0.5g）
酢……小さじ1

作り方

1 きゅうりと大葉は太めのせん切りに、梅干しは細かくたたき、酢とともにすべての材料を混ぜ合わせる。

7kcal	塩分	0.1g
タンパク質	カリウム	68mg
0.4g	リン	12mg

ひとつまみの砂糖で味をまろやかに

大根のレモンあえ

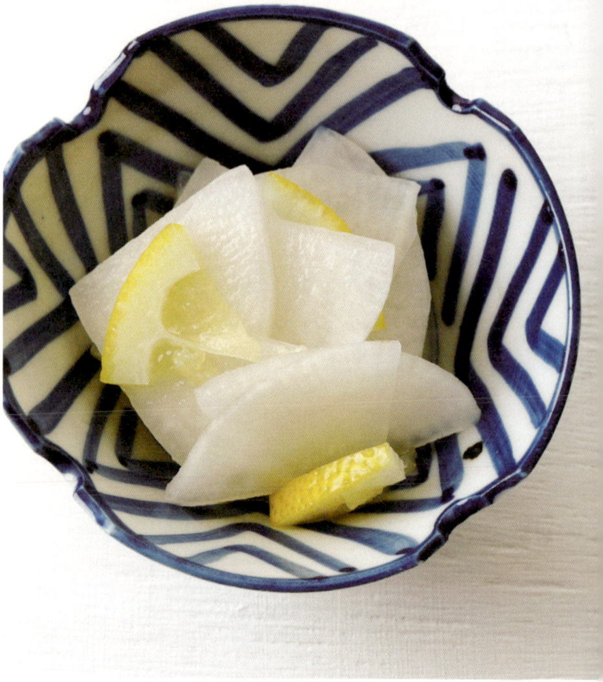

材料（1人分）

大根……30g
レモン（輪切り）……1/2枚
砂糖……1つまみ

作り方

1 大根とレモンをいちょう切りにし、砂糖と混ぜ合わせる。

7kcal	塩分	0g
タンパク質	カリウム	71mg
0.1g	リン	5mg

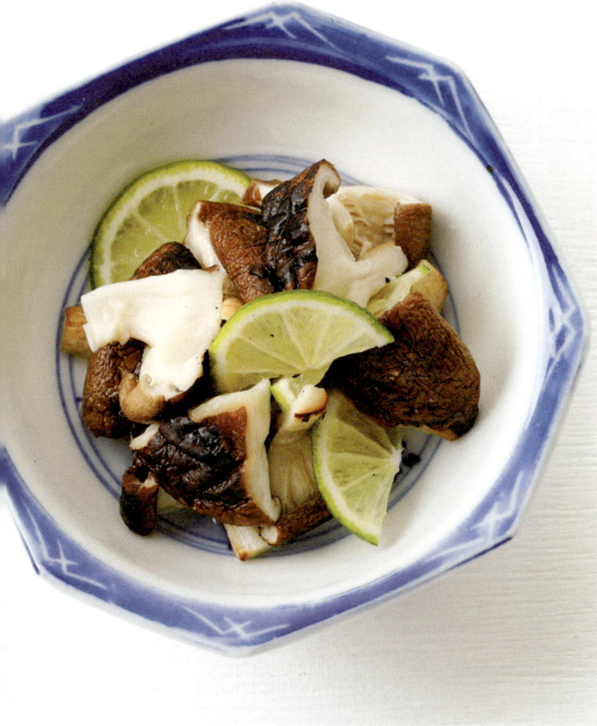

香ばしいしいたけにすだちをジュワッと染み込ませる

焼きしいたけのすだちだしあえ

材料（1人分）

しいたけ……2枚（40g）
すだち……1/4個
だし汁……小さじ1

作り方

1 しいたけはグリルで焼き、食べやすく切る。すだちは半月切りにし、だし汁とともにすべての材料を混ぜ合わせる。

8kcal	塩分	0g
タンパク質	カリウム	119mg
1.2g	リン	36mg

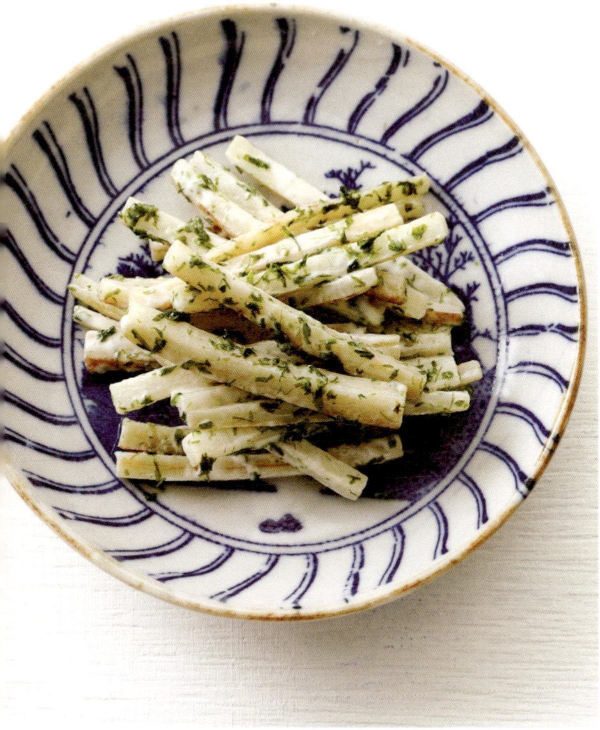

ごぼうはゆですぎず、歯ごたえが残る程度に

ゆでごぼうののりマヨあえ

材料（1人分）

ごぼう……20g
青のり……1つまみ
マヨネーズ……小さじ1

作り方

1 ごぼうは太めのせん切りにし、水にさらしてからゆで、ざるにあげて冷ます。青のりとマヨネーズと混ぜ合わせる。

40kcal	塩分	0.1g
タンパク質	カリウム	65mg
0.5g	リン	16mg

レンジで作れるので、おやつとしてもぴったり

かぼちゃのはちみつレモン煮

材料（1人分）

かぼちゃ……50g
レモン（輪切り）……1枚
はちみつ……小さじ1

作り方

1. かぼちゃはひと口大に切り、耐熱容器に入れ、いちょう切りにしたレモン、はちみつ、水小さじ1（分量外）を混ぜ合わせ、ふんわりとラップをし、電子レンジで1分30秒加熱し、そのまま約2分蒸らす。

		塩分	カリウム	リン
67kcal	タンパク質 1.0g	0g	228mg	22mg

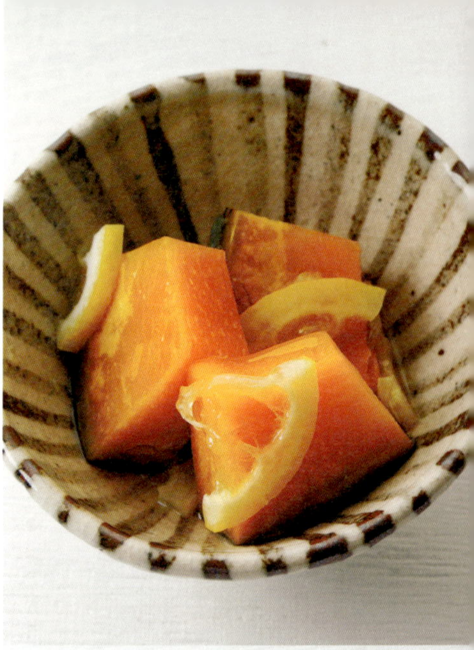

バルサミコ酢の甘みと酸味で味に奥行きをプラス

焼きねぎのオリーブオイルかけ

材料（1人分）

長ねぎ……40g
オリーブ油……小さじ1/2
バルサミコ酢……小さじ1/5

作り方

1. 長ねぎはグリルで焼き、食べやすく切り、オリーブ油、バルサミコ酢をかける。

		塩分	カリウム	リン
33kcal	タンパク質 0.6g	0g	81mg	11mg

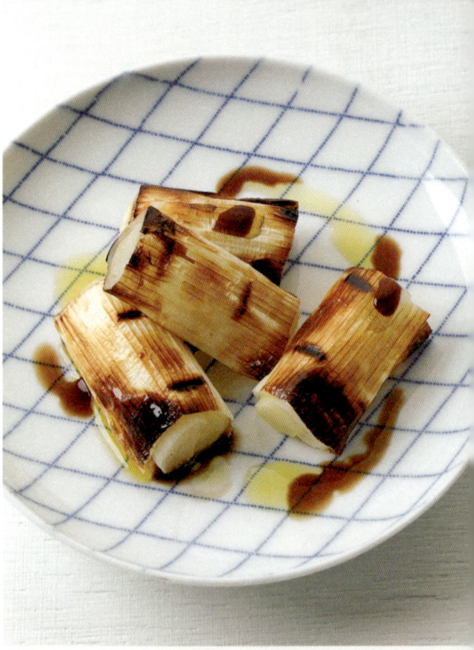

カリウム多めのじゃがいもは水にさらして

じゃがいもの酢炒め

材料（1人分）

じゃがいも……50g
しょうが（薄切り）……2枚
酢……小さじ2
砂糖……小さじ1/4
ごま油……小さじ1

作り方

1. じゃがいもはせん切りにし、水にさらして水けをしっかりきる。しょうがもせん切りにする。
2. ごま油を熱したフライパンでじゃがいもを透き通るまで炒め、しょうがを炒め合わせたら、酢と砂糖を加えて混ぜ合わせる。

		塩分	カリウム	リン
83kcal	タンパク質 0.8g	0g	212mg	22mg

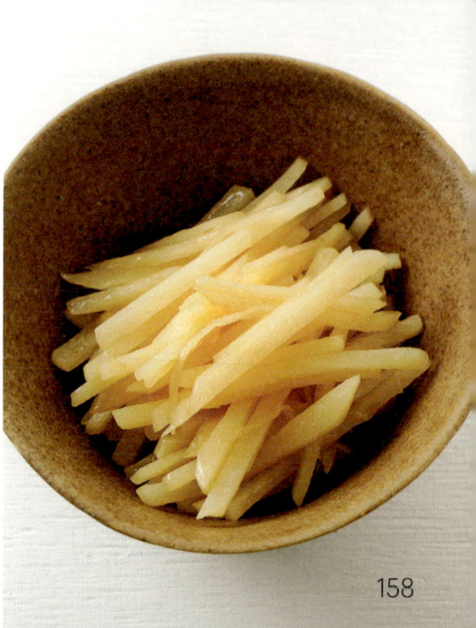

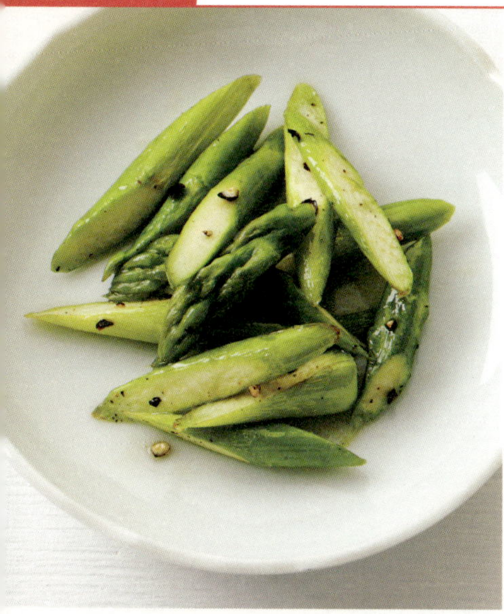

黒こしょうをピリッときかせてシンプルに

アスパラガスの黒こしょう炒め

材料（1人分）

グリーンアスパラガス……30g
黒こしょう（粗びき）……少々
オリーブ油……小さじ1

作り方

1 アスパラガスははかまをとり、斜め切りにする。オリーブ油を熱したフライパンで炒め、仕上げに黒こしょうをふる。

43kcal	タンパク質 0.8g	塩分 0g	カリウム 81mg	リン 18mg

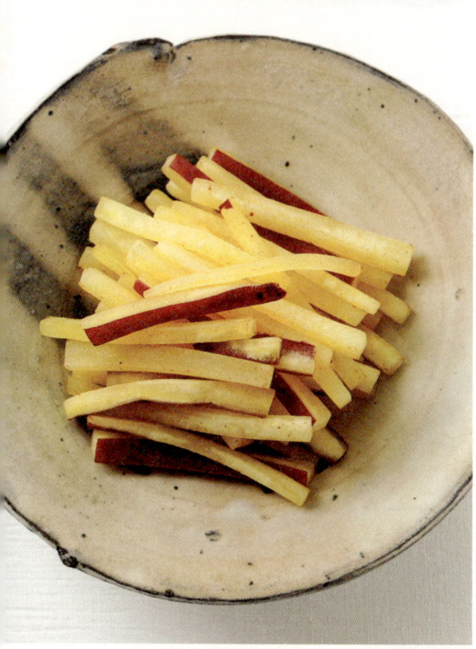

さつまいもの甘みを生かしてバターと砂糖でこっくりと

さつまいものきんぴら

材料（1人分）

さつまいも……50g
砂糖……小さじ1/4
無塩バター……小さじ1と1/2

作り方

1 さつまいもはせん切りにし、水にさらしてからさっとゆで、ざるにあげて水けをきる。無塩バターを熱したフライパンで炒め、砂糖をからめる。

119kcal	タンパク質 0.5g	塩分 0g	カリウム 191mg	リン 24mg

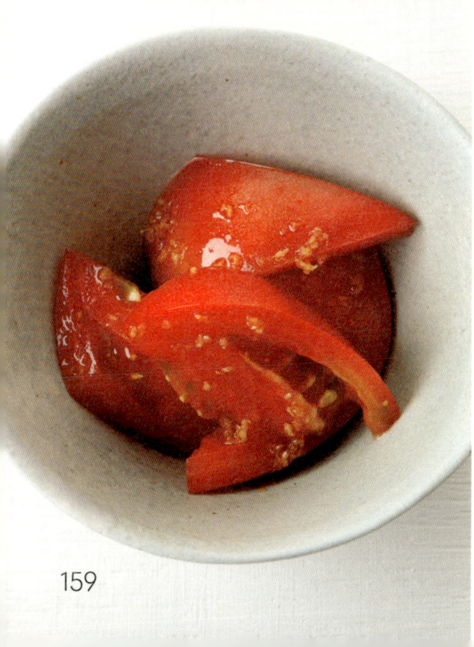

黒酢のコクとしょうがの辛みでパンチをきかせて

トマトのしょうが酢あえ

材料（1人分）

トマト……50g
しょうが（すりおろし）
……小さじ1/4
黒酢……小さじ1

作り方

1 トマトは乱切りにし、しょうがと黒酢と混ぜ合わせる。

13kcal	タンパク質 0.4g	塩分 0g	カリウム 110mg	リン 16mg

汁もの

汁ものは、つい塩分をとりすぎてしまうメニューでもあるので塩分を抑えたレシピに。分量をしっかり守って飲みましょう。

ごまとさやえんどうの香りを楽しむ

ごまみそ汁

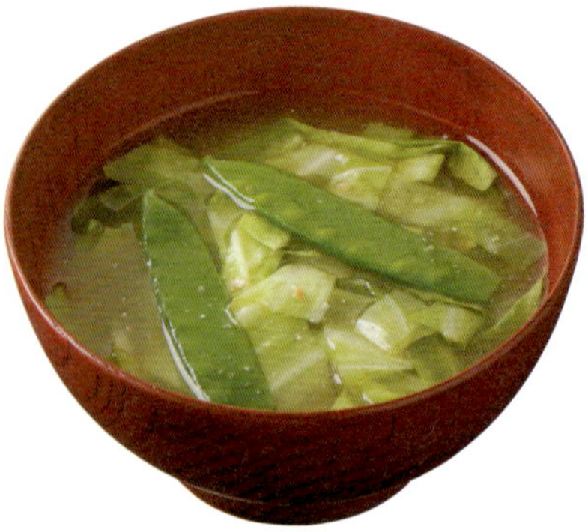

材料（1人分）

- キャベツ……1/3枚（20g）
- さやえんどう……10g
- だし汁……100mℓ
- みそ……小さじ1/2
- 白すりごま……小さじ1/5

作り方

1. キャベツは食べやすい大きさに切り、さやえんどうはへたとすじをとる。
2. 鍋にだし汁と1を加えて弱火でさっと煮て、みそを溶き入れる。すりごまを加えてひと煮立ちさせる。

		塩分	カリウム	リン
20kcal	タンパク質 1.4g	0.5g	137mg	33mg

2分で作れる手軽さがうれしい

のりすまし汁

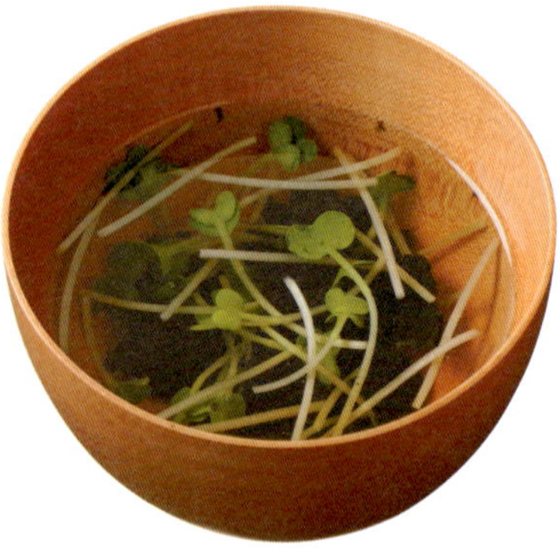

材料（1人分）

- かいわれ……5g
- 焼きのり……1/8枚
- だし汁……100mℓ
- 塩……0.2g
- しょうゆ……小さじ1/10

作り方

1. かいわれは長さを半分に切り、のりはちぎる。
2. 鍋にだし汁を煮立てる。かいわれを入れて、のり、塩、しょうゆを加えて味を調える。

		塩分	カリウム	リン
4kcal	タンパク質 0.6g	0.4g	80mg	20mg

カレー粉の香りで減塩でもおいしい

カレースープ

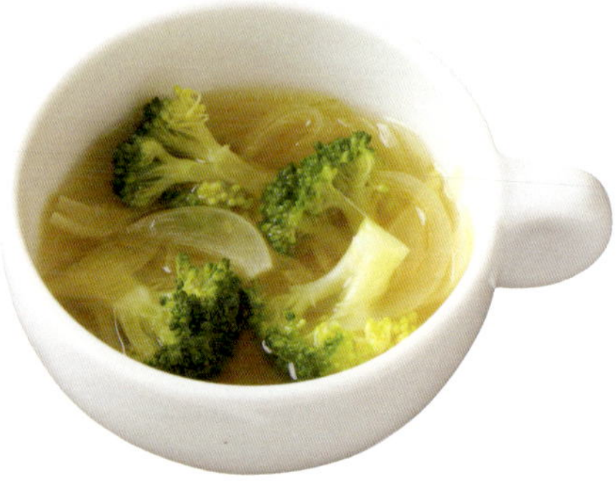

材料（1人分）

- 玉ねぎ……20g
- ブロッコリー……10g
- A スープの素（顆粒）……0.7g
- A 水……100mℓ
- B カレー粉……ひとつまみ
- B 塩……0.3g

作り方

1. 玉ねぎは薄切りにし、ブロッコリーは小房に分け、約30秒ゆでて食べやすく切る。
2. 鍋にAと玉ねぎを入れてふたをし、煮立ったら弱火で約5分煮る。ブロッコリー、Bを加えてひと煮立ちさせる。

		塩分	カリウム	リン
13kcal	タンパク質 0.7g	0.5g	71mg	17mg

つぶしたかぶの甘みと食感を味わう

かぶのくずし汁

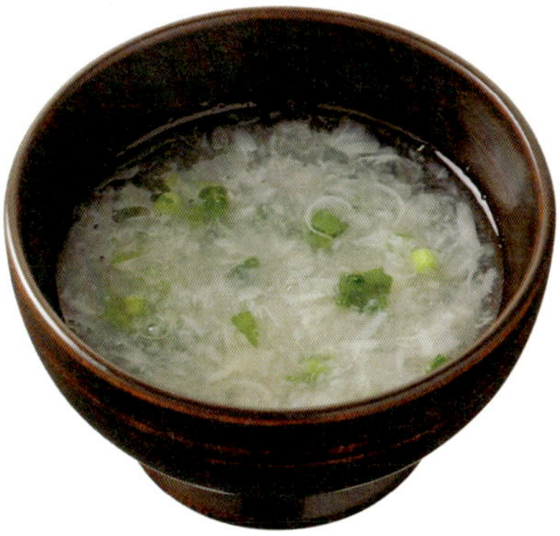

材料（1人分）

- かぶ……1/2個（30g）
- かぶの葉……5g
- だし汁……150mℓ
- A 水……小さじ1
- 　片栗粉……小さじ1/2
- 塩……0.3g

作り方

1. かぶの葉はやわらかくゆでて小口切りにする。
2. かぶは3等分し、鍋にだし汁とともに入れ、ふたをして煮立ったら弱火で約8分やわらかくなるまで煮て、つぶす。混ぜ合わせたAを回し入れてとろみをつけ、塩とかぶの葉を加える。

15kcal	タンパク質 0.7g	塩分 0.5g	カリウム 187mg	リン 30mg

酸っぱ辛い中華スープ

なめこのスワンラータン

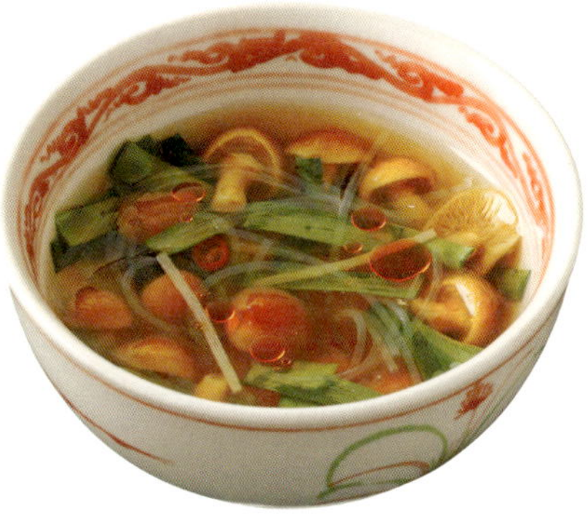

材料（1人分）

- なめこ……20g
- 春雨……2g
- にら……5g
- しょうが（せん切り）……少々
- 赤唐辛子……1/8本
- A 水……100mℓ
- 　中華スープの素 小さじ1/8
- しょうゆ……小さじ1/4
- 酢……小さじ1
- ラー油……少々

作り方

1. 春雨は熱湯で戻し、食べやすい長さに切る。にらは2cm長さに切り、唐辛子は種をとり、輪切りにする。なめこはさっと洗う。
2. Aを煮立て、しょうがと1を入れてさっと煮、しょうゆと酢を加えて味を調える。器に盛りラー油をたらす。

16kcal	タンパク質 0.6g	塩分 0.4g	カリウム 83mg	リン 18mg

カロリーをしっかりとれる

コーンスープ

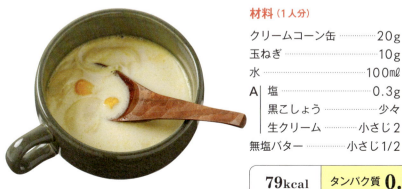

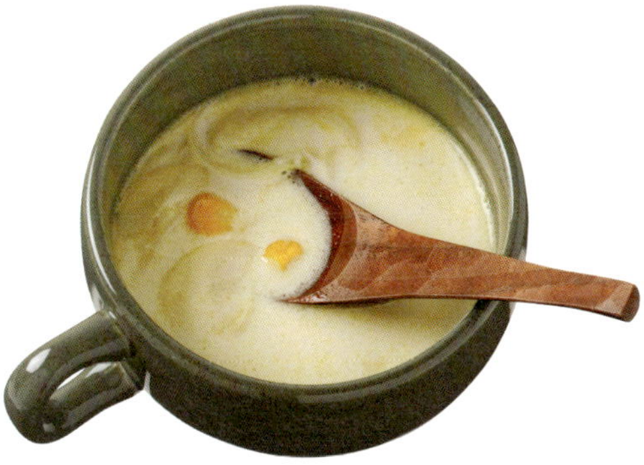

材料（1人分）

- クリームコーン缶……20g
- 玉ねぎ……10g
- 水……100mℓ
- A 塩……0.3g
- 　黒こしょう……少々
- 　生クリーム……小さじ2
- 無塩バター……小さじ1/2

作り方

1. 玉ねぎは薄切りにする。鍋に無塩バターを溶かし入れ、玉ねぎがしんなりするまで中火炒め、分量の水とコーンを入れふたをする。煮立ってから弱火で約5分煮て、Aを加えてひと煮立ちさせる。

79kcal	タンパク質 0.7g	塩分 0.5g	カリウム 53mg	リン 18mg

デザート

カロリーをおいしくしっかりとるためのお楽しみメニュー。手作りなら市販品に含まれる添加物（リン酸塩）の摂取を控えることができます。

ココナッツミルクでリッチな味わいに

マンゴープリン

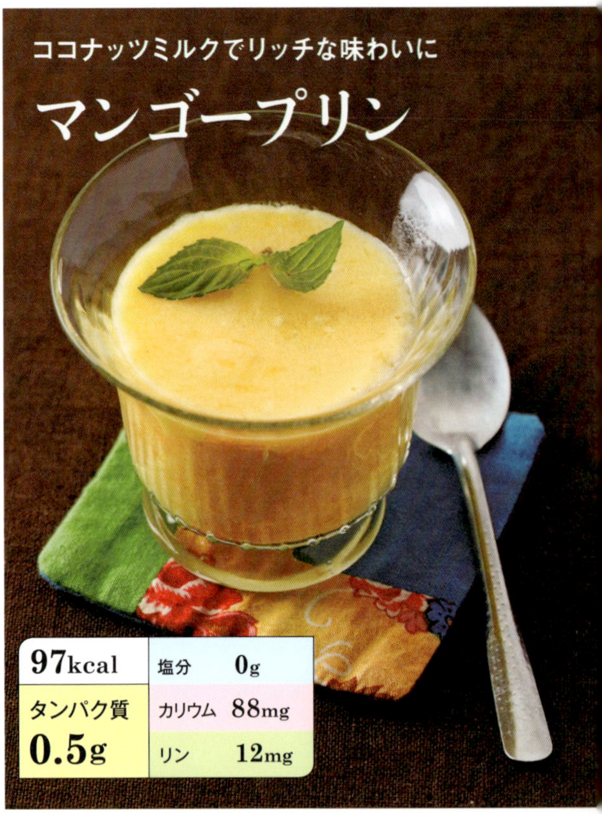

97kcal	塩分	0g
タンパク質	カリウム	88mg
0.5g	リン	12mg

材料（4人分）

- マンゴー（生でも冷凍でもよい）……150g
- レモン果汁……小さじ1/2
- 粉寒天……小さじ1/2
- 生クリーム……大さじ2
- ココナッツミルク……大さじ2
- 砂糖……30g
- ミント（飾り用）……適量

作り方

1. マンゴーはミキサーにかけ、レモン果汁を混ぜ合わせる。
2. 鍋に水200mℓ（分量外）、粉寒天を入れ、混ぜ合わせてから中火にかける。沸騰したら弱火にし、混ぜながら約2分火を通す。
3. 2に砂糖を加えて煮溶かしたら、1を加え、生クリーム、ココナッツミルクも加えて全体を混ぜ合わせる。水をはったボウルに鍋ごと入れ、人肌まで冷ましたら1/4量ずつ容器に入れ、冷蔵庫で冷やし固め、ミントを飾る。

寒天少なめでとろりとした食感

杏仁豆腐

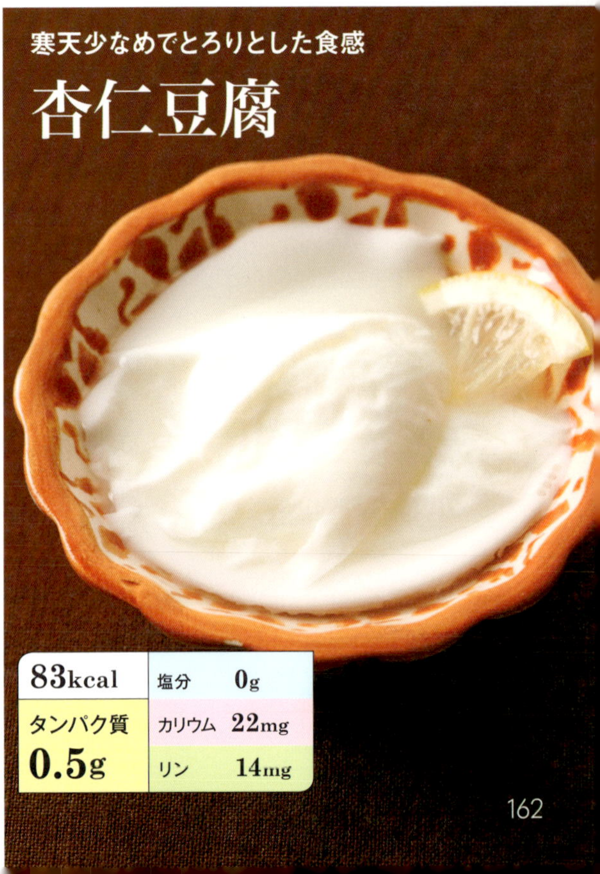

83kcal	塩分	0g
タンパク質	カリウム	22mg
0.5g	リン	14mg

材料（4人分）

- 粉寒天……小さじ1/2
- 牛乳……50mℓ
- 生クリーム……大さじ1
- アーモンドエッセンス……少々
- 砂糖……20g
- A 水……200mℓ
- A 砂糖……40g
- レモン（飾り用）……適量

作り方

1. 小鍋にAを入れて火にかけ、混ぜながら砂糖を溶かし、冷やしておく。
2. 鍋に水150mℓ（分量外）と粉寒天を入れ、混ぜ合わせてから中火にかける。沸騰したら弱火にし、混ぜながら約2分火を通し、牛乳、砂糖を加えて混ぜ合わせる。
3. 再度沸騰したら火からおろし、生クリーム、アーモンドエッセンスを加える。混ぜながら人肌になるまで冷ましたら容器に入れ、冷蔵庫で冷やし固める。
4. 大きめのスプーンで1/4量を器に盛り、1のシロップをかけ、いちょう切りにしたレモンを添える。

カリウムの少ないりんごで作る

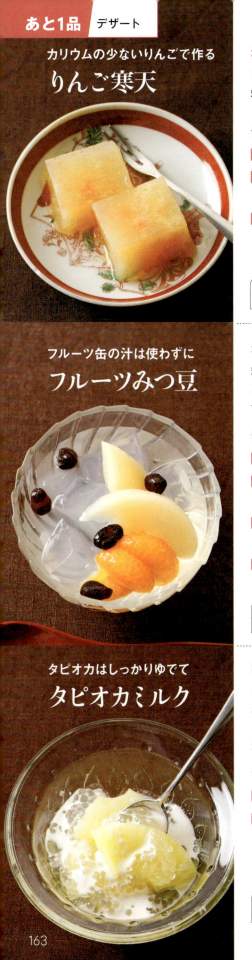

りんご寒天

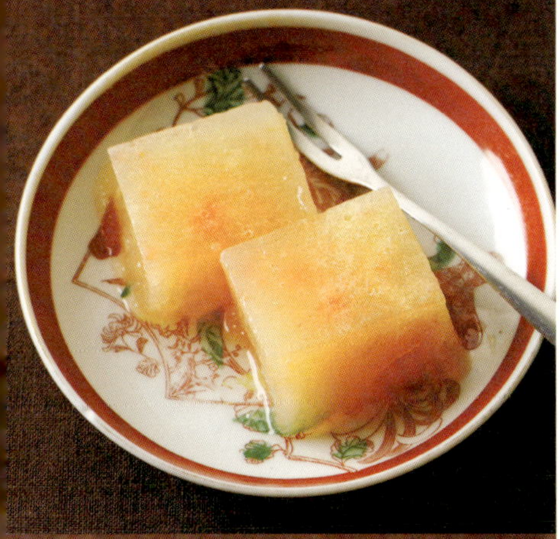

材料（3人分）

りんご……100g
粉寒天……小さじ1
レモン果汁……小さじ2
砂糖……50g

作り方

1. りんごは皮つきのまますりおろし、レモン果汁を混ぜ合わせる。
2. 鍋に水150mℓ（分量外）と粉寒天を入れ、混ぜ合わせてから中火にかける。沸騰したら弱火にし、混ぜながら約2分火を通す。
3. 砂糖を加えて煮溶かしたら、1を混ぜ、ひと煮立ちさせて火からおろす。混ぜながら人肌になるまで冷まし、水でぬらした容器に入れて冷蔵庫で冷やし固める。切り分けて1/3量を器に盛る。

		塩分	カリウム	リン
87kcal	タンパク質 0.1g	0g	44mg	5mg

フルーツ缶の汁は使わずに

フルーツみつ豆

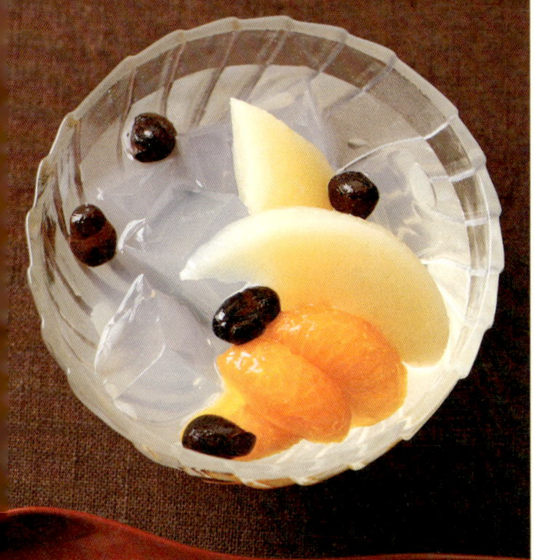

材料（2人分）

粉寒天……小さじ1/3
ミックスフルーツ（缶）……60g
甘納豆……10粒
砂糖……大さじ1
A 水……100mℓ
A 砂糖……大さじ2

作り方

1. 小鍋にAを入れて火にかけ、混ぜながら砂糖を溶かし、冷やす。
2. 鍋に水150mℓ（分量外）と粉寒天を入れ、混ぜ合わせてから火にかける。沸騰したら弱火にし、混ぜながら約2分火を通す。
3. 砂糖を加えて煮溶かしたら、人肌になるまで冷まし、容器に入れて冷やし固める。
4. 3を角切りにし、汁気をきったフルーツ、甘納豆とともに1/2量を器に盛り、1をかける。

		塩分	カリウム	リン
88kcal	タンパク質 0.4g	0g	32mg	6mg

タピオカはしっかりゆでて

タピオカミルク

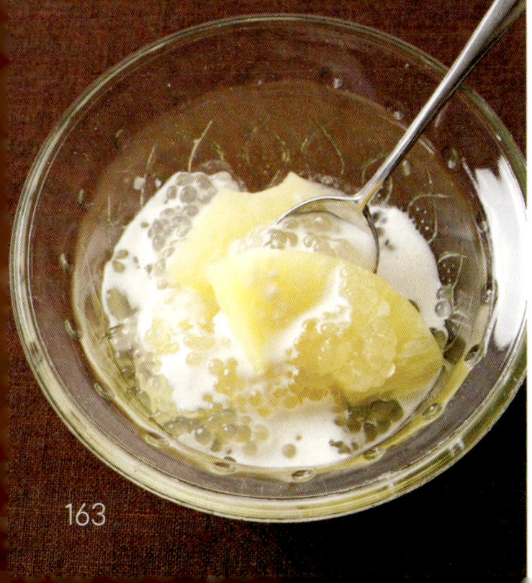

材料（2人分）

タピオカパール……20g
パイン（缶）……80g
ココナッツミルク……大さじ2
生クリーム……小さじ4
A 水……大さじ4
A 砂糖……大さじ2

作り方

1. タピオカは表示通りにゆでて戻す。
2. Aを鍋に入れて火にかけ、砂糖を溶かしたら冷まし、ココナッツミルク、生クリームを混ぜて冷やす。食べやすく切ったパイン、1とともに1/2量を器に盛る。

		塩分	カリウム	リン
169kcal	タンパク質 0.6g	0g	92mg	16mg

苦くなるのでカラメルは焦がしすぎないで

こはく羹

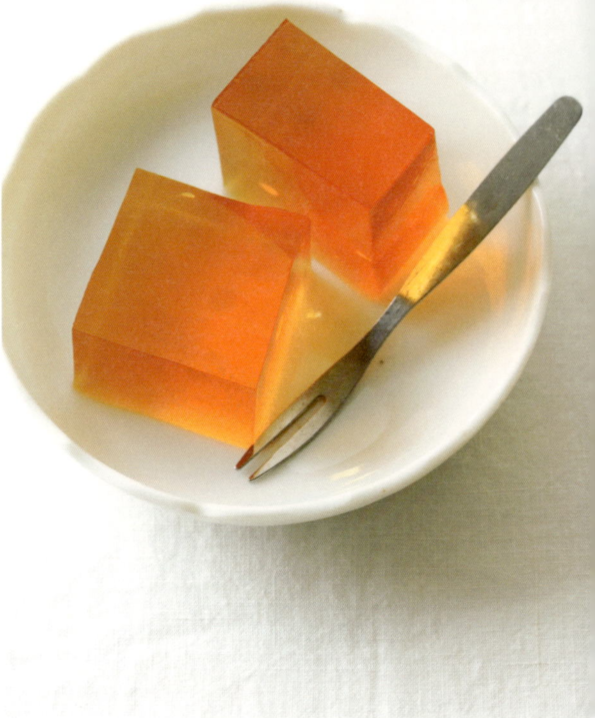

材料（3人分）

粉寒天……小さじ1
砂糖（寒天用）……50g
砂糖（カラメルソース用）……大さじ3
湯……大さじ3

作り方

1 鍋にカラメルソース用の砂糖を入れて弱火にかけ、焦げてきたら火からおろし、湯を入れて再び火にかける。混ぜながらカラメルソースを作り、水300㎖（分量外）、粉寒天を加えてよく混ぜる。

2 沸騰したら弱火にし、混ぜながら約2分火を通し、寒天用の砂糖を加えて煮立てたら容器に入れて冷蔵庫で冷やし固める。切り分けて1/3量を器に盛る。

100kcal	塩分	0g
タンパク質 0g	カリウム	1mg
	リン	0mg

わらび餅粉は透明になるまでしっかり加熱

わらび餅

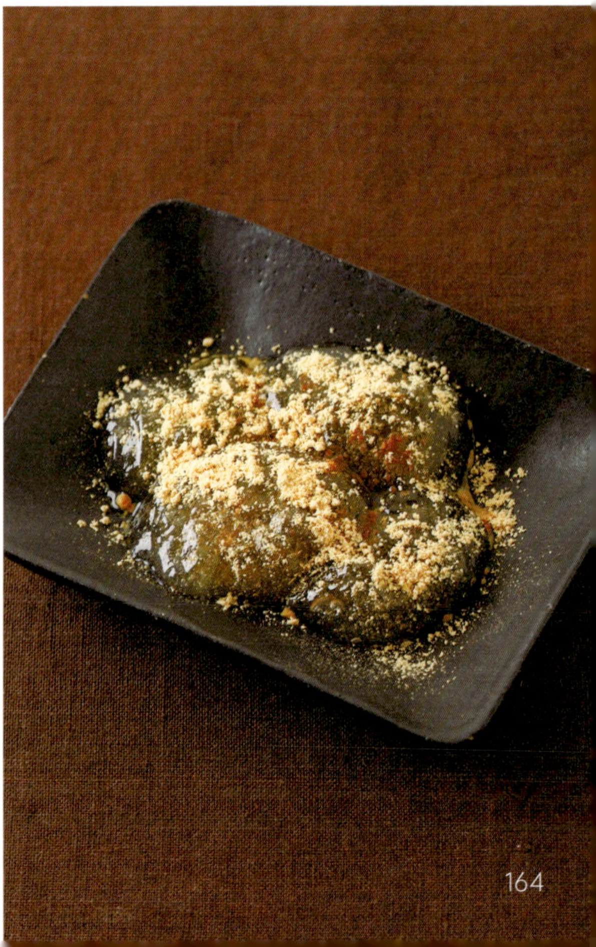

材料（1人分）

わらび餅粉……40g
砂糖……大さじ2
黒砂糖（粉末タイプ）……小さじ1
きな粉……小さじ2

作り方

1 わらび餅粉を水200㎖（分量外）で溶かし、ざるでこしながら鍋に入れ、砂糖を加えて混ぜ合わせる。弱火から中火にかけ、透明になり、ひとかたまりになるまで練り合わせたら冷ます。水でぬらしたスプーンで器に盛り、黒砂糖、きな粉をふりかける。

128kcal	塩分	0g
タンパク質 1.9g	カリウム	117mg
	リン	37mg

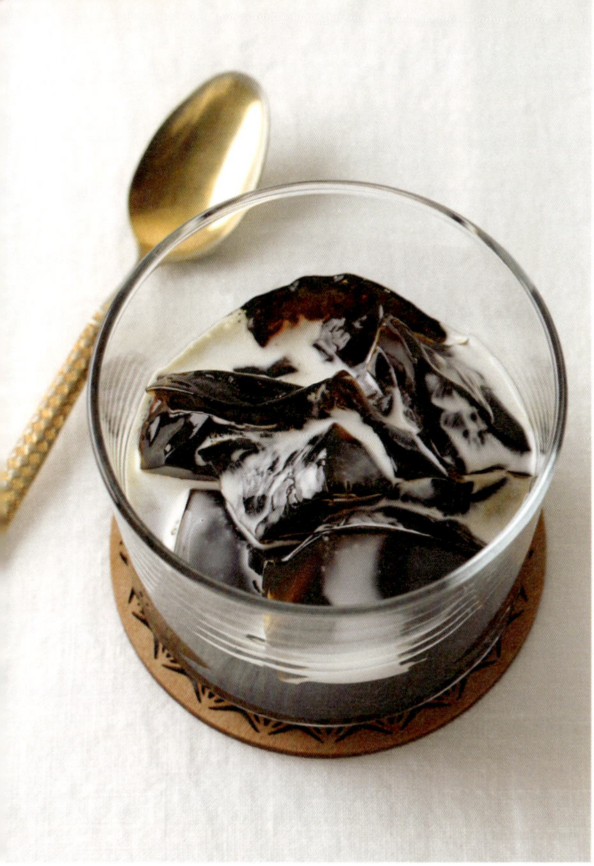

タンパク質の少ない寒天で簡単に

コーヒーゼリー

材料（2人分）

コーヒー……200mℓ
粉寒天……小さじ1/3
砂糖……30g
生クリーム……大さじ1

作り方

1 鍋にコーヒー、粉寒天を入れ、混ぜてから火にかける。沸騰したら弱火にし、約2分混ぜながら火を通す。砂糖を加えて煮溶かし、人肌まで冷ましたら容器に入れて冷蔵庫で冷やし固める。スプーンで器に盛り、生クリームをかける。

95kcal	塩分	0g
タンパク質	カリウム	71mg
0.4g	リン	11mg

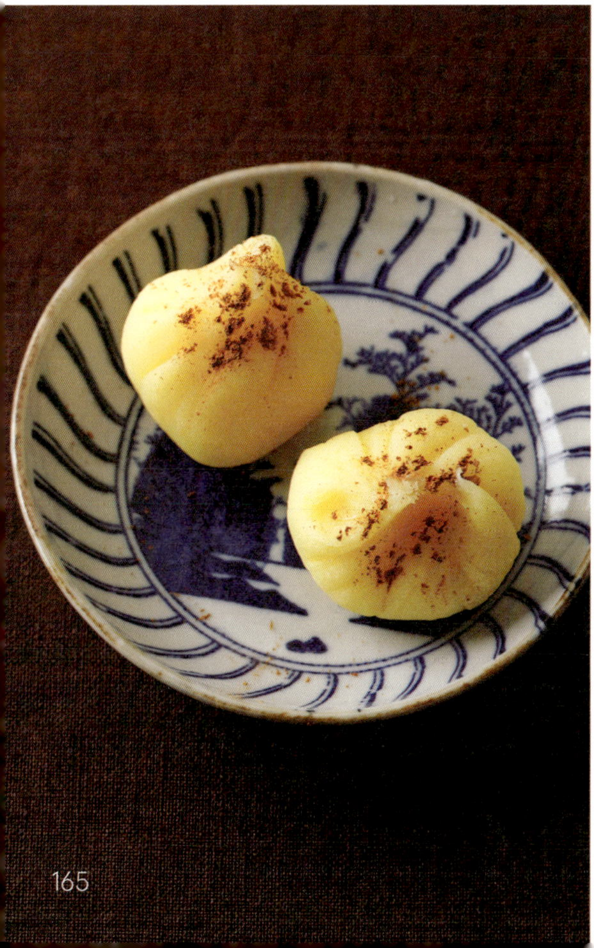

バターをきかせた和風スイートポテト

茶巾絞り

材料（2人分）

さつまいも（皮をむく）……正味100g
砂糖……大さじ3
無塩バター……小さじ2
シナモンパウダー……少々

作り方

1 さつまいもはひと口大に切り、水にさらしてから鍋にかぶるくらいの水とともに入れ、やわらかくなるまでゆでる。

2 ざるにあげ、熱いうちに鍋に戻してつぶし、砂糖、無塩バターを入れて混ぜ合わせ、弱火にかけてぽってりするまで練り合わせる。人肌まで冷まし、1/4量ずつラップで茶巾形に成形し、2個ずつ器に盛り、シナモンパウダーをふる。

151kcal	塩分	0g
タンパク質	カリウム	241mg
0.6g	リン	24mg

ドリンク

もう少しカロリーをとりたいときには、甘いドリンクがおすすめ。
手軽に作れるので重宝します。冷たいもの温かいもの、両方ご紹介します。

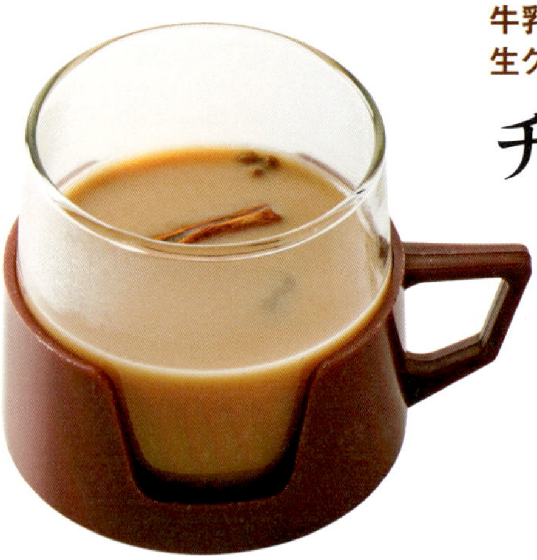

**牛乳ではなくタンパク質の少ない
生クリームで作る**

チャイ

材料（1人分）

- 紅茶……150mℓ
- 生クリーム……小さじ1
- シナモンスティック……3㎝
- しょうが（薄切り）……2枚
- 砂糖……大さじ1

作り方

1 鍋にすべての材料を入れ、火にかけて沸騰したら弱火で2～3分煮る。

58kcal	塩分 0g
タンパク質	カリウム 16mg
0.3g	リン 6mg

**柚子の香りを楽しむ
温かいお茶**

ゆず茶

材料（1人分）

- 柚子の皮（せん切り）……少々
- A はちみつ……大さじ1
- A 水……150mℓ
- B 水……小さじ2
- B 片栗粉……小さじ1

作り方

1 鍋にAを入れ、混ぜながら煮立てたら、溶き合わせたBを回し入れてとろみをつける。柚子の皮を加えてひと煮立ちさせる。

72kcal	塩分 0g
タンパク質	カリウム 5mg
0g	リン 2mg

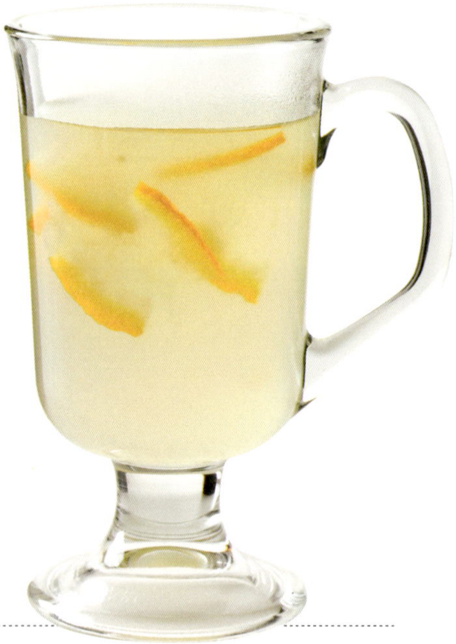

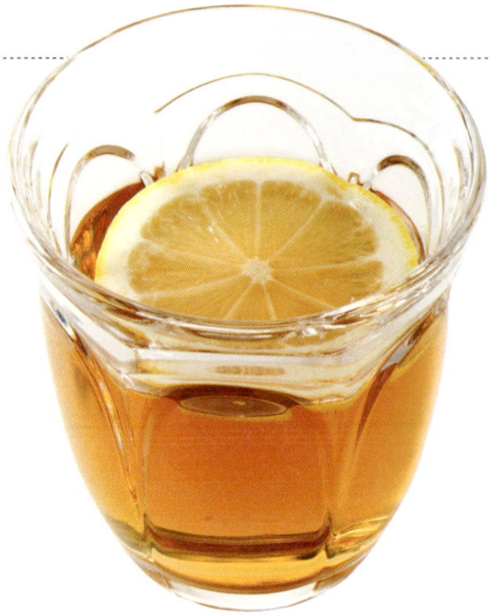

**レモンの香りで爽やかに
冷やしても温かくてもOK**

レモン麦茶

材料（1人分）

- 温かい麦茶……150mℓ
- レモン（輪切り）……1枚
- 砂糖……大さじ1

作り方

1 麦茶に砂糖を入れて溶かし、レモンを浮かべる。

36kcal	塩分 0g
タンパク質	カリウム 10mg
0g	リン 2mg

はちみつと酢で疲労回復にも

りんごサワー

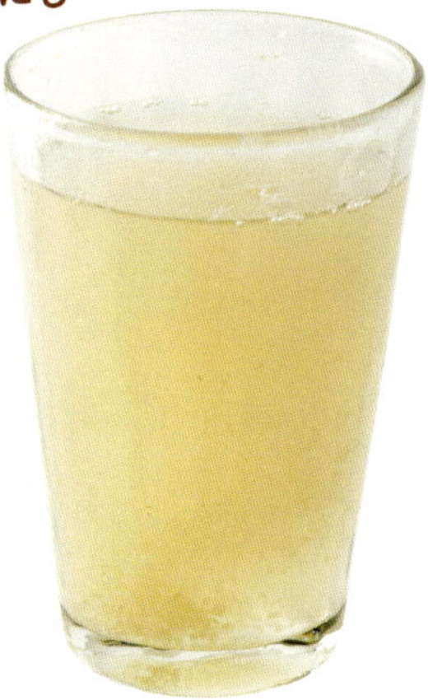

材料（1人分）

りんご……………………30g
A はちみつ…………大さじ1
　酢…………………小さじ1
炭酸水………………150mℓ

作り方

1 りんごは皮をむき、すりおろしてグラスに入れ、混ぜ合わせたAを加え、炭酸水を注ぐ。

81kcal	塩分	0g
タンパク質	カリウム	41mg
0.1g	リン	5mg

しょうがを入れてスカッと

ジンジャーエール

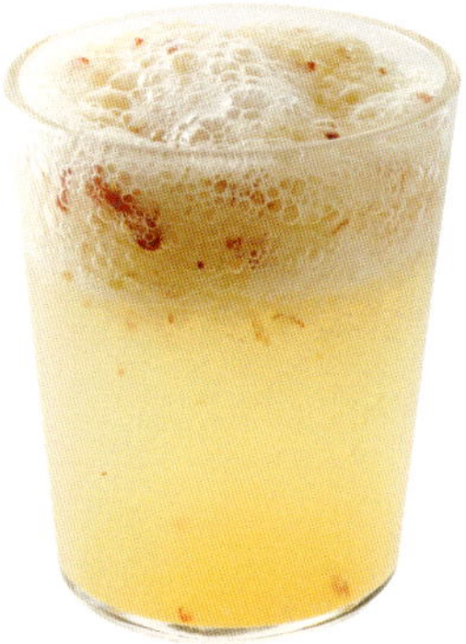

材料（1人分）

しょうが（すりおろし）…5g
はちみつ……………大さじ1
レモン果汁…………小さじ1
炭酸水………………150mℓ

作り方

1 耐熱容器にしょうがとはちみつを混ぜてラップをし、電子レンジで20秒加熱する。冷ましてから、グラスにレモン果汁とともに入れ、よく混ぜ合わせて炭酸水を注ぐ。

65kcal	塩分	0g
タンパク質	カリウム	22mg
0.1g	リン	3mg

緑茶ベースですっきりと

ミントティー

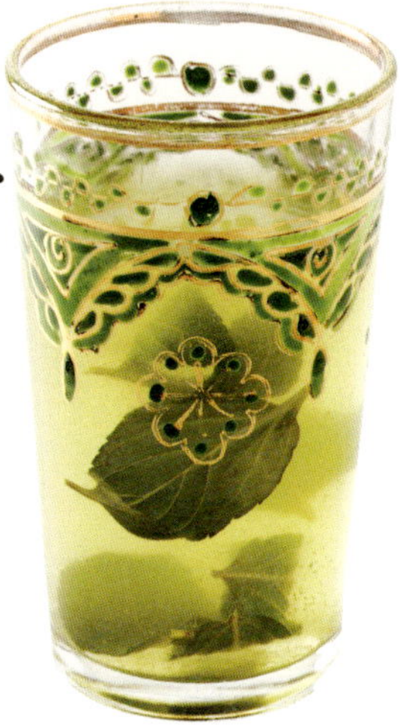

材料（1人分）

温かい緑茶…………150mℓ
ミントの葉……………適量
砂糖…………………大さじ1

作り方

1 カップにミントの葉、砂糖を入れ、お茶を注いで混ぜ合わせる。

38kcal	塩分	0g
タンパク質	カリウム	41mg
0.3g	リン	3mg

もも缶で簡単スムージー

ももヨーグルトドリンク

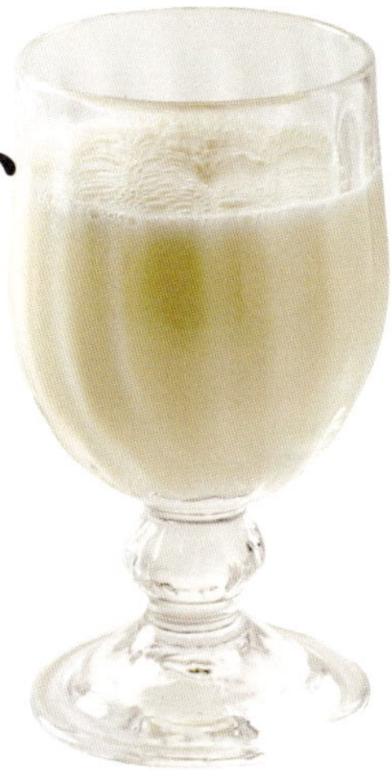

材料（1人分）

もも（缶）……………………50g
プレーンヨーグルト…大さじ2
砂糖……………………小さじ2
水……………………100mℓ

作り方

1 すべての材料をミキサーに入れ、撹拌する。ただし缶のシロップにはカリウムが含まれているので使わない。

84kcal	塩分	0g
タンパク質	カリウム	91mg
1.3g	リン	35mg

増子記念病院の管理栄養士 朝倉先生に聞きました！

腎臓にやさしい食事Q&A

増子記念病院では、昭和48年から調理実習を行い、治療だけでなく、栄養指導にも力を入れてきました。これまでたくさんの患者さんたちから相談を受けてきた、管理栄養士の朝倉先生に、患者さんが悩みがちなことの解決法を聞いてみました。

Q タンパク質量や塩分など、なかなか指示量通りに制限できません

A 頑張りすぎないこと！気長にゆるゆるすすめてOK

慢性腎臓病とは一生のつきあいになりますから、日々、気を張って料理を作っていては、かえってストレスをため腎臓を傷めてしまいます。食事療法はあくまでも薬剤治療のサポートですから、制限を守れたり、守れなかったりしながら、ゆるゆると続けていきましょう。何もしないよりも確実に、腎臓病の進行を抑えられます。タンパク質量やエネルギー、塩分など料理の栄養計算の数値も前後10％程度までは許容範囲と考えています。1gでも前後したら体に悪いなんてことは考えず、肩の力を抜いて楽しく、食事作りに取り組んでください。

Q エネルギー、タンパク質、塩分、カリウム、リン、どれを一番、気にするべき？

A エネルギーです！

とにかく、適切に摂取してほしいのはエネルギーです。エネルギーは摂取過多も不足も好ましくありません。最近では、高齢者でエネルギー不足になっている方をよくお見かけします。原因が食欲低下の場合もありますが、それよりも、過度な食事制限が原因となっている場合が多い印象を受けます。エネルギーが不足すると栄養失調になり免疫力も落ちますし、身体がタンパク質でもある筋肉を分解してエネルギー供給を始めるため、かえって腎臓を傷めることに。その他の栄養素の制限は、エネルギーを適正に補ってからのお話です。

Q 外食のときはどうすればいいでしょう？

A 1日の中で、または1週間の中で調整すればOKです

たとえば夕食を外食にするならば、朝食と昼食に低タンパクごはんを食べて、タンパク質量を制限するなどするといいでしょう。旅行なら、前後の数日間は低タンパクごはんを取り入れて調整したり、旅先でごはんだけ低タンパクのものにしたり、または、肉も魚も出てきたら、どちらかだけにするなどして調整しましょう。

Q スーパーでのお惣菜選び、どんなものを選ぶといいでしょう

A 野菜の揚げ物などがおすすめです

しっかりエネルギーがとれてタンパク質や塩分の少ない揚げ物がおすすめです。たとえば野菜のかき揚やてんぷら、コロッケなど。反対に控えてほしいのは煮物です。塩は食材に染み込ませているものでなく、表面にかけてあるもの、たとえば魚なら煮魚ではなく焼き魚を選びます。つゆやソースもかけるのではなく、つけるようにして。

Message

朝倉先生からのメッセージ

食事療法は、あくまでも薬剤治療のサポートということ。そして思い込みによる我流の食事療法は反対に、腎臓を傷つけてしまう可能性もあるということです。きちんとできたときは自分をほめて、できなかったときは自分をゆるして、ゆるゆる、長く続けられることが一番「腎臓にやさしい食事療法」だと考えています。

病院管理栄養士考案 アイデアレシピ

調理実習の参加者から好評だった、ワンプレートメニュー3品を紹介します。

トマトの夏カレー

メニュー／朝倉洋平

材料（1人分）

ごはん……150g
A 豚もも肉（脂身つき）……30g
　玉ねぎ……60g
　トマト……60g
B にんにくのすりおろし……2g
　しょうがのすりおろし……適量
油……2g
カレー粉……0.5g
水……60g
カレールウ（S&Bディナーカレーとハウスこくまろカレー）……各8g
C ズッキーニ、なす……各15g
　黄ピーマン……10g
揚げ油……2g

作り方

1 熱したフライパンに油をひいてBを入れて香りをたたせ、食べやすい大きさに切ったAを入れて炒める。
2 油がまわったらカレー粉を加えてさっと炒め、水を加えて15分煮る。
3 火を止めカレールウを入れて溶かしたら、再度中火にかけて10分煮る。
4 Cを食べやすい大きさに切って素揚げし、ごはんとルウの上にのせる。

カロリー 472kcal
タンパク質 12.6g
塩分 1.7g
リン 182mg
カリウム 538mg

Memo
カレールウにカレー粉を加えることで塩分そのままでよりスパイシーに。素揚げした野菜でカロリーアップ。

豚レモンうどん

メニュー／川喜田真沙

材料（1人分）

低タンパクうどん（乾麺）……40g
A 減塩しょうゆ……15mℓ
　みりん……3g
　だし……90g
B 豚バラ肉……40g
　長ねぎ……10g
塩……0.2g
ごま油……3g
だしわりしょうゆ……1mℓ
大根おろし……20g
レモンの輪切り……30g

作り方

1 うどんをゆでて氷水でしめる。
2 Aを小鍋でひと煮立ちさせる。
3 Bをひと口大に切り、ごま油で炒めてだしわりしょうゆを回し入れる。
4 器にうどんを入れ、Aを注ぎ、炒めたB、大根おろし、レモンをのせる。

カロリー 380kcal
タンパク質 6.9g
塩分 1.4g
リン 86mg
カリウム 215mg

Memo
低タンパクうどんを使用した分、豚バラ肉を多めに使用してカロリーアップ。酸味のきいたレモンをのせて薄味にメリハリをつける。

フィッシュバーガー

メニュー／細江千佳子

材料（1人分）

低タンパクバーガーバン……80g
たら……40g
A 粉チーズ……2g
　黒こしょう……適量
　小麦粉……1g
　溶き卵……5g
　パン粉……5g
揚げ油……6g
B マヨネーズ……12g
　溶き卵……10g
　玉ねぎ……10g
　パセリ（生）……0.5g
　粗挽き黒こしょう……適量
レモンのくし形切り……10g
グリーンリーフ……10g

作り方

1 パンは電子レンジで30秒温め、トースターで1～2分焼く。Bをよく混ぜ合わせてタルタルソースを作る。
2 たらにAを材料表順につけてきつね色になるまで揚げる。パンにBのタルタルソース、グリーンリーフとともにはさむ。たらにレモンを搾って食べる。

カロリー 469kcal
タンパク質 11.4g
塩分 0.8g
リン 171mg
カリウム 263mg

Memo
たらに塩で下味をつける代わりに粉チーズを衣に混ぜることで、塩分を抑えてコクをアップ。この技は肉にも使える。パンは電子レンジとトースターの両方で加熱するひと手間で驚くほどもっちり仕上がる。

ごちそう献立

季節の素材を取り入れた、この日ばかりはタンパク質や塩分の制限を少しゆるめた息抜きレシピを紹介します。慢性腎臓病ではない、家族もいっしょに食べられるメニューです。

春

メニュー

- 手巻き寿司
- アボカドと三つ葉のわさびあえ
- 竹の子と菜の花の炊き合わせ
- いちごクリーム

総タンパク質	27.0g
総カロリー	667kcal
総塩分	2.3g
総カリウム	1362mg
総リン	421mg

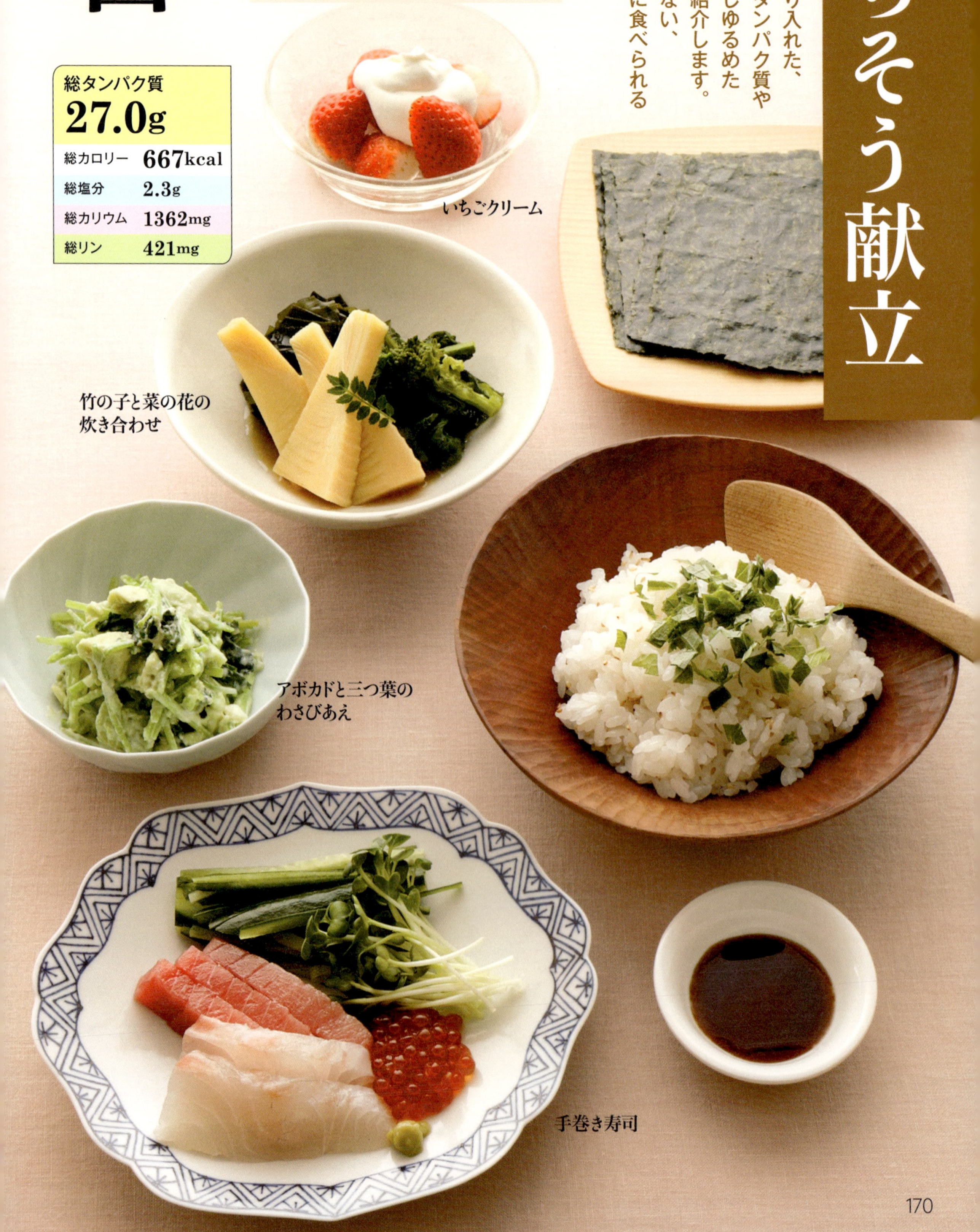

いちごクリーム

竹の子と菜の花の炊き合わせ

アボカドと三つ葉のわさびあえ

手巻き寿司

春の食材の代表、たけのこ、菜の花、いちごを使ったメニュー。
手巻き寿司は、塩分量が気になるところですが、今回は、ごはんに大葉や白ごまで風味をつけて少しのしょうゆでも満足のいくようにしています。
またカリウムが多く、ふだんは控えめにしたいアボカドも、副菜としてとり入れました。

竹の子と菜の花の炊き合わせ

44kcal	塩分	0.7g
タンパク質 3.7g	カリウム	432mg
	リン	77mg

材料（1人分）

- 菜の花……30g
- たけのこ（水煮）……40g
- わかめ（水で戻したもの）……20g
- A だし汁……100㎖
- A みりん……小さじ1
- B しょうゆ……小さじ1/2
- B 塩……0.3g
- 木の芽……少々

作り方

1. 菜の花はゆでて3㎝に、わかめはひと口大に切り、たけのこはくし形切りにする。
2. 鍋にAを入れて煮立て、たけのこを入れてふたをし沸騰後約5分煮る。わかめと菜の花、Bを加えさらに約4分煮る。器に盛りつけ、木の芽を添える。

アボカドと三つ葉のわさびあえ

102kcal	塩分	0.4g
タンパク質 1.3g	カリウム	375mg
	リン	39mg

材料（1人分）

- アボカド……30g
- 三つ葉……30g
- わさび……少々
- A マヨネーズ……小さじ1と1/2
- A しょうゆ……小さじ1/3

作り方

1. 三つ葉はさっとゆでて3㎝に切る。アボカドは粗くつぶしAと三つ葉を加えさっくり混ぜる。

いちごクリーム

97kcal	塩分	0g
タンパク質 0.8g	カリウム	114mg
	リン	26mg

材料（1人分）

- いちご……4粒
- 生クリーム……大さじ1
- 砂糖……小さじ1

作り方

1. いちごはへたをとって半分に切る。生クリームと砂糖を混ぜ、泡立てていちごにかける。

手巻き寿司

424kcal	塩分	1.2g
タンパク質 21.2g	カリウム	441mg
	リン	279mg

材料（1人分）

- 温かいごはん……150g
- 白炒りごま……小さじ1/2
- 大葉（小さい角）……4枚
- A 酢……大さじ1
- A 砂糖……小さじ1
- B 中トロ……30g
- B たい……20g
- B いくら……10g
- B きゅうり（せん切り）……20g
- B 貝割れ……5g
- 焼きのり……1と1/2枚
- わさび……少々
- しょうゆ……小さじ1

作り方

1. ごはんに、合わせたAを回し入れて冷まし、ごまと大葉を散らす。
2. 焼きのりのうえに1とBをのせて巻き、わさびとしょうゆを添える。

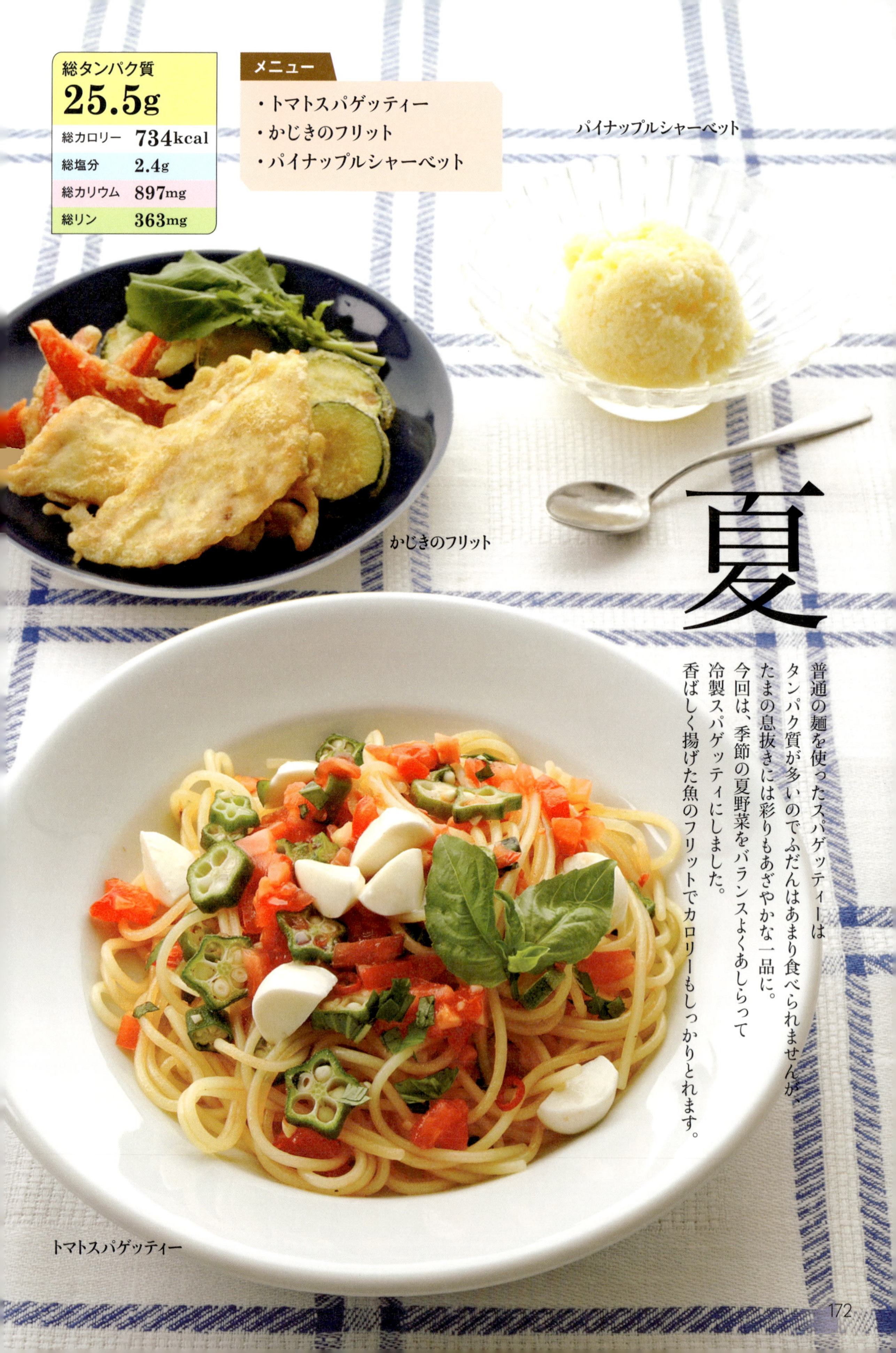

総タンパク質	**25.5g**
総カロリー	734kcal
総塩分	2.4g
総カリウム	897mg
総リン	363mg

メニュー

- トマトスパゲッティー
- かじきのフリット
- パイナップルシャーベット

パイナップルシャーベット

かじきのフリット

トマトスパゲッティー

夏

普通の麺を使ったスパゲッティーはタンパク質が多いのでふだんはあまり食べられませんが、たまの息抜きには彩りもあざやかな一品に。
今回は、季節の夏野菜をバランスよくあしらって冷製スパゲッティにしました。
香ばしく揚げた魚のフリットでカロリーもしっかりとれます。

トマトスパゲッティー

420kcal	塩分	1.5g
タンパク質 13.6g	カリウム	394mg
	リン	185mg

材料（1人分）

- スパゲッティー……70g
- トマト……60g
- バジル（生）……3枚
- オクラ……3本
- モッツァレラチーズ……20g
- にんにく（薄切り）……1枚
- 赤唐辛子……1/4本
- オリーブ油……小さじ2
- A｜レモン果汁……小さじ1
- 　｜塩……小さじ1/4
- 　｜黒こしょう……少々

作り方

1. トマトは小さ目の角切りにし、バジル1枚はせん切りにし、Aと混ぜ合わせる。
2. にんにくはみじん切りに、唐辛子は輪切りにし、オリーブ油小さじ1/2でさっと炒めて香を立たせる。1にオイルごと入れ、残りのオリーブ油も加えて混ぜ、そのまま約5分おき、なじませる。
3. オクラはガクを除き、スパゲッティーをゆでる湯でさっとゆでて粗熱をとり小口切りにする。
4. スパゲッティーは表示通りの時間より30秒ほど長めにゆでて冷水にとり出し、冷ましてざるにあげ、水けをしっかりペーパーできる。
5. 2、3と混ぜ合わせて器に盛り、小さめに切ったチーズとバジルを添える。

パイナップルシャーベット

52kcal	塩分	0g
タンパク質 0.8g	カリウム	101mg
	リン	20mg

材料（1人分）

- A｜パイナップル……50g
- 　｜プレーンヨーグルト（無糖）……大さじ1
- 　｜砂糖……大さじ1/2

作り方

1. Aをミキサーにかけてバットに入れ、冷凍庫で時々混ぜながら冷やしかためる。器に盛る。

かじきのフリット

262kcal	塩分	0.9g
タンパク質 11.1g	カリウム	402mg
	リン	158mg

材料（1人分）

- かじき……50g
- 黒こしょう……少々
- 塩……0.3g
- ズッキーニ……30g
- パプリカ（赤）……1/9個（20g）
- A｜薄力粉、片栗粉……各大さじ1
- 　｜塩……0.5g
- 　｜炭酸水……大さじ1強
- 　｜カレー粉……小さじ1/8
- 揚げ油……適量
- ミックスリーフ……少々
- レモン……1/8個

作り方

1. かじきは拍子木切りにし、塩、黒こしょうをふる。ズッキーニは輪切り、パプリカは乱切りにする。
2. Aを混ぜて衣を作り、1をからめ、170℃の揚げ油でからりと揚げる。レモンとミックスリーフを添える。

秋

カリウム多めの栗は、
旬のものを味わえる息抜きレシピにぴったり。
ゆでることでカリウムも減りますし、
色鮮やかに仕上がります。
タンパク質や塩分の多いスモークサーモンも
塩なしの酢の物で。
主菜には、見た目にボリュームのある
骨つき肉と秋野菜を組み合わせましょう。

メニュー

- 栗ごはん
- スペアリブと秋野菜の煮物
- サーモンとかぶ、黄菊の酢の物
- 春菊のお吸い物

総タンパク質	19.8g
総カロリー	662kcal
総塩分	2.3g
総カリウム	925mg
総リン	295mg

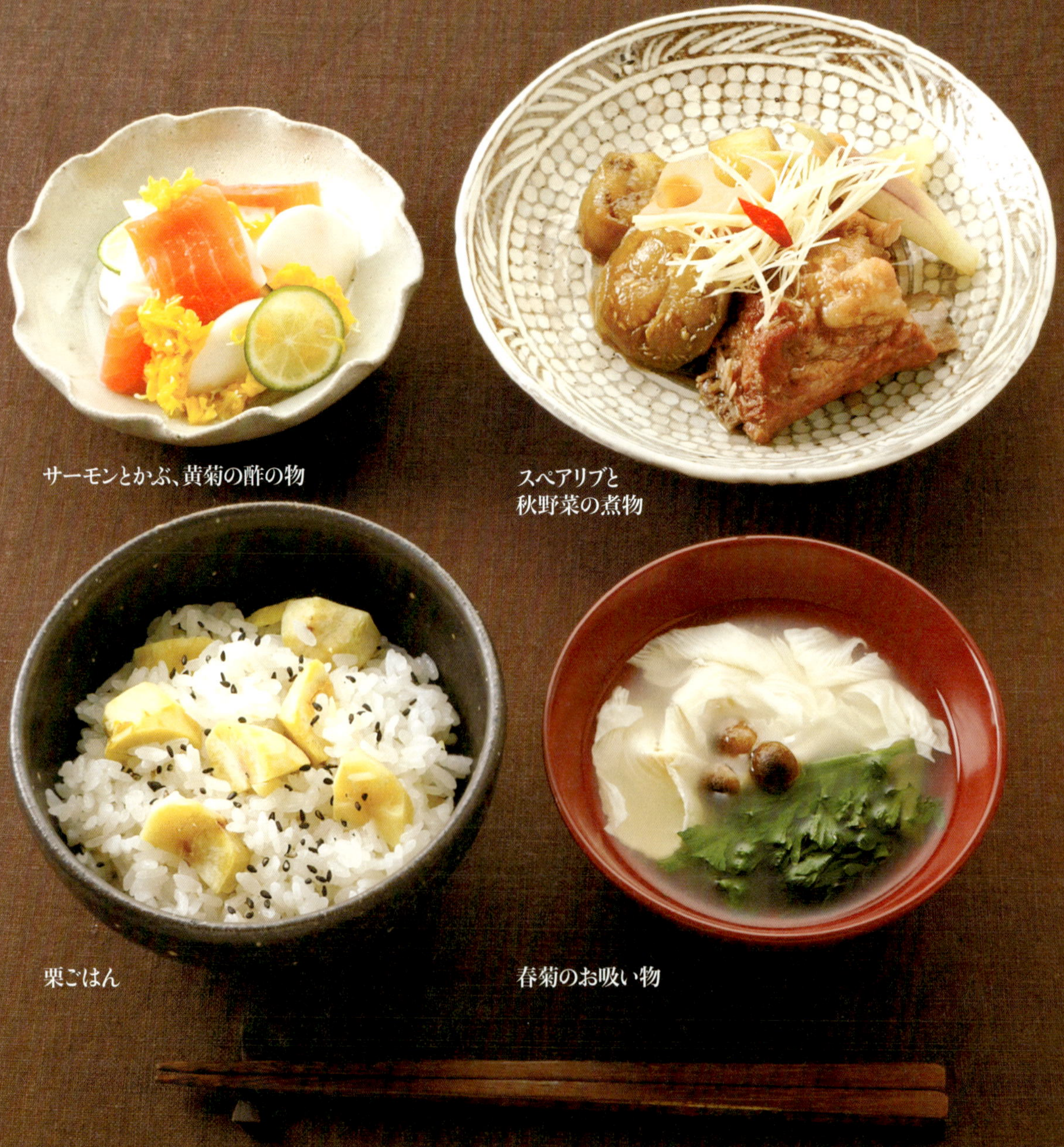

サーモンとかぶ、黄菊の酢の物

スペアリブと秋野菜の煮物

栗ごはん

春菊のお吸い物

スペアリブと秋野菜の煮物

255kcal	塩分	1.4g
タンパク質 8.3g	カリウム	390mg
	リン	110mg

材料（1人分）

スペアリブ（骨付き豚肉）……65g
れんこん……30g
なす……1/2本40g
みょうが……1個（40g）
しょうが……少々
A しょうが（薄切り）……1枚
　だし汁……100mℓ
　酒……小さじ2
B 砂糖……小さじ1
　赤唐辛子……1/4本
しょうゆ……小さじ1/2
サラダ油……小さじ1/2

作り方

1. スペアリブはさっとゆでて水洗いし、水けをふく。れんこんは乱きりにし、なすは皮をむき、輪切りにして水にさらす。
2. 鍋にサラダ油を熱してスペアリブを焼きつけ、Aとれんこんを入れてふたをし、沸騰したら弱火で約10分煮る。Bとなす、しょうゆを加え、さらに10分煮る。半分に切ったみょうがを加えてひと煮立ちさせる。器に盛り、しょうがのせん切りを添える。

サーモンとかぶ、黄菊の酢の物

38kcal	塩分	0.4g
タンパク質 2.9g	カリウム	141mg
	リン	37mg

材料（1人分）

スモークサーモン……10g
かぶ……2/3個（40g）
黄菊……5g
A 酢……小さじ2
　砂糖……小さじ2/3
すだち……1/2個

作り方

1. 黄菊は酢を入れた湯でさっとゆで水にとり出し、Aと混ぜ合わせる。かぶは薄切りにし、サーモンは食べやすい大きさに切り、すだちは輪切りにして、すべての材料を混ぜ合わせる。

栗ごはん

340kcal	塩分	0g
タンパク質 5.7g	カリウム	235mg
	リン	100mg

材料（2人分）

栗……80g
米……1合
みりん……小さじ1
黒ごま……少々

作り方

1. 米は洗い、目盛りの下まで水を入れ、30分浸す。
2. 栗は皮をむき食べやすい大きさに切って水にさらし、約3分ゆでる。炊飯器にみりんを入れ、メモリまで水加減をし、栗をのせて炊く。
3. 器に盛り、黒ごまをふる。

春菊のお吸い物

29kcal	塩分	0.5g
タンパク質 2.9g	カリウム	159mg
	リン	48mg

材料（1人分）

春菊……10g
しめじ……5g
生ゆば……15g
だし汁……100mℓ
A 塩……0.3g
　しょうゆ……2～3滴

作り方

1. 春菊はさっとゆでて3㎝に切り、しめじはほぐし、ゆばは食べやすい大きさに切る。
2. だし汁を煮立て、しめじを入れてひと煮立ちさせたら、ゆばと春菊を加えてさらにひと煮立ちさせAを加える。

冬

クリスマスやお正月など
食卓がにぎわう機会の多い季節に
ふさわしいごちそうレシピ。
メインはローストビーフです。
薄く切って、重ねて
盛り付けられるので
ステーキよりも
ボリュームがあるお皿に。
サラダやスープは見た目も
華やかな食材を使って。

メニュー

- ローストビーフ
- ブロッコリーのチーズ風味マリネ
- ガーリックトースト
- にんじんポタージュ
- ルッコラとじゃがいも、トマトのサラダ

総タンパク質	27.4g
総カロリー	592kcal
総塩分	2.6g
総カリウム	900mg
総リン	320mg

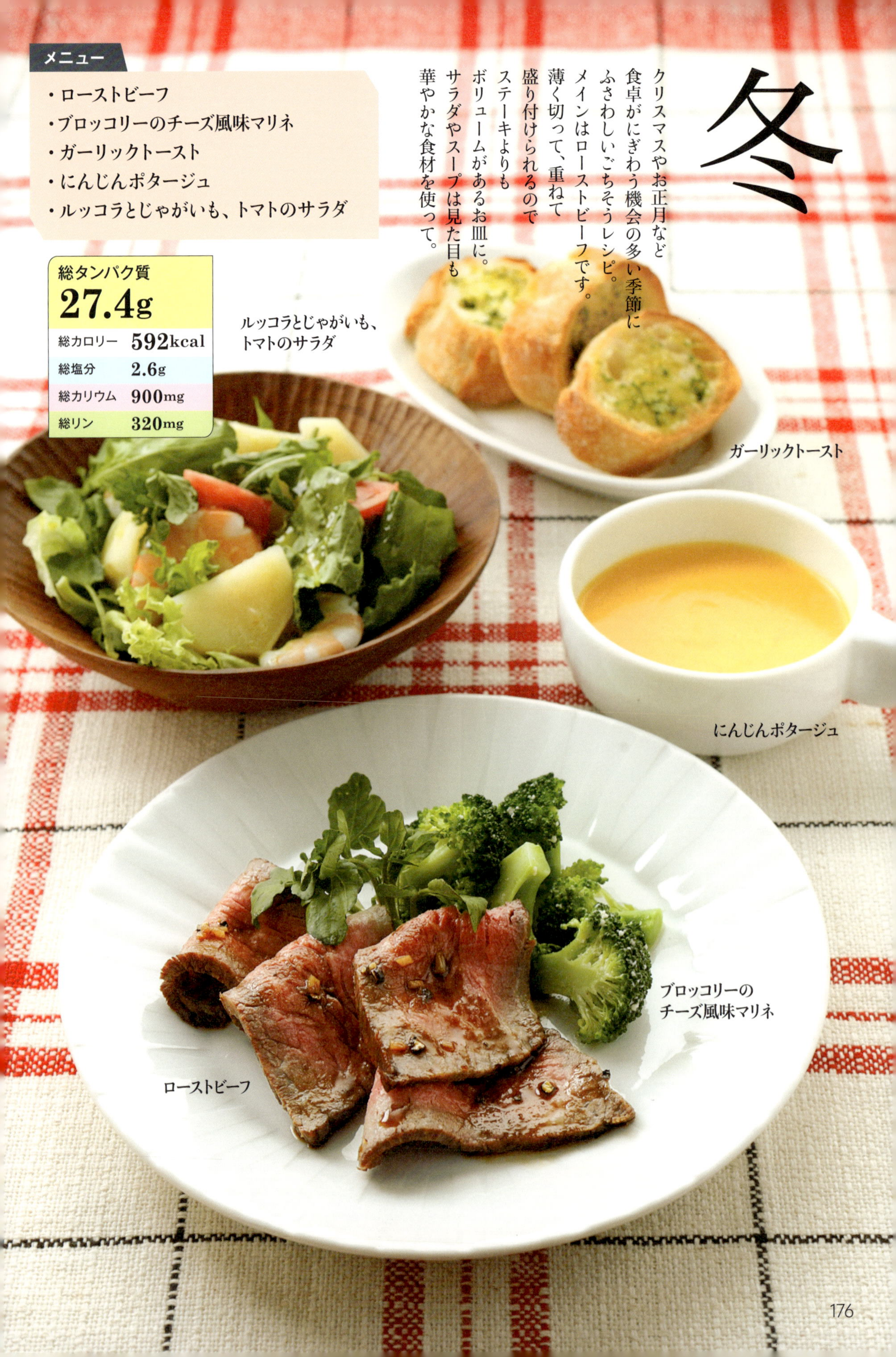

にんじんポタージュ

125kcal	塩分	0.5g
タンパク質 0.9g	カリウム	124mg
	リン	24mg

材料（1人分）

玉ねぎ……20グラム
無塩バター……小さじ1と1/2
にんじん……30g
A ごはん……10g
　スープの素（顆粒）……1/10個（0.4g）
　水……100mℓ
B 黒こしょう……少々
　塩……0.3g
　生クリーム……小さじ2

作り方

1 玉ねぎはせん切りに、にんじんは薄切りにする。バターを溶かし入れ、玉ねぎをしんなりするまで炒め、にんじんを加えてさらに炒める。

2 Aを入れて混ぜ、ふたをし、沸騰後弱火で約10分煮る。粗熱をとり、ミキサーにかけ鍋に戻し、Bを入れてひと煮立ちさせる。

ガーリックトースト

149kcal	塩分	0.6g
タンパク質 3.8g	カリウム	44mg
	リン	29mg

材料（1人分）

フランスパン（薄切り）……40g
A にんにく（みじん切り）……10g
　オリーブ油……小さじ1
　黒こしょう……少々

作り方

1 混ぜ合わせたAをパンに塗りオーブントースターで7～8分焼く。

ルッコラとじゃがいも、トマトのサラダ

124kcal	塩分	0.4g
タンパク質 5.3g	カリウム	412mg
	リン	82mg

材料（1人分）

じゃがいも……50g
ルッコラ……10g
トマト……1/4個（30g）
レタス……1枚（20g）
えび……小2尾（20g）
黒こしょう……少々
A 酢……小さじ1/2
　マスタード……小さじ1/8
　オリーブ油……小さじ11/2
　塩……0.3g
　黒こしょう……少々

作り方

1 じゃがいもはくし形に切り、水にさらしやわらかくなるまでゆでて冷ます。えびは背ワタをとり、ゆでて殻をむき、黒こしょうをふる。トマトは乱切りに、ルッコラとレタスは食べやすい大きさに切る。

2 混ぜ合わせたAと1をあえる。

ブロッコリーのチーズ風味マリネ

33kcal	塩分	0.4g
タンパク質 1.7g	カリウム	44mg
	リン	35mg

材料（1人分）

ブロッコリー……30g
A にんにく（薄切り）……1枚
　オリーブ油……小さじ1/2
　黒こしょう……少々
パルメザンチーズ……小さじ1/2
クレソン……1本

作り方

1 ブロッコリーは小房に分け茹で、Aと混ぜ合わせ、チーズを加えてさっくり混ぜる。クレソンを添える。

ローストビーフ

161kcal	塩分	0.7g
タンパク質 15.7g	カリウム	276mg
	リン	150mg

材料（4人分）

牛もも肉（かたまり）……300g
塩……小さじ1/8
黒こしょう……少々
にんにく（薄切り）……1/4かけ
ソース（1人分）
A バルサミコ酢、しょうゆ、はちみつ……各小さじ1/2
　黒こしょう（粗びき）……少々
オリーブ油……小さじ1

作り方

下準備：牛肉は焼く1時間前に冷蔵庫から出し室温に戻し、塩、黒こしょうをすりこむ。

1 フライパンにオリーブ油とにんにくを入れ中火できつね色に炒めてとり出し、強火にし牛肉を入れ、表面全体をきつね色に焼きつける。

2 160℃に予熱したオーブンに入れ、20分焼き、とり出したにんにくとともにホイルに包み、約30分おいて冷ます。

3 2を薄切りにして、1/4量を盛り、混ぜ合わせたAを添える。

慢性腎臓病（CKD）ってどんな病気？

慢性腎臓病になるとどうなるの？

腎臓病には急性と慢性があり、長年かけて少しずつ進行するのが慢性腎臓病です。

慢性腎臓病（CKD：Chronic Kidney Disease）と診断されるのは

❶タンパク尿や血尿などが出る
❷画像診断などで腎障害が見られる
❸腎機能の低下＝GFR

（糸球体濾過値）が60mℓ／min／1・73㎡未満（GFR詳細はP183参照）。

この状態が3カ月以上続いた場合、腎臓の機能が数年から数十年かけて徐々に低下し、腎臓障害が慢性的に続きます。

腎臓には、体内の老廃物をろ過して血液を浄化し再利用する、不要なものは尿にのせて体外に排出するという重要な役割があります。その腎臓の能力が落ちるということは、汚れた血が体内を巡り続けるということ。当然、体は、不調をきたします。

ところで慢性腎臓病（CKD）とは病名ではありません。糖尿病性腎症や、慢性糸球体腎炎、高血圧による腎硬化症など、それぞれ違う原因によって生じる各腎臓病の総称です。

慢性腎臓病（CKD）で厄介なのは、進行すると慢性腎不全となり、腎機能の回復が見込めないこと。治療や対策を怠り、高度な腎臓機能の低下になると末期腎不全へと進行。最終的に透析や腎臓移植をする必要が出てきます。

慢性腎臓病は治らない？

「腎機能の回復が見込めない」、などと言われると不安に思うかもしれませんが、定期的に検診を受け、医師の指示に従い適正な薬剤治療を続け、日々の食事に気をつけることで進行の速度をゆるやかにすることは十分可能ですから安心してください。

近年、慢性腎臓病患者が国民病と言われるほど増えたのは医学が進歩し、寿命がのびたからでもあります。腎臓は、休むことなく働き続けていますから、加齢により機能が低下するのは当然のこと。むしろ心配しすぎによる過度のストレスや血圧上昇、いきすぎた食事療法は、かえって腎臓を傷めることになります。

主治医とよく相談しながら、薬剤治療と適正な食事療法を続けていくことが大切です。

慢性腎臓病(CKD)の主な自覚症状

**慢性腎臓病は自覚しにくい病気でもあります。だからこそ、こんな症状を自覚したら要注意です！
ステージ（重症度）が上がっているかもしれません。**

頻尿や夜間尿の増加

多尿により、夜、トイレに何度も起きることになり不眠の原因になります。腎不全以外でも尿路感染や前立腺肥大では頻尿、夜間尿増加になります。

ステージ4～5の症状

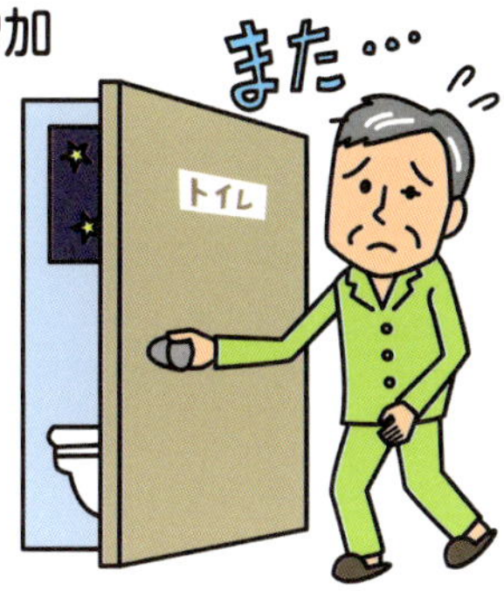

むくみ

手足や顔がはれ、肌を押しても戻ってこない、体重が増えるなどします。腎臓が悪いとむくむことがありますが、腎臓病の原因でむくみやすさが異なります。ネフローゼ症候群などはむくみやすく、腎不全でも塩分が多いとむくみます。

ステージ4～5の症状

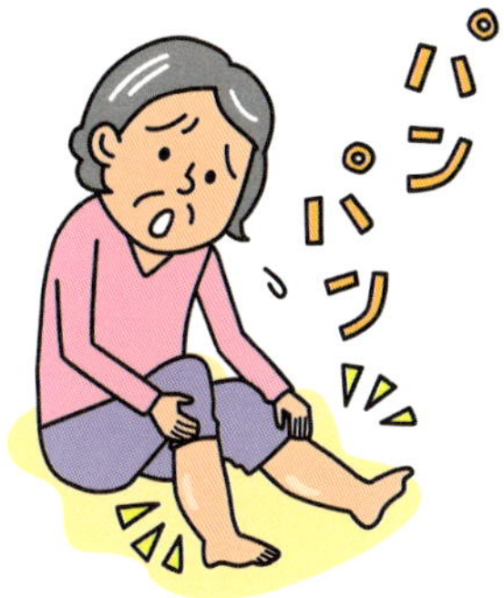

体のだるさ

末期の腎不全の可能性も。透析などの代替療法を検討したほうがいいタイミングかも。

ステージ3b ～5の症状

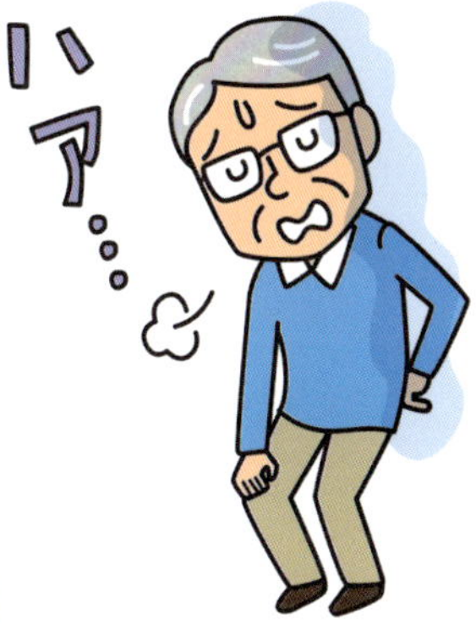

貧血と動悸

腎臓の機能が低下することで赤血球を作り出す能力も低下し、貧血、歩行などでの動悸、息切れが頻繁に起こる。

ステージ4～5の症状

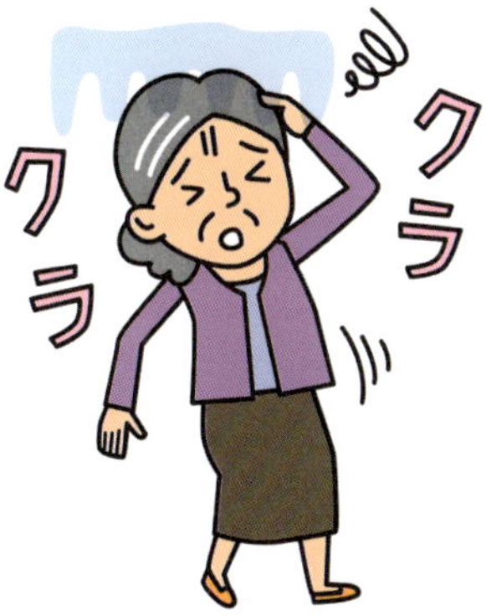

かゆみ

体内や皮膚にたまってしまった老廃物が原因で全身がかゆくなる。また腎臓機能が低下すると乾燥するので、これもかゆみの原因に。

ステージ4～5の症状

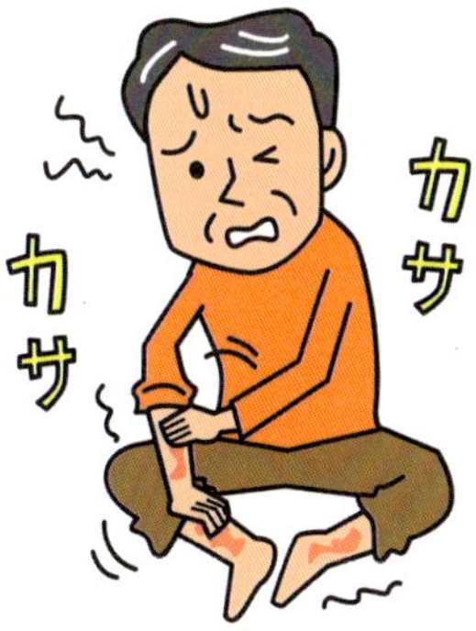

さらに進行してしまうと…

- **症状が進み末期腎不全になる**
- **血液透析や腹膜透析**
- **腎臓移植へ**

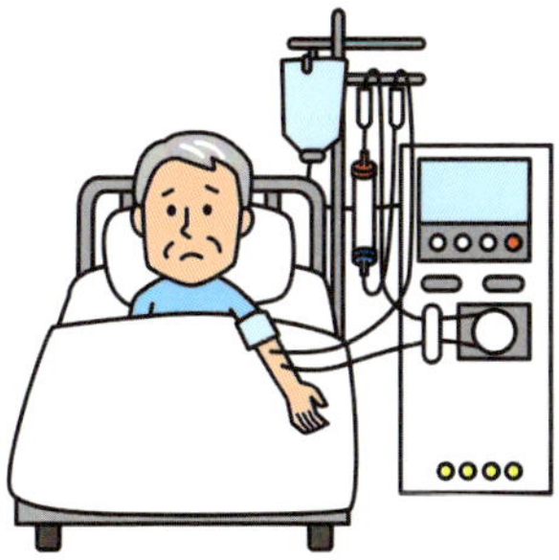

**だからこそ
食事療法で
進行を抑えることが
大切です。**

腎臓の仕組みと働き

腎臓はこぶし大で左右に2つある

腎臓は腰のやや上、お腹の後ろ側に背骨をはさんで左右1つずつあります。そら豆のような形をしていて重さは1つ120～160g程度。大きさは大人のにぎりこぶしぐらいです。

腎臓は「ネフロン」という、特殊な構造が100万個集まってできています。この「ネフロン」は数本の毛細血管が球状にからまったろ過装置の働きを担う「糸球体」と、糸球体からつながる「尿細管」のセットで構成されています。

腎臓の最も大きな役割は、体の中にたまった老廃物や余分な水分を外へ排出して血液をきれいに「ろ過」することです。腎臓に送り込まれた血液は「糸球体」を通る際に、ろ過できる物質を毛細血管壁を通過させ老廃物を含んだ液体が濾し出されます。このろ過されたものは「原尿」となり、その後、「原尿」が細く長い「尿細管」を通ります。このとき、体に必要な成分や水分は再び吸収され、水や塩分は99%が再吸収され残りの1%の水に老廃物が濃縮され「尿」として排泄されるのです。

体内電解質や血圧を調整する働きも担っている

「原尿」にはナトリウムやカリウムなどの電解質も含まれています。体の細胞や組織がうまく働くためには体液の電解質のバランスがとても重要なのですが、「尿細管」は、体内の電解質のバランスも調整しているのです。

これだけではありません。さらに腎臓は、ホルモンの産生と分泌という生命維持にとって重要な役割も担っています。

たとえば赤血球の産生を促すホルモンであるエリスロポエチンや、血圧を調整するレニンなどを分泌しているのです。

さらに、カルシウムの吸収を促すため酵素を分泌し、ビタミンDを活性化させて骨を丈夫にする働きもしています。

腎臓の働きをまとめると

❶老廃物を撤去して血液をきれいにする
❷尿を作って体内の水分量を調節
❸血圧の調節や血を作るホルモンを分泌
❹骨を丈夫にする

という、生きるうえで非常に大切な役割を担っていることが分かります。

腎臓の仕組み

腎臓の位置

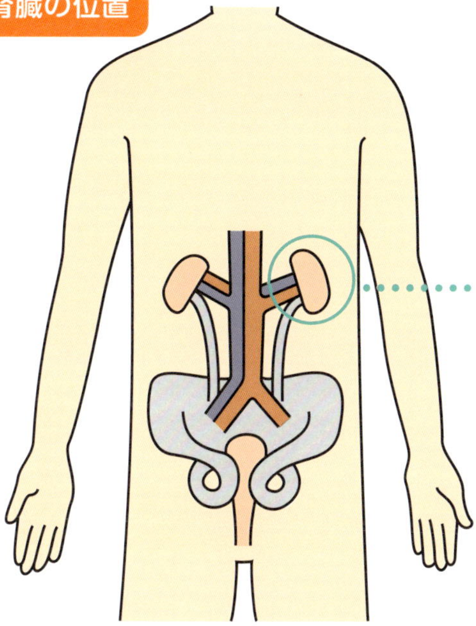

腎臓は腰のあたりに左右1つずつあります。大きさは握りこぶし程度。

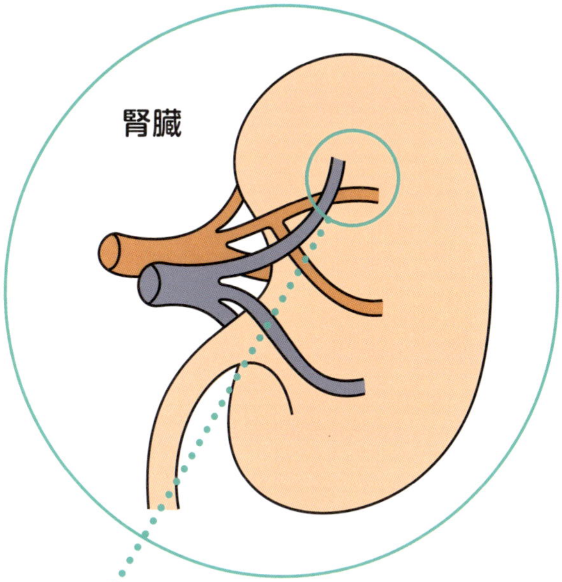

腎臓は、全身を巡ってきた大量の血液とともに、尿素、尿酸、クレアチニン、産生された酸などの有害な老廃物が流入する。それらをろ過し、排出する役割がある。

腎臓の働き

- 老廃物を撤去して血液をきれいにする。
- 体内の水分の調節
- 血圧の調節
- 電解質（カリウム）の調節
- ホルモンの分泌

↓

腎機能が低下すると…

- 尿毒症、吐き気、食欲不振、倦怠感
- むくみ
- 高血圧
- 貧血

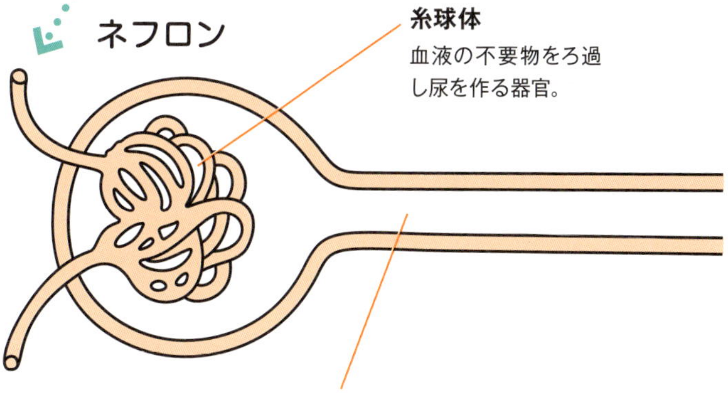

糸球体

血液の不要物をろ過し尿を作る器官。

尿細管

ろ過された尿から、水、アミノ酸、ブドウ糖、水、ナトリウム、クロール、カリウム、カルシウム、リン、マグネシウムなどを再吸収して、再利用する。ここから尿として排泄されるのは全体の1%程度

腎臓に負担をかけない生活習慣

食事の改善以外でもできること

慢性腎臓病の進行を抑えるためには食事を改善すること以外に、生活習慣を整えることも大切です。腎臓病誘発の危険因子に、喫煙、過度の飲酒、肥満、運動不足、ストレスがあげられます。

煙草を吸うと血管壁が傷つき動脈硬化を引き起こしたり、血管が収縮し血圧が上がり、腎臓に負担がかかります。煙草は控えるのではなく禁煙することが必要です。

次に飲酒ですが、飲みすぎは高血圧を招き、飲む手が止まらず塩分やタンパク質の多いつまみを食べすぎてしまうことも。1日ビール中瓶1本、日本酒なら1合、ワインならグラス2杯程度なら尿タンパクを減らすことが報告されています（日本腎臓学会エビデンスに基づくCKD診療ガイドライン2013）。

運動については、長時間の過激な運動は避けますが、安静にする必要もありません。なるべく歩く、家事をするなど日常生活の活動量を増やすことを心がける程度で十分です。

そして、何よりの大敵はストレスや睡眠不足。なるべく思い悩まず、規則正しい生活を心がけ、睡眠や休息を十分とってください。

腎臓に負担をかけないために日々気をつけたいこと

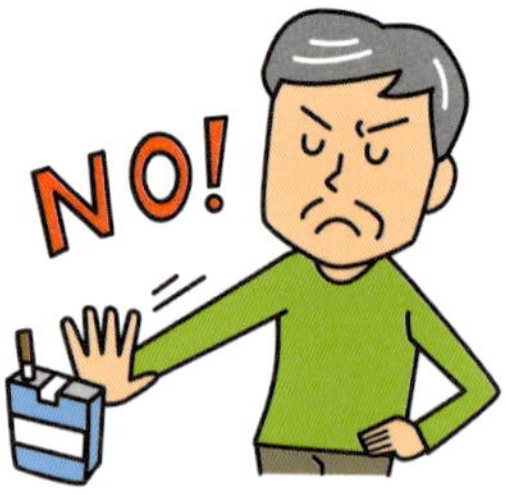

喫煙

禁煙補助の医薬品や健康保険が適用される禁煙外来を利用してもいいでしょう。

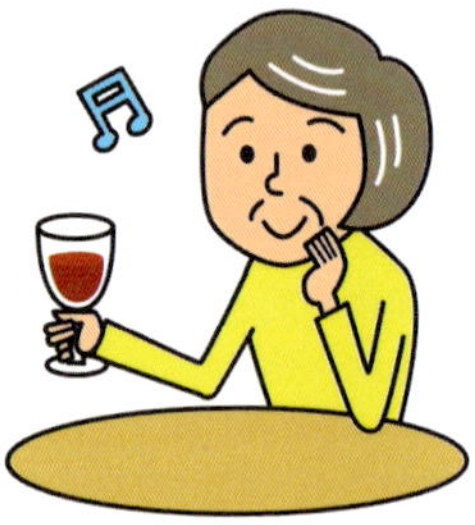

飲酒

飲み過ぎ注意。つまみの食べ過ぎによる、塩分やタンパク質のとりすぎに気をつけて。

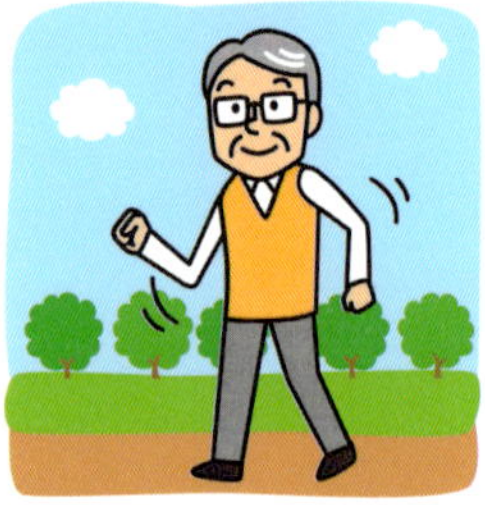

日々を活動的に過ごす

歩いたり、階段をのぼったり、家事をしたりと日常生活を活発に営む程度で十分。

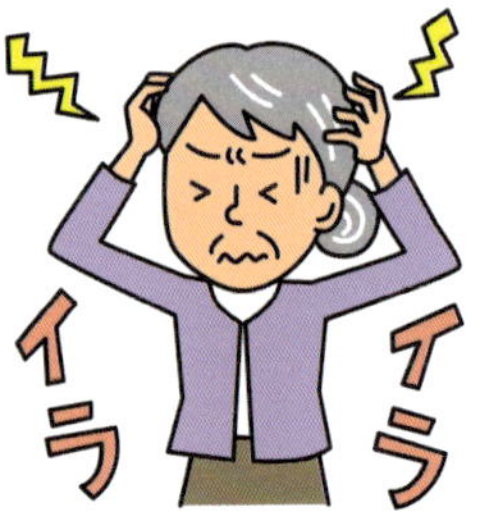

ストレスや睡眠不足

ストレスは思った以上に腎臓を傷めつけます。腎臓病のことばかりを考えてくよくよしたり、思い悩んだりするのは厳禁です。

慢性腎臓病のステージと食事療法

慢性腎臓病（CKD）のステージ、つまり重症度は、GFR（eGFR）や原因となった疾患（原疾患）、蛋白尿（可能であればアルブミン尿）の有無から総合的に判断します。

※eGFRとは、腎臓にどれくらい老廃物を尿へ排泄する力があるかを表す数値です。

原疾患		タンパク尿区分		A1	A2	A3
糖尿病		尿アルブミン定量（mg/日） 尿アルブミン／Cr比（mg/gCr）		正常	微量アルブミン尿	顕性アルブミン尿
				30未満	30~299	300以上
高血圧・腎炎・多発性のう胞腎・不明・その他		尿タンパク定量（g/日） 尿タンパク／Cr比（g/gCr）		正常	軽度タンパク尿	高度タンパク尿
				0.15未満	0.15~0.49	0.50以上
GFR区分（mℓ/分/1.73m2）	G1	正常または高値	≧90			
	G2	正常または軽度低下	60~89			
	G3a	軽度～中等度低下	45~59			
	G3b	中等度～高度低下	30~44			
	G4	高度低下	15~29			
	G5	末期腎不全（ESKD）	<15			

死亡、末期腎不全、新血管死亡発症のリスクが、緑のステージを基準に、黄、オレンジ、赤の順に上昇。CKD診療ガイド2012・日本腎臓学会

ステージが進んだときの食事について

治療内容は、重症度によって変わります。それぞれに適した食事療法は（※）、主治医と相談し、自分の病状に合った方法を実践してください。

◉ステージG1とG2

塩分とエネルギーの適正な摂取量に気をつける。

◉ステージG3

塩分とエネルギーのほか、タンパク質摂取量を1日0・8〜1・0kg／標準体重にし、カリウムとリンのとりすぎに気をつける。

◉ステージG4とG5

塩分とエネルギーの適正な摂取に加えてタンパク質摂取量を1日0・6〜0・8kg／標準体重にし、カリウム摂取量を1日1500㎎以下に、リンのとりすぎに気をつける。

※慢性腎臓病に対する食事療法基準2014年版一部改変

おわりに

あなた自身、あるいはご家族が慢性腎臓病と診断され、食事療法が必要となり本書を手にされたことと思います。

慢性腎臓病は「治らない病気でいつかは透析治療が必要になる」のではないかという不安があるのではないでしょうか。

私は、40年以上にわたりたくさんの慢性腎臓病患者さんの診療をしてきましたが、腎不全の進行速度は慢性腎臓病の原因と悪化因子などによりお一人お一人異なります。ＣＫＤ－Ｇ３ｂであっても何年も悪化しない人もめずらしくありません。また、食事療法によっても腎臓病の悪化速度は大きく異なります。

適切な食事療法は、狭くなった腎機能調節幅の中で最大限有効に腎機能を働かせ、腎臓の負担を軽くし、血圧も低下させ、その結果として残っている腎機能を保持することに役立ちます。

ですから、多くの腎臓病患者さんは食事療法に真剣に取り組まれ、減塩、タンパク制限、カリウム制限に頑張ります。

でも頑張りすぎて心の疲れた状態で私の診察室を初めて受診される方も、またとても多いのです。

そんな患者さんたちが増子記念病院へ通院されると、皆さん短期間で不安が減り、笑顔が増え、元気になり、検査結果もよくなります。病院に来るのが嫌でなく楽しみになりましたとの声も聞かれます。その理由は、当病院の方針にあると考えます。当病院では、食事は楽しみであるべきと考え、食事療法に日々頑張っている患者さんだからこそ、ときどき、制限をしない、緩和したごほうび食で息抜きして、楽しむことをおすすめしています。

慢性腎臓病の食事療法は10年以上の長きになります。食事療法に疲れないことも大切なのです。

今一度、腎臓病の食事療法で最も重要なことを再確認しましょう。これらを守りつつ、無理のない範囲で、長く続けるということが基本です。

1 減塩は腎機能低下しているときには例外なく必要です。しかし、腎機能が高度に低下するとナトリウムの調節幅すら狭くなっていますので、無塩や1日2gなどの過度な塩分制限はしないでください。

2 腎臓病専門医から指導されている食事が基本です。ご自身の判断で、不必要なタンパク制限、カリウム制限などをしてはいけません。

3 尿量は2000㎖を目指し、むくみがないときには水分は多くとります。

4 タンパク制限は、必要なカロリーが確保されている前提の上での治療です。カロリー確保がきちんとなされているうえで、タンパク制限は有効になります。以前に推奨されていた1日に0・5kg以下におさえるような過度なタンパク制限は、今は推奨されておりません。

最後に、本書を通してあなたとそのご家族が苦しくない腎臓病の食事療法を実施され、元気にお暮らしになることを願っています。

増子記念病院・院長
両角國男

タンパク質順料理索引

本書で紹介した主菜と副菜をタンパク質の少ない順に表記しました。
タンパク質量を目安にしてメニューを決めるときの参考にして役立ててください。

主菜

肉

牛肉

タンパク質量	料理名	ページ数
7.9g	チャプチェ	42
9.5g	牛肉といんげんのカレー炒め	44
10.2g	チンジャオロースー	40
10.3g	こんにゃく巻き焼き肉	43
10.4g	すき煮	44
10.6g	牛肉とレタスのオイスターソース炒め	42
11.2g	牛肉の野菜巻きカツ	43
12.2g	ビーフシチュー	41
15.7g	ローストビーフ	177

豚肉

タンパク質量	料理名	ページ数
8.3g	スペアリブと秋野菜の煮物	175
9.5g	豚肉のコーンクリーム煮	39
9.8g	豚肉と野菜の甘酢炒め	36
10.2g	豚バラとキャベツの重ね煮	35
10.3g	肉じゃが	30
10.3g	豚汁	34
10.4g	しょうが焼き	26
10.4g	洋風かき揚げ	35
10.7g	冷やししゃぶしゃぶ	34
10.9g	豚肉のもやし巻き	38
11.3g	茶豚煮とズッキーニのオイスターソース炒め	139
11.6g	ホイコーロー	31
11.8g	豚肉とズッキーニのキムチ炒め	38
11.8g	春巻き	37
12.2g	ポークチャップ	36
12.4g	こんにゃく巻き串カツ	33
13.9g	常夜鍋	39
14.6g	ミルフィーユカツ	32

鶏肉

タンパク質量	料理名	ページ数
9.7g	チキンソテー マスタードクリーム	46
9.7g	鶏肉とパプリカのしょうが酢炒め	48
10.2g	炒り鶏	47
10.7g	から揚げ	45
10.8g	照り焼きチキン	47
11.1g	チキンソテー たたき風	20
11.2g	タンドリーチキン	46
12.0g	鶏ハムカルパッチョ	138
12.1g	治部煮	49
12.4g	チキンフライ 和風タルタルソースかけ	49
14.3g	バンバンジー	48

ひき肉

タンパク質量	料理名	ページ数
8.2g	ロールキャベツ	51
9.1g	マーボーなす	53
10.1g	肉団子と白菜の中華煮	52
10.3g	マーボー豆腐	55
11.1g	焼きぎょうざ	55
11.2g	ハンバーグ	50
11.2g	つくね焼き	54
10.6g	ソーセージと野菜のスープ煮	140
11.5g	ピーマンの肉詰め	52
11.5g	メンチカツ	53

魚介

魚

タンパク質量	料理名	ページ数
8.9g	かじきの甘酢あんかけ	61
8.9g	銀だらのみそ漬け焼き	75
9.1g	さばのトマト煮	65
9.2g	さんまのカレーかば焼き	68
9.7g	いわしの香草パン粉焼き	66
9.9g	かじきのソテー	60
9.9g	かじきの七味焼き	61
10.2g	さわらの柚子こしょう風味	62

タンパク質量	料理名	ページ数
8.5g	豆腐ステーキ	90
8.6g	宝袋煮	92
8.9g	七味しょうゆ味の焼き厚揚げ	88
11.2g	肉豆腐	91

卵

3.5g	茶碗蒸し	86
6.6g	細ねぎ入りだし巻き卵	16
7.1g	春雨入りにら玉	87
7.6g	キャベツオムレツ	84
7.8g	半月焼き卵の野菜あんかけ	85
8.3g	玉子とじ煮	86
10.4g	卵入りおでん	85

副菜

あえもの

0.1g	大根のレモンあえ	156
0.3g	にんじんとセロリのナムル	104
0.3g	大根とりんごのレモンナムル	102
0.4g	たたききゅうりのわさび酢あえ	100
0.4g	きゅうりの大葉酢あえ	156
0.4g	トマトのしょうが酢あえ	159
0.5g	ゆでごぼうののりマヨあえ	157
0.6g	ゆでチンゲン菜の中華浸し	98
0.6g	きゅうりとわかめと春雨の酢の物	100
0.6g	にんじんとかぶの辛子酢あえ	104
0.7g	小松菜とにんじんの塩昆布あえ	97
0.7g	大根とパプリカのごま酢あえ	102
0.8g	三つ葉と白菜のいそべあえ	18
0.8g	オクラとみょうがの梅おかかあえ	107
0.9g	三つ葉となめこのおろしあえ	105
1.0g	焼きなす	101
1.0g	揚げなすのだし浸し	101
1.0g	ピーマンとキャベツのナムル	106
1.1g	カリフラワーのしょうが酢あえ	103
1.1g	もやしとにんじんのザーサイあえ	104
1.1g	もやしのねぎ塩あえ	106
1.1g	焼きねぎとしいたけの酢みそかけ	107
1.2g	たたき長いもともずくの酢の物	105

タンパク質量	料理名	ページ数
10.2g	たいのごまから揚げ	73
10.5g	銀だらの煮つけ	74
10.6g	あじの南蛮漬け	56
10.7g	さんまの塩焼き	69
10.7g	かつおのおろしあえ	141
10.8g	さばの利休焼き	18
11.1g	かじきのフリット	173
11.2g	ぶりの照り焼き	58
11.2g	ぶりと大根のガーリックステーキ	58
11.3g	さわらの中華蒸し	63
11.3g	太刀魚の韓国煮風	71
11.4g	さけの包み焼き	24
12.1g	いわしの梅煮	67
12.1g	たいのお刺身中華サラダ	73
12.3g	きんめだいのおろし煮	72
13.1g	さけのステーキ レモンバターソース	70
13.3g	まぐろの山かけ	59
13.4g	さばのみそ煮	65
13.5g	さばの竜田揚げ	64
13.5g	かつおの韓国風サラダ	59
14.2g	あじの大葉巻きフライ	57

えび、いか、貝類

8.8g	かきフライ	82
9.3g	ほたてとチンゲン菜のクリーム	83
9.8g	いかとチンゲン菜とコーンのしょうが炒め	81
10.4g	ほたてのエスカベーシュ	83
11.0g	えびと春雨の中華煮	79
11.3g	えびと冬瓜のあんかけ煮	76
11.8g	いか大根	80
12.3g	えびグラタン	77
12.3g	えびチリ	78

大豆製品

4.5g	豆腐チャンプルー	91
5.7g	豆腐サラダ	93
6.1g	あんかけ豆腐	92
6.2g	納豆サラダ	93
6.7g	豆腐の笹かまぼこ風揚げ	89
8.0g	揚げだし豆腐	90
8.4g	炒り豆腐	89

煮物

タンパク質量	料理名	ページ数
0.5g	かぶとトマトのコンソメ煮	16
0.6g	さつまいものバター煮	24
1.0g	かぼちゃのはちみつレモン煮	158
1.0g	キャベツとパプリカの粒マスタード煮	120
1.1g	小松菜の煮浸し	119
1.2g	長いものおだし煮	119
1.3g	かぼちゃのごましょうゆ煮	118
1.5g	さやいんげんとじゃがいものピリ辛煮	18
1.6g	キャベツとブロッコリーの煮浸し	120
1.8g	里いもと長ねぎ、しいたけの煮物	121
1.9g	ピーマンの炒め煮	118
1.9g	カリフラワーとしめじのあんかけ煮	120
1.9g	白菜とあさりの煮物	121
2.6g	焼き大根と油揚げの煮物	26
3.7g	竹の子と菜の花の炊き合わせ	171

揚げ物

タンパク質量	料理名	ページ数
1.1g	揚げ里いものおろしあえ	122
1.3g	素揚げ長いものパセリ塩あえ	122
1.4g	玉ねぎリングフライ	123
2.3g	かき揚げ	123

サラダ

タンパク質量	料理名	ページ数
0.4g	湯引きレタスの中華サラダ	130
0.5g	にんじんのパセリドレサラダ	125
0.6g	かぶのカルパッチョ風サラダ	128
0.6g	春雨ときゅうり、にんじんの中華あえサラダ	130
0.6g	コールスローサラダ	124
0.6g	白菜と大葉のサラダ	129
0.8g	いんげんと玉ねぎのサラダ	128
0.9g	かいわれと大根のマヨしょうゆかけ	125
1.1g	春雨サラダ	124
1.2g	かぼちゃサラダ	124
1.2g	かいわれとトマトのサラダ	127
1.3g	ポテトサラダ	125
1.7g	焼きしめじと水菜のサラダ	129
1.8g	レタスとブロッコリーのサラダ	127
5.3g	ルッコラとじゃがいも、トマトのサラダ	177
7.5g	温玉サラダ	22

タンパク質量	料理名	ページ数
1.2g	いんげんの山椒風味ごまあえ	105
1.2g	焼きしいたけのすだちだしあえ	157
1.3g	焼き野菜の土佐あえ	107
1.3g	アボカドと三つ葉のわさびあえ	171
1.4g	小松菜とえのきの辛子あえ	97
1.6g	ブロッコリーとセロリの辛子マヨあえ	26
1.6g	ほうれん草のおかかあえ	96
1.6g	キャベツとしらすの柚子こしょう酢あえ	99
1.7g	ブロッコリーのチーズ風味マリネ	177
1.8g	ほうれん草のごまみそあえ	96
1.9g	春菊とごぼうのくるみあえ	98
1.9g	にがうりと焼き油揚げの二杯酢あえ	106
2.0g	ブロッコリーのしょうがじょうゆあえ	103
2.5g	にんじんと春菊の白あえ	20
2.6g	キャベツとスナップエンドウのピーナッツあえ	99
2.9g	サーモンとかぶ、黄菊の酢の物	175

炒めもの、焼きもの

タンパク質量	料理名	ページ数
0.4g	大根のおかか梅炒め	111
0.4g	白菜の甘酢炒め	116
0.5g	さつまいものきんぴら	159
0.6g	かぶのステーキ	110
0.6g	セロリとピーマンのケチャップ炒め	114
0.6g	チンゲン菜のマヨカレー炒め	115
0.6g	焼きねぎのオリーブオイルかけ	158
0.8g	じゃがいもの酢炒め	158
0.8g	アスパラガスの黒こしょう炒め	159
0.8g	ごぼうのきんぴら	113
1.0g	じゃがいもチヂミ	108
1.0g	かぼちゃのオイル焼き	109
1.0g	ズッキーニとパプリカのチーズ炒め	114
1.1g	じゃがいももち	109
1.1g	なすとピーマンの辛みそ炒め	111
1.1g	彩きんぴら	113
1.1g	三つ葉とれんこんのごま炒め	117
1.1g	オクラとキャベツの大葉しょうゆ炒め	116
1.1g	三つ葉とれんこんのごま炒め	117
1.3g	玉ねぎとアスパラガスのバターしょうゆ炒め	112
1.3g	ほうれん草とコーンのバター炒め	115
1.3g	えのきとキャベツの柚子こしょう炒め	117
1.5g	もやしとスナップエンドウのソース炒め	22
1.6g	豆苗とキャベツのオイスターソース炒め	112

おもな食材の栄養表

本書に登場するおもな食材のタンパク質や塩分、エネルギーを表にまとめました。
食材を購入する際の参考にしてください。

	タンパク質	塩分	エネルギー
さんま	18.1g	0.4g	318kcal
しらす干し	23.1g	4.1g	113kcal
たい（まだい・養殖）	20.9g	0.1g	177kcal
生さけ	22.3g	0.2g	133kcal
たちうお	16.5g	0.2g	266kcal
ぶり	21.4g	0.1g	257kcal
まぐろ（中トロ）	20.1g	0.2g	344kcal

いか、えび、その他

いか	17.9g	0.5g	90kcal
いくら	32.6g	2.3g	272kcal
えび（ブラックタイガー）	18.4g	0.4g	82kcal
桜えび（素干し）	64.9g	3.0g	312kcal
ツナ（油漬け）	18.8g	0.9g	293kcal

貝類

あさり	6.0g	2.2g	30kcal
かき（むき身）	6.9g	1.2g	70kcal
ほたて貝柱	16.9g	0.3g	88kcal

海藻

カットわかめ	18.0g	24.1g	138kcal
ひじき（干し）	9.2g	4.7g	149kcal
焼きのり　1枚3g	41.4g	1.3g	188kcal

野菜
（しょうがとにんにく以外は可食部100g当たりの数値）

グリーンアスパラガス	2.6g	0g	22kcal
大葉	3.9g	0g	37kcal
オクラ	2.1g	0g	30kcal
かいわれ	2.1g	0g	21kcal

肉（可食部100g当たりの数値）

牛肉

	タンパク質	塩分	エネルギー
牛肩ロース肉（国産・脂身つき）	13.8g	0.1g	411kcal
牛もも肉（国産・脂身つき）	19.2g	0.1g	259kcal

豚肉

豚バラ肉（脂身つき）	13.4g	0.1g	434kcal
豚ひき肉	17.7g	0.1g	236kcal
豚もも肉（脂身つき）	19.5g	0.1g	225kcal
豚ロース肉（脂身つき）	18.3g	0.1g	291kcal

鶏肉

鶏ひき肉	17.5g	0.1g	186kcal
鶏むね肉（皮つき）	19.5g	0.1g	244kcal
鶏もも肉（皮つき）	17.3g	0.1g	253kcal

その他

合いびき肉（牛50%・豚50%）	19g	0.1g	222kcal

魚介（可食部100g当たりの数値）

魚

まあじ	19.7g	0.3g	126kcal
まいわし	19.2g	0.2g	169kcal
めかじき	19.2g	0.2g	153kcal
かつお	25.7g	0.2g	136kcal
銀だら	13.6g	0.2g	232kcal
きんめだい	17.8g	0.1g	160kcal
ごまさば	17.2g	0.3g	326kcal
さわら	20.1g	0.2g	177kcal

	タンパク質	塩分	エネルギー
レタス	0.8g	0g	14kcal
れんこん	1.9g	0.1g	66kcal

フルーツ（可食部100g当たりの数値）

アボカド	2.5g	0g	187kcal
いちご	0.9g	0g	34kcal
パイナップル（缶詰）	0.4g	0g	84kcal
マンゴー	0.6g	0g	64kcal
もも（缶詰）	0.5g	0g	85kcal
りんご	0.1g	0g	57kcal

きのこ類（可食部100g当たりの数値）

えのきたけ	2.7g	0g	22kcal
エリンギ	2.8g	0g	19kcal
きくらげ（黒・乾燥）	7.9g	0.1g	167kcal
しいたけ	3.0g	0g	19kcal
しめじ	2.7g	0g	18kcal
なめこ	1.6g	0g	14kcal
干ししいたけ	19.3g	0g	182kcal
まいたけ	2.0g	0g	15kcal
マッシュルーム	2.9g	0g	11kcal

いも、こんにゃく、でんぷん類（可食部100g当たりの数値）

葛切り（乾燥）	0.2g	0g	356kcal
こんにゃく	0.1g	0g	5kcal
しらたき	0.2g	0g	6kcal
さつまいも	1.2g	0g	134kcal
里いも	1.5g	0g	58kcal
じゃがいも	1.6g	0g	76kcal
長いも	2.2g	0g	65kcal
春雨	0g	0g	350kcal

	タンパク質	塩分	エネルギー
かぶ	0.7g	0g	20kcal
西洋かぼちゃ	1.9g	0g	91kcal
カリフラワー	3.0g	0g	27kcal
キャベツ	1.3g	0g	23kcal
きゅうり	1.0g	0g	14kcal
クレソン	2.1g	0g	15kcal
コーン（缶）	2.3g	0.5g	82kcal
ごぼう	1.8g	0g	65kcal
小松菜	1.5g	0g	14kcal
さやいんげん	1.8g	0g	23kcal
さやえんどう	3.1g	0g	36kcal
ししとう	1.9g	0g	27kcal
春菊	2.3g	0.2g	22kcal
しょうが親指大1片（15g）	0.1g	0g	5kcal
スナップエンドウ	2.9g	0g	43kcal
セロリ	0.4g	0.1g	15kcal
大根	0.5g	0g	18kcal
たけのこ（ゆで）	3.5g	0g	30kcal
玉ねぎ	1.0g	0g	37kcal
チンゲン菜	0.6g	0.1g	9kcal
トマト	0.7g	0g	19kcal
長ねぎ	1.4g	0g	34kcal
なす	1.0g	0g	19kcal
にがうり	1.0g	0g	17kcal
にら	1.7g	0g	21kcal
にんじん	0.7g	0.1g	39kcal
にんにく1片（5g）	0.4g	0g	8kcal
白菜	1.3g	0g	13kcal
ピーマン	0.9g	0g	22kcal
ブロッコリー	4.3g	0.1g	33kcal
プチトマト	1.1g	0g	29kcal
ほうれん草	2.2g	0g	20kcal
切り三つ葉	1.0g	0g	18kcal
みょうが	0.9g	0g	12kcal
大豆もやし	3.7g	0g	37kcal

粉類

	タンパク質	塩分	エネルギー
片栗粉　大さじ1　9g	0g	0g	30kcal
薄力粉　大さじ1　9g	0.7g	0g	33kcal
パン粉　大さじ1　3g	0.4g	0g	11kcal

調味料、甘味料

いちごジャム　大さじ1　21g	0.1g	0g	54kcal
オリーブオイル 大さじ1　12g	0g	0g	111kcal
ごま油　大さじ1　12g	0g	0g	111kcal
砂糖（上白糖）　大さじ1　9g	0g	0g	35kcal
塩（精製）　小さじ1　6g	0g	5.9g	0kcal
ウスターソース 小さじ1　6g	0.1g	0.5g	7kcal
オイスターソース 小さじ1　6g	0.5g	0.7g	6kcal
トマトケチャップ 小さじ1　5g	0.1g	0.2g	6kcal
コンソメ（固形）　1個5g	0.7g	1.2g	7kcal
サラダ油　大さじ1　12g	0g	0g	111kcal
酒（清酒）　小さじ1　5g	0g	0g	5kcal
しょうゆ（うすくち） 小さじ1　6g	0.3g	1g	3kcal
酢（穀物酢）　小さじ1　5g	0g	0g	1kcal
だし汁（かつおだし） 1/2カップ	0.5g	0.1g	3kcal
中農ソース　小さじ1　6g	0g	0.3g	8kcal
豆板醤　小さじ1　7g	0.1g	1.2g	4kcal
はちみつ　大さじ1　21g	0g	0g	62kcal
マヨネーズ　小さじ1　4g	0.1g	0.1g	28kcal
みそ（信州みそ） 小さじ1　6g	0.8g	0.7g	12kcal
みりん　小さじ1　6g	0g	0g	14kcal
メープルシロップ 大さじ1　21g	0g	0g	54kcal
ラー油　小さじ1　4g	0g	0g	37kcal

大豆製品（可食部100g当たりの数値）

	タンパク質	塩分	エネルギー
厚揚げ	10.7g	0g	150kcal
油揚げ	23.4g	0g	410kcal
絹ごし豆腐	4.9g	0g	56kcal
納豆	16.5g	0g	200kcal
がんもどき	15.3g	0.3g	228kcal
木綿豆腐	6.6g	0g	72kcal
ゆで大豆	14.8g	0g	176kcal

乳製品

牛乳　コップ1杯200g	6.6g	0.2g	134kcal
卵（M）1個60g	6.2g	0.2g	76kcal
生クリーム（乳脂肪）　大さじ1 15g	0.3g	0.1g	65kcal
バター（食塩不使用）10g	0.1g	0g	76.3kcal
パルメザンチーズ　大さじ1	2.6g	0.2g	29kcal
プレーンヨーグルト（無糖） 100g	3.6g	0.1g	62kcal

ごはん

ごはん（白米）茶碗1杯150g	3.8g	0g	252kcal

パン

クロワッサン　1個30g	2.4g	0.4g	134kcal
食パン（6枚切り）1枚60g	5.6g	0.8g	158kcal
食パン（8枚切り）1枚45g	4.2g	0.6g	119kcal
フランスパン　1切れ30g	2.8g	0.5g	84kcal

麺類

うどん（ゆで）　1玉220g	5.7g	0.7g	231kcal
中華麺（蒸し）　1玉150g	8.0g	0.6g	297kcal
スパゲッティ（乾燥）100g	13.0g	0g	378kcal
そば（ゆで）　1玉160g	7.7g	0g	211kcal

監修者 **両角國男**（もろずみ くにお）

医師、増子記念病院院長。昭和48年名古屋大学医学部卒業。名古屋大学腎臓病研究室から名古屋市立大学へ移動し腎臓内科を立ち上げる。同大学人工透析部助教授、名古屋第二赤十字病院副院長・腎臓内科部長を経て、平成26年より増子記念病院理事長・院長として診療に従事している。腎臓内科医師として40年以上の臨床経験を有し、多くの学会・研究会活動を行っている。専門領域は、腎臓病の病理学的病態診断と治療であり、腎機能保護から末期腎不全での全ての腎代替療法まで豊富な経験を有する。日本腎臓学会功労会員、日本移植学会名誉会員、日本臨床腎臓学会名誉会員、名古屋大学臨床教授、名古屋市立大学臨床教授など歴任している。

朝倉洋平（あさくら ようへい）

増子記念病院臨床栄養課主任。日本病態栄養学会認定腎臓病専門管理栄養士。病院内で腎臓病患者を対象とした調理実習を実施。「何に不安を感じているのか、どんなことがわからないのか」患者に寄り添い、病状や生活環境に合わせて、わかりやすい指導を行っている。

著者 **岩﨑啓子**（いわさき けいこ）

料理研究家。管理栄養士。雑誌、書籍、企業のメニュー開発など幅広く活躍中。栄養バランスがよく、減塩でもおいしいレシピに定評があり、健康のため、食事療法のためのレシピ本を多く担当している。「レシピ通り作って、ちゃんとおいしい!」料理で、ロングセラーも多数。著書に『福田式がんを遠ざけるケトン食レシピ』(河出書房新社)、『ホイルでも!ペーパーでも!包み焼き』(池田書店)、『シニアの簡単おいしい1人分ごはん』(主婦の友社) ほか多数。

撮影	山下コウ太
スタイリング	本郷由紀子
デザイン	釜内由紀江、清水 桂、石川幸彦（GRiD）
イラスト	アライヨウコ
校正	みね工房
料理補助	上田浩子、近藤浩美
編集協力・取材	斯波朝子（オフィスCuddle）
編集補助	齊藤綾子、竹野愛理、久保 愛

専門医《せんもんい》が教《おし》える 組《く》み合《あ》わせ自在《じざい》 腎臓病《じんぞうびょう》レシピ

2018年12月5日発行　第1版
2025年 3 月10日発行　第2版　第8刷

監修者	両角國男
著　者	岩﨑啓子
発行者	若松和紀
発行所	株式会社 西東社 〒113-0034　東京都文京区湯島2-3-13 https://www.seitosha.co.jp/ 電話　03-5800-3120（代）

※本書に記載のない内容のご質問や著者等の連絡先につきましては、お答えできかねます。

ISBN 978-4-7916-2464-5